JN095126

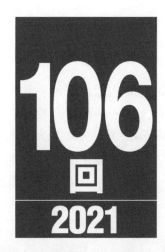

106回
回
2021

薬剤師
国家試験問題
解答・解説

The National Examination
for the Pharmacist's License

評言社
薬学教育センター

執筆者一覧

加藤　芳徳 （国際医療福祉大学薬学部 准教授）

小川　建志 （元第一薬科大学 教授）

藤井　幹雄 （国際医療福祉大学薬学部 准教授）

佐藤　忠章 （国際医療福祉大学薬学部 准教授）

鈴木　順子 （北里大学薬学部 名誉教授）

喜来　望 （北里大学薬学部 講師）

樋口　敏幸 （日本薬科大学 教授）

坂崎　文俊 （大阪大谷大学薬学部 教授）

沼澤　聡 （昭和大学薬学部 教授）

見坂　武彦 （大阪大谷大学薬学部 准教授）

赤石　樹泰 （武蔵野大学薬学部 講師）

三嶋　基弘 （元第一薬科大学 教授）

佐藤　卓美 （日本薬科大学 教授）

池田ゆかり （北陸大学薬学部 准教授）

浅井　和範 （星薬科大学 教授）

（収載順）

CONTENTS

本書の構成と使い方

　本書は、2021年2月に実施された、「**第106回薬剤師国家試験**」の全問題を収録し、その正解と詳細な解説を加えたものです。薬剤師を目指す学生諸氏が本書を効率的に活用し、国家試験の全体像をとらえることができるよう、工夫をこらして編集しています。

　「106回 国家試験問題 正解・出題内容一覧」では、全問題を国家試験出題基準（ガイドライン）に従って分類し、出題された問題の具体的内容を示しています。

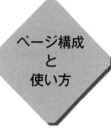

ページ構成
と
使い方

Approach
　問題の全体像をとらえ、どの分野について問われているか、着眼点を明らかにしています。

Explanation
　選択肢ごとに、正解に至るための考え方、解説を示しています。

Point
　問題を解くにあたっての留意点、落とし穴、記憶すべき重要関連事項を示しています。

■ 106回 国家試験問題・解説

問 169　抗ウイルス薬の作用機序に関する記述のうち、正しいのはどれか。**2つ選べ**。
1　エムトリシタビンは、細胞内で三リン酸化体となり、DNA依存性RNAポリメラーゼを阻害する。
2　ラルテグラビルは、HIVプロテアーゼを阻害する。
3　リバビリンは、細胞内で三リン酸化体となり、RNA依存性DNAポリメラーゼを阻害する。
4　ファビピラビルは、細胞内でリボシル三リン酸体となり、RNA依存性RNAポリメラーゼを阻害する。
5　バロキサビル マルボキシルは、体内で活性体に変換されて、キャップ依存性エンドヌクレアーゼを阻害する。

‖ Approach ‖ 抗ウイルス薬の作用機序に関する問題
‖ Explanation ‖
1　×　エムトリシタビンは細胞内でリン酸化されエムトリシタビン 5′-三リン酸となり、ヒト免疫不全ウイルス（HIV）の逆転写酵素（RNA依存性DNAポリメラーゼ）を阻害する。DNA依存性RNAポリメラーゼを阻害するのは、リファンピシンなどである。
2　×　ラルテグラビルは、HIVの複製に必要なHIVインテグラーゼを阻害する。なお、HIVに感染した細胞内でウイルスのHIV-1プロテアーゼを阻害することで、成熟ウイルスの産生を抑制するのは、アタザナビルである。
3　×　リバビリンは細胞内でリン酸化されて活性体となり、C型肝炎ウイルスのRNA依存性RNAポリメラーゼを阻害して、ウイルスの増殖を抑制する。なお、細胞内でリン酸化されて活性体となった後、B型肝炎ウイルスのRNA依存性DNAポリメラーゼを阻害するのは、エンテカビルである。
4　○　ファビピラビルは細胞内に取り込まれた後、リボシル三リン酸体に代謝されて活性化し、ウイルスのRNA依存性RNAポリメラーゼを選択的に阻害する。
5　○　バロキサビル マルボキシルはプロドラッグで、体内のエステラーゼで加水分解されて活性体に変換される。バロキサビル マルボキシル活性体はA型およびB型インフルエンザウイルスのキャップ依存性エンドヌクレアーゼ活性を選択的に阻害することにより、ウイルスのmRNA合成を阻害してウイルス増殖を抑制する。

Ans.　4、5

‖ Point ‖
　代表的なウイルス（HIV、B型およびC型肝炎ウイルス、インフルエンザウイルスなど）の侵入、増殖、生存過程の基礎知識とそれに関わる因子（HIV逆転写酵素、HIVインテグラーゼ、RNA依存性RNAポリメラーゼ、キャップ依存性エンドヌクレアーゼなど）を整理したうえで、各々の治療薬の作用機序を論理だてて覚えよう。
　ファビピラビル（アビガン錠、富士フイルム富山化学株式会社）は、新型・再興型インフルエンザウイルス（A、B、C型すべて）に有効性を示すが、他の抗インフルエンザウイルス薬が無効または効果不十分で、国が本剤を使用すると判断した場合にのみ用いることができる。また、インフルエンザウイルスと同種のRNAウイルスである新型コロナウイルス（COVID-19）に対する有効性が期待されており、新型コロナ治療薬としての承認に向け、治験が続いている。

■**必須問題**■

問	正解	科目	大項目	中項目	小項目	小項目の例示・内容
1	2	物理・化学・生物	化学物質の分析	化学物質の定性分析・定量分析	定性分析	日本薬局方一般試験に用いられる装置
2	4			分析の基礎	分析の基本	測定値を適切に取り扱う
3	5					医薬品の分析法バリデーション
4	1		物質の物理的性質	物質の構造	化学結合	化学結合の様式
5	2				分子間相互作用	静電相互作用
6	3		化学物質の基本的性質	官能基の性質と反応	アミン	アミン類の基本的性質と反応
7	4				アルデヒド・ケトン・カルボン酸・カルボン酸誘導体	カルボン酸誘導体の基本的性質と反応
8	5			化学物質の基本的性質	有機化合物の立体構造	エナンチオマーとジアステレオマー
9	4				基本事項	基本的な有機反応機構
10	2		天然物由来薬物	薬の宝庫としての天然物	生薬由来の生物活性物質の構造	生薬由来の代表的な生物活性物質を化学構造に基づいて分類
11	4		人体の成り立ちと生体機能の調節	人体の成り立ち	各器官の構造と機能	胃、小腸、大腸等の消化管
12	1					内分泌系（組織の構造、構築細胞の種類と機能）
13	2		生命現象の基礎	細胞の構造と機能	細胞の基本	細胞骨格の構造と機能
14	1			生命活動を担うタンパク質	酵素	酵素反応の特性と反応速度論、代表的な可逆的阻害
15	5		生体防御と微生物	微生物の基本	真菌・原虫・蠕虫	真菌の特徴
16	5	衛生	健康	社会・集団と健康	保健統計	集団の健康と疾病の現状およびその影響要因を把握する上での人口統計の意義
17	1				疫学	疫学の種類（記述疫学、分析疫学など）とその方法
18	3			疾病の予防	生活習慣病とその予防	生活習慣病の代表的なリスク要因とその予防法
19	4				母子保健	新生児マススクリーニングの意義と代表的な検査項目
20	2			栄養と健康	栄養	日本人の食事摂取基準
21	3		環境	化学物質・放射線の生体への影響	化学物質による発がん	発がんに至る過程
22	4				化学物質の毒性	肝臓、腎臓、神経等に特異的に毒性を示す代表的な化学物質
23	4			生活環境と健康	地球環境と生態系	地球規模の環境問題の成因、人に与える影響
24	1				水環境	水の浄化法、塩素処理
25	3				廃棄物	医療廃棄物の種類
26	2	薬理	薬の作用と体の変化	薬の作用機序	用量と作用	薬の用量と作用の関係
27	2			薬の効き方	神経系に作用する薬	自律神経系に作用する薬	交感神経系に作用し、その支配器官の機能を修飾する代表的な薬物の薬理作用、機序、主な副作用
28	4				体性神経系に作用する薬・運動神経系及び骨格筋に作用する薬	運動神経系及び骨格筋に作用する代表的な薬物の薬理作用、機序、主な副作用

問	正解	科目	大項目	中項目	小項目	小項目の例示・内容
29	3	薬理	薬の効き方	神経系に作用する薬/呼吸器系・消化器系に作用する薬	中枢神経系に作用する薬/呼吸器系に作用する薬	麻薬性鎮痛薬、非麻薬性鎮痛薬の薬理/鎮咳薬、去痰薬、呼吸興奮薬の薬理
30	4			神経系に作用する薬	中枢神経系に作用する薬	パーキンソン病治療薬の薬理
31	1			免疫・炎症・アレルギー及び骨・関節に作用する薬	抗炎症薬	抗炎症薬及び解熱性鎮痛薬の薬理
32	4				骨・カルシウム代謝に作用する薬	骨粗しょう症治療薬の薬理
33	3			循環器系・血液系・造血器系・泌尿器系・生殖器系に作用する薬	循環器系に作用する薬	虚血性心疾患治療薬の薬理
34	1			代謝系・内分泌系に作用する薬	内分泌系に作用する薬	その他のホルモン関連薬の薬理
35	2			呼吸器系・消化器系に作用する薬	消化器系に作用する薬	胃・十二指腸潰瘍治療薬の薬理
36	3					制吐薬・催吐薬の薬理
37	5			代謝系・内分泌系に作用する薬	代謝系に作用する薬	脂質異常症治療薬の薬理
38	5			感覚器系・皮膚に作用する薬	感覚器系に作用する薬	緑内障治療薬の薬理
39	5			病原微生物（感染症）・悪性新生物（がん）に作用する薬	抗悪性腫瘍薬	抗悪性腫瘍薬の薬理
40	4			薬物の基本構造と薬効	化学構造と薬効の関連性	代表的な薬物の基本構造と薬効の関連
41	1	薬剤	薬の生体内運命	薬物の体内動態	生体膜透過	薬物の生体膜透過における単純拡散、促進拡散及び能動輸送の特徴
42	5				吸収	初回通過効果
43	2				分布	薬物の組織移行性と血漿タンパク結合並びに組織結合との関係
44	4				代謝	薬物代謝酵素の阻害及び誘導のメカニズムと、それらに関連して起こる相互作用
45	5				排泄	薬物の胆汁中排泄と腸肝循環
46	2			薬物動態の解析	薬物速度論	線形コンパートメントモデルと、関連する薬物動態パラメータ
47	2					線形1-コンパートメントモデルに基づいた解析
48	3					モーメント解析の意味と、関連するパラメータの計算法
49	4		製剤	製剤材料の性質	物質の溶解	物質の溶解とその速度
50	1				製剤材料の物性	高分子の構造と高分子溶液の性質
51	3					粉体の性質
52	1					高分子の構造と高分子溶液の性質
53	2			製剤化	代表的な製剤	代表的な剤形の種類と特徴
54	4					代表的な液状製剤の種類と性質
55	1			DDS	ターゲティング	代表的なドラッグキャリアー、そのメカニズム
56	3	病態・薬物治療	薬の作用と体の変化	身体の病的変化を知る	症候	症候・病態について、生じる原因とそれらを伴う代表的疾患、患者情報をもとに疾患を推測
57	2				病態・臨床検査	血液生化学検査の検査項目、目的と異常所見
58	3		病態・薬物治療	神経系の疾患	中枢神経系の疾患の病態、薬物治療	統合失調症の病態・薬物治療
59	3					パーキンソン病の病態・薬物治療
60	1			代謝系・内分泌系の疾患	内分泌系疾患の病態、薬物治療	副甲状腺機能亢進症の病態と治療の概要

問	正解	科目	大項目	中項目	小項目	小項目の例示・内容
61	4	病態・薬物治療	病態・薬物治療	感染症・悪性新生物（がん）	悪性腫瘍の病態、疾患	急性（慢性）骨髄性白血病の病態・薬物治療
62	5			循環器系・血液系・造血器系・泌尿器系・生殖器系の疾患	泌尿器系・生殖器系疾患の病態、薬物治療	前立腺肥大症の病態・薬物治療
63	5		薬の作用と体の変化を知る	身体の病的変化	病態・臨床検査	血液生化学検査の検査項目、目的と異常所見
64	5		病態・薬物治療	感覚器・皮膚の疾患	耳鼻咽喉疾患の病態、薬物治療	めまい（動揺病、メニエール病等）の病態・薬物治療
65	5			感染症・悪性新生物（がん）	ウイルス感染症の病態、薬物治療	ウイルス感染症の感染経路と予防方法及び病態・薬物治療の概要
66	3					帯状疱疹の予防方法及び病態・薬物治療の概要
67	1			感染症・悪性新生物悪性新生物	悪性腫瘍の病態、疾患疾患	乳癌の病態・薬物治療
68	2			代謝系・内分泌系の疾患	内分泌系疾患の病態、薬物治療	アルドステロン症の病態と治療の概要
69	2		薬物治療に役立つ情報	医薬品情報	情報源	厚生労働省、製薬企業などの発行する資料
70	2				生物統計	パラメトリック検定とノンパラメトリック検定の使い分け
71	5	法規・制度・倫理	プロフェッショナリズム	薬剤師に求められる倫理観	患者の権利	患者の基本的権利の内容
72	5		薬学と社会	薬剤師と医薬品等に係る法規範	薬剤師の社会的位置づけと責任に係る法規範	薬剤師免許に関する薬剤師法の規定
73	3					薬剤師の任務や業務に関する薬剤師法の規定とその意義
74	1				医薬品等の品質、有効性及び安全性の確保に係る法規制	治験の意義と仕組み
75	2					生物由来製品の取扱いと血液供給体制に係る法規範
76	3				特別な管理を要する薬物等に係る法規制	麻薬、向精神薬、覚醒剤原料等の取扱いに係る規定
77	1					
78	5			社会保障制度と医療経済	医療、福祉、介護の制度	日本の社会保障制度の枠組みと特徴
79	3					調剤報酬、診療報酬及び介護報酬の仕組みの概要
80	3			地域における薬局と薬剤師	地域における薬局の役割	地域における薬局（健康サポート薬局を含む）の機能と役割
81	3	実務	薬学臨床基本事項	医療人としての基本	医療人として	チーム医療や地域保健・医療・福祉を担う一員としての責任を自覚した行動
82	4			薬剤師業務の基礎	臨床業務の基礎	病院における薬剤部門の位置づけと業務の流れについて他部門と関連づけて説明
83	5			医療人としての基本	医療人として	様々な死生観・価値観・信条等を受容することの重要性
84	2					患者・家族・生活者の心身の状態や多様な価値観に配慮した関わり方
85	1		薬学臨床実践	薬物療法の実践（薬物療法における効果と副作用の評価）	処方設計と薬物療法の実践	医薬品の効果と副作用について，モニタリングすべき症状と検査所見等
86	5					副作用の発現について、患者の症状や検査所見等から評価
87	3					医薬品の効果と副作用について、モニタリングすべき症状と検査所見等
88	3			処方箋に基づく調剤	服薬指導	患者・来局者に使用上の説明が必要な製剤の取扱い方法
89	2					代表的な疾患において注意すべき生活指導項目
90	3					お薬手帳、健康手帳、患者向け説明書等を使用した服薬指導

問	正解	科目	大項目	中項目	小項目	小項目の例示・内容
91	2,5	物理・化学・生物	化学物質の分析	化学物質の定性分析・定量分析	定量分析	中和滴定に用いる標準液の調製と標定
92	3					中和滴定の原理、操作法及び応用
93	2,3				定性分析	日本薬局方収載の代表的な医薬品の確認試験、純度試験とその内容
94	2,4			分離分析法	クロマトグラフィー	日本薬局方収載の代表的な医薬品の定量
95	1,4			溶液中の化学平衡	酸・塩基平衡	アミノ酸の等電点
96	1,4			機器を用いる分析法	分光分析法	紫外可視分光測定法によるグルコースの測定
97	2,4		物質の物理的性質	物質のエネルギーと平衡	溶液の性質	束一的性質を用いる分子量の推定
98	1,3				化学平衡の原理	平衡定数に及ぼす圧力及び温度の影響
99	4				電気化学	起電力とギブズエネルギーの関係
100	5			物質の変化	反応速度	代表的な複合反応の特徴
101	2,4		化学物質の基本的性質	無機化合物・錯体の構造と性質	無機化合物・錯体	代表的な錯体の名称、構造、基本的な性質
102	4,5			官能基の性質と反応	酸性度・塩基性度	アルコール、フェノール、カルボン酸、炭素酸などの酸性度
103	2,5			機化合物の基本骨格の構造と反応	アルケン・アルキン	アルケンの代表的な酸化、還元反応
104	2		生体分子・医薬品の化学による理解	医薬品の化学構造と性質、作用	医薬品の化学構造に基づく性質	医薬品の構造からその物理化学的性質
105	3,5				医薬品のコンポーネント	バイオアイソスター（生物学的等価体）
106	1,2			医薬品の標的となる生体分子の構造と化学的な性質	生体内で機能する小分子	代表的な補酵素が酵素反応で果たす役割について、有機反応機構の観点から
107	1		化学物質の性質と反応	化学物質の構造決定	核磁気共鳴（NMR）	医薬品等の ^{1}H NMR の解析
108	2		天然物由来薬物	薬になる動植鉱物	生薬の用途	日本薬局方の代表的な生薬の薬効、成分、用途
109	1,5			薬の宝庫としての天然物	微生物由来の生物活性物質の構造	微生物由来の生物活性物質を化学構造に基づいて分類
110	2,5		人体の成り立ちと生体機能の調節	人体の成り立ち	各器官の構造と機能	肺、気管支（組織の構造、構築細胞の種類と機能）
111	2,3			生体機能の調節	神経による調節機構	神経細胞の興奮と伝導、シナプス伝達の調節機構
112	3		生命現象の基礎	生命情報を担う遺伝子	転写・翻訳	DNA から RNA への転写の過程／転写因子による転写制御／ RNA ノプロセシング
113	4,5		生命現象の基礎		組換え DNA	リアルタイム PCR／cDNA クローニング
114	5			細胞間コミュニケーションと細胞内情報伝達	細胞内情報伝達	細胞膜受容体タンパク質等のリン酸化を介する細胞内情報伝達
115	3,5		生命現象の基礎	生命現象を担う分子	生体の主要構成分子	代表的な多糖の種類、構造、性質、役割
116	2,4		生体防御と微生物	免疫系の制御とその破綻・免疫系の応用	免疫反応の利用	抗原抗体反応を利用した検査方法
117	1,4			身体をまもる	免疫を担当する組織・細胞	免疫担当細胞の種類と役割
118	4,5			微生物の基本	消毒と滅菌	主な滅菌法及び消毒法
119	1,3	衛生	健康	社会・集団と健康	疫学	リスク要因の評価として、オッズ比、相対危険度、寄与危険度および信頼区間

問	正解	科目	大項目	中項目	小項目	小項目の例示・内容
120	4	衛生	健康	疾病の予防	疾病の予防とは	健康増進対策（健康日本21など）
121	1,4				感染症とその予防	感染症法における感染症とその分類／代表的な性感染症の予防対策
122	4				生活習慣病とその予防	生活習慣病の種類と動向
123	3				母子保健	母子感染する代表的な疾患の予防対策
124	2,5	衛生	健康	栄養と健康	栄養	五大栄養素の役割
125	4	物理・化学・生物	生体分子・医薬品の化学による理解	医薬品の化学構造と性質、作用	医薬品の化学構造に基づく性質	医薬品の構造からその物理化学的性質（酸性、塩基性、疎水性、親水性など）
126	1,3	物理・化学・生物	生命現象の基礎	生命現象を担う分子	生体に必須な微量成分	ビタミン（補酵素型を含む）の種類、構造、性質、役割
127	2,5	衛生	健康	栄養と健康	栄養	エネルギー代謝に関わる基礎代謝量、呼吸商、推定エネルギー必要量の意味
128	3				栄養	栄養素の過不足による主な疾病
129	2				食品機能と食品衛生	食品成分由来の発がん物質と、その生成機構
130	1,5					食品衛生に関する法的規制
131	3,5		環境	化学物質・放射線の生体への影響	化学物質の毒性	肝臓、腎臓、神経等に特異的に毒性を示す代表的な化学物質
132	3					薬物の乱用による健康への影響
133	2				化学物質の安全性評価と適正使用	化学物質の毒性を評価するための主な試験法
134	3,5					有害化学物質による人体影響を防ぐための法的規制（化審法、化管法等）
135	1,3				化学物質による発がん	発がん性物質等の代謝的活性化の機構と、その反応機構
136	4,5				放射線の生体への影響	電離放射線を防御する方法
137	3,5			生活環境と健康	地球環境と生態系	化学物質の環境内動態（生物濃縮等）
138	2,3					地球環境の保全に関する国際的な取組
139	3				環境保全と法的規制	大気汚染を防止するための法規制
140	4				室内環境	必要換気量の計算方法
141	1	法規・制度・倫理	プロフェッショナリズム	薬剤師の使命	患者安全と薬害の防止	代表的な薬害の原因と社会的背景及びその後の対応
142	1			信頼関係の構築	コミュニケーション	相手の心理状態とその変化に配慮した対応の仕方
143	2		薬学と社会	薬剤師と医薬品等に係る法規範	薬剤師の社会的位置づけと責任に係る法規範	個人情報の取扱い
144	3				医薬品等の品質、有効性及び安全性の確保に係る法規範	製造販売後調査制度及び製造販売後安全対策
145	5					医薬品等の開発から承認までのプロセスと法規範
146	1,3					医薬品等の製造販売及び製造に係る法規範
147	1,3					医薬品等の取扱いに関する「医薬品、医療機器等の品質、有効性及び安全性の確保等に関する法律」の規定
148	4					日本薬局方の意義と構成
149	1,4				特別な管理を要する薬物等に係る法規範	毒物劇物の取扱いに係る規定
150	5				社会保障制度と医療経済	医薬品と医療の経済性	後発医薬品とその役割
151	2,4	薬理	薬の作用と体の変化	薬の作用機序	受容体／受容体と情報伝達系	代表的な受容体の刺激あるいは遮断された場合の生理反応／薬物の作用発現に関連する代表的な細胞内情報伝達系の、活性化あるいは抑制された場合の生理反応

問	正解	科目	大項目	中項目	小項目	小項目の例示・内容
152	3,5	薬理	薬の効き方	神経系に作用する薬	自律神経系に作用する薬	副交感神経系に作用し、その支配器官の機能を修飾する代表的な薬物の、薬理作用、機序、主な副作用
153	4	薬理	薬の効き方	神経系に作用する薬	中枢神経系に作用する薬	睡眠障害治療薬の薬理
154	1	病態・薬物治療	病態・薬物治療	神経系の疾患	中枢神経系の疾患の病態、薬物治療	神経症、不眠症の病態・薬物治療
155	5	薬理	薬の効き方	神経系に作用する薬	中枢神経系に作用する薬	脳内出血・脳梗塞等に関連する治療薬の薬理
156	1,4	薬理	薬の効き方	免疫・炎症・アレルギー及び骨・関節に作用する薬	免疫・アレルギーに作用する薬	関節リウマチ治療薬の薬理
157	4,5	病態・薬物治療	病態・薬物治療	免疫・炎症・アレルギー及び骨・関節の疾患	免疫・炎症・アレルギー疾患の病態、薬物治療	関節リウマチの病態・薬物治療
158	2,5	薬理	薬の効き方	免疫・炎症・アレルギー及び骨・関節に作用する薬	骨・カルシウム代謝に作用する薬	骨粗しょう症治療薬の薬理
159	1,4			循環器系・血液系・造血器系・泌尿器系・生殖器系に作用する薬	循環器系に作用する薬	心不全治療薬の薬理
160	2,3	薬理	薬の効き方	循環器系・血液系・造血器系・泌尿器系・生殖器系に作用する薬	循環器系に作用する薬	高血圧症治療薬の薬理
161	3,5	病態・薬物治療	病態・薬物治療	循環器系・血液系・造血器系・泌尿器系・生殖器系の疾患	循環器系疾患の病態、薬物治療	高血圧症の病態・薬物治療
162	2,5	薬理	薬の効き方	循環器系・血液系・造血器系・泌尿器系・生殖器系に作用する薬	血液・造血器系に作用する薬	抗血栓薬、抗凝固薬及び血栓溶解薬の薬理
163	3,5			呼吸器系・消化器系に作用する薬	呼吸器系に作用する薬	気管支喘息・慢性閉塞性肺疾患の治療薬の薬理／鎮咳薬、去痰薬、呼吸興奮薬の薬理
164	1,4				消化器系に作用する薬	肝疾患・膵臓疾患・胆道疾患治療薬の薬理
165	2,3			代謝系・内分泌系に作用する薬	代謝系に作用する薬	高尿酸血症・痛風治療薬の薬理
166	2,4	薬理	薬の効き方	代謝系・内分泌系に作用する薬	代謝系に作用する薬	糖尿病治療薬の薬理
167	1,2	病態・薬物治療	病態・薬物治療	代謝系・内分泌系の疾患	代謝系疾患の病態、薬物治療	糖尿病とその合併症の病態・薬物治療
168	2,5	薬理	薬の効き方	代謝系・内分泌系に作用する薬	内分泌系に作用する薬	副腎皮質ホルモン関連薬の薬理／甲状腺ホルモン関連薬の薬理／その他のホルモン関連薬の薬理
169	4,5			病原微生物（感染症）・悪性新生物（がん）に作用する薬	抗ウイルス薬	ウイルス感染症治療薬の薬理
170	1,3	薬剤	薬の生体内運命	薬物の体内動態	生体膜透過	薬物の生体膜透過に関わるトランスポーターの特徴と薬物動態における役割
171	2,5				分布	血液－組織関門の構造・機能と、薬物の脳や胎児等への移行
172	1				代謝	薬物代謝酵素の阻害及び誘導のメカニズムと、関連して起こる相互作用

問	正解	科目	大項目	中項目	小項目	小項目の例示・内容
173	3	薬剤	薬の生体内運命	薬物動態の解析	薬物速度論	線形コンパートメントモデルと、関連する薬物動態パラメータ
174	5					線形1-コンパートメントモデルに基づいた解析
175	3					体内動態が非線形性を示す薬物の、非線形モデルに基づいた解析
176	3,4					薬物動態学−薬力学解析
177	2,4		製剤	製剤材料の性質	製剤材料の物性	粉体の性質
178	2,5					薬物と製剤材料の安定性に影響する要因、安定化方法／製剤材料の物性の測定
179	1,4					流動と変形の概念、代表的なモデル
180	1,5				分散系	乳剤の型と性質／代表的な分散系とその性質／分散粒子の沈降現象
181	2,4			製剤化	代表的な製剤	代表的な無菌製剤の種類と性質
182	1,4				製剤化の方法	製剤化の単位操作および汎用される製剤機械
183	4				製剤試験法	日本薬局方の製剤に関連する試験法
184	1,3			DDS	放出制御型製剤／その他のDDS	経皮投与製剤の特徴と利点／代表的な生体膜透過促進法
185	2,5	病態・薬物治療	薬の作用と体の変化	身体の病的変化を知る	症候	浮腫の生じる原因とそれを伴う代表的疾患、患者情報をもとに疾患を推測
186	4		病態・薬物治療	循環器系・血液系・造血器系・泌尿器系・生殖器系の疾患	血液・造血器系疾患の病態、薬物治療	巨赤芽球性貧血の病態と治療の概要
187	1,2				泌尿器系・生殖器系疾患の病態、薬物治療	慢性腎臓病（CKD）の病態・薬物治療
188	1,5			代謝系・内分泌系の疾患	代謝性疾患の病態、薬物治療	高尿酸血症、痛風の病態・薬物治療
189	2,4			感染症・悪性新生物（がん）	ウイルス感染症の病態、薬物治療	流行性耳下腺炎の感染経路と予防方法及び病態・薬物治療
190	1,5				悪性腫瘍の病態、疾患	膵癌の病態・薬物治療
191	4,5			医療の中の漢方薬	漢方薬の応用	漢方医学における診断法、体質や病態の捉え方、治療法
192	2,3			バイオ・細胞医薬品とゲノム情報	遺伝子治療	遺伝子治療の原理、現状及び倫理的問題点
193	4,5		薬物治療に役立つ情報	医薬品情報	生物統計の基礎	パラメトリック検定とノンパラメトリック検定の使い分け／主な多重比較検定法
194	3,4				EBM	オッズ比、必要治療数、相対危険度
195	1,2			個別化医療	遺伝的素因	薬物の主作用及び副作用に影響する代表的な遺伝的素因

■一般問題（薬学実践問題）■

問	正解	科目	大項目	中項目	小項目	小項目の例示・内容
196	3	物理・化学・生物	化学物質の分析	臨床現場で用いる分析技術	分析技術	免疫化学的測定法の原理
197	1,3	実務	薬学臨床実践	処方箋に基づく調剤	服薬指導	患者・来局者の病状や背景に配慮し、医薬品を安全かつ有効に使用するための服薬指導や患者教育
198	1,3	物理・化学・生物	物質の物理的性質	物質の構造	放射線と放射能	代表的な放射性核種の物理的性質
199	1	実務	薬学臨床実践	処方箋に基づく調剤	服薬指導	患者・来局者の病状や背景に配慮し、医薬品を安全かつ有効に使用するための服薬指導や患者教育
200	5	実務	薬学臨床基本事項	医療人としての基本	医療人として	一次救命処置
201	4	物理・化学・生物	物質の物理的性質	物質のエネルギーと平衡	電気化学	電流の仕事量の計算
202	1,3	物理・化学・生物	化学物質の分析	臨床現場で用いる分析技術	分析技術	代表的な画像診断技術
203	4	実務	薬学臨床実践	処方箋に基づく調剤	服薬指導	患者・来局者の病状や背景に配慮し、医薬品を安全かつ有効に使用するための服薬指導や患者教育
204	1	物理・化学・生物	化学物質の分析	分離分析法	クロマトグラフィー	ガスクロマトグラフィーの特徴と代表的な検出法
205	1,2	実務	薬学臨床実践	薬物療法の実践	医薬品情報の収集と活用	緊急安全性情報、安全性速報、不良品回収、製造中止等の緊急情報
206	3,5	実務	薬学臨床実践	薬物療法の実践	処方設計と薬物療法の実践（薬物療法における効果と副作用の評価）	医薬品の効果と副作用について、モニタリングすべき症状と検査所見等
207	2,3	物理・化学・生物（薬理）	薬の効き方	薬物の基本構造と薬効	化学構造と薬効の関連性	代表的な薬物の基本構造と薬効の関連
208	4	実務	薬学臨床実践	処方箋に基づく調剤	服薬指導	収集した患者情報を薬歴や診療録等に適切に記録
209	4	物理・化学・生物	生体分子・医薬品の化学による理解	医薬品の化学構造と性質、作用	医薬品のコンポーネント	プロドラッグなどの薬物動態を考慮した医薬品の化学構造
210	2	実務	薬学臨床実践	処方箋に基づく調剤	服薬指導	患者・来局者の病状や背景に配慮し、医薬品を安全かつ有効に使用するための服薬指導や患者教育
211	4	物理・化学・生物	生体分子・医薬品の化学による理解	医薬品の化学構造と性質、作用	医薬品と生体分子の相互作用	医薬品と生体分子との相互作用を化学的な観点から説明
212	1,3	実務	薬学臨床実践	薬物療法の実践	処方設計と薬物療法の実践（処方設計と提案）	治療ガイドライン等を確認し、科学的な根拠に基づいた処方を立案
213	3	物理・化学・生物	生体分子・医薬品の化学による理解	生体反応の化学による理解	受容体のアゴニストおよびアンタゴニスト	低分子内因性リガンド誘導体が医薬品として用いられている理由
214	1,3	実務	漢方薬	医療の中の漢方薬	漢方薬の応用	日本薬局方に収載される漢方薬の適応となる証、症状
215	2	物理・化学・生物	天然物由来薬物	薬になる動植鉱物	生薬の用途	日本薬局方の代表的な生薬の薬効、成分、用途
216	3,4	実務	薬学臨床実践	処方箋に基づく調剤	服薬指導	患者・来局者の病状や背景に配慮し、医薬品を安全かつ有効に使用するための服薬指導や患者教育
217	1,4	物理・化学・生物	人体の成り立ちと生体機能の調節	生体機能の調節	神経による調節機構	代表的な神経伝達物質の生理活性及び作用機構

問	正解	科目	大項目	中項目	小項目	小項目の例示・内容
218	2,4	物理・化学・生物	人体の成り立ちと生体機能の調節	生体機能の調節	生理活性物質による調節機構	代表的なホルモンの産生器官、生理活性及び作用機構
219	1	実務	薬学臨床実践	処方箋に基づく調剤	服薬指導	患者・来局者の病状や背景に配慮し、医薬品を安全かつ有効に使用するための服薬指導や患者教育
220	5	実務	薬学臨床実践	薬物療法の実践	処方設計と薬物療法の実践（処方設計と提案）	患者の状態や薬剤の特徴に基づき、適切な処方を提案
221	2,3	物理・化学・生物	人体の成り立ちと生体機能の調節	生体機能の調節	恒常性の調節機構 恒常性の調節機構を理解するための基礎知識を問う	尿の生成機構、尿量の調節機構
222	4	実務	薬学臨床実践	処方箋に基づく調剤	処方箋と疑義照会	処方箋の記載事項が適切であるか確認
223	1,4	物理・化学・生物	生命現象の基礎	生体エネルギーと生命活動を支える代謝系	その他の代謝系	ヌクレオチドの生合成と分解
224	3	物理・化学・生物	人体の成り立ちと生体機能の調節	人体の成り立ち	各器官の構造と機能	血液・造血器系（血液細胞の種類と機能）
225	3,4	実務	薬学臨床実践	薬物療法の実践	処方設計と薬物療法の実践（処方設計と提案）	患者の診断名、病態、科学的根拠等から薬物治療方針を確認
226	2,5	衛生	健康	疾病の予防	感染症とその予防	予防接種の意義と方法
227	4	実務	薬学臨床実践	処方箋に基づく調剤	服薬指導	妊婦・授乳婦、小児、高齢者等特別な配慮が必要な患者への服薬指導
228	4	実務	薬学臨床実践	薬物療法の実践	処方設計と薬物療法の実践（処方設計と提案）	患者の状態や薬剤の特徴に基づき、適切な処方を提案
229	4	衛生	環境	化学物質・放射線の生体への影響	化学物質の毒性	代表的な有害化学物質の吸収、分布、代謝、排泄の基本的なプロセス
230	3,4	実務	薬学臨床実践	薬物療法の実践	処方設計と薬物療法の実践（処方設計と提案）	患者の診断名、病態、科学的根拠等から薬物治療方針を確認
231	1	衛生	健康	栄養と健康	栄養	栄養素の過不足による主な疾病
232	4	実務	薬学臨床実践	薬物療法の実践	処方設計と薬物療法の実践（処方設計と提案）	患者の診断名、病態、科学的根拠等から薬物治療方針を確認
233	1,4	衛生	健康	栄養と健康／疾病の予防	食中毒と食品汚染／感染症とその予防	代表的な細菌性・ウイルス性食中毒の原因となる微生物の性質、症状、原因食品および予防方法／感染症法における感染症とその分類
234	4	実務	薬学臨床実践	薬物療法の実践	処方設計と薬物療法の実践（処方設計と提案）	患者の診断名、病態、科学的根拠等から薬物治療方針を確認
235	1,4	衛生	環境	化学物質・放射線の生体への影響	化学物質の毒性	代表的な中毒原因物質の解毒処置法
236	1,3	実務	薬学臨床実践	薬物療法の実践	処方設計と薬物療法の実践（処方設計と提案）	患者の診断名、病態、科学的根拠等から薬物治療方針を確認
237	3	衛生	環境	化学物質・放射線の生体への影響	化学物質の毒性	肝臓、腎臓、神経等に特異的に毒性を示す代表的な化学物質

問	正解	科目	大項目	中項目	小項目	小項目の例示・内容
238	3	衛生	環境	化学物質・放射線の生体への影響	化学物質による発がん	発がんに至る過程
239	3	実務	薬学臨床実践	薬物療法の実践	処方設計と薬物療法の実践（処方設計と提案）	患者の状態や薬剤の特徴に基づき、適切な処方を提案
240	1	実務	薬学臨床実践	地域の保健・医療・福祉への参画	プライマリケア・セルフメディケーション	疾病予防及び健康管理について適切な生活指導やアドバイス
241	1	衛生	健康	栄養と健康	食品機能と食品衛生	特別用途食品と保健機能食品
242	5	実務	薬学臨床実践	処方箋に基づく調剤	医薬品の供給と管理	代表的な放射性医薬品の種類と用途、保管管理方法
243	4	衛生	環境	化学物質・放射線の生体への影響	放射線の生体への影響	放射性医薬品の扱い
244	4	衛生	環境	生活環境と健康	水環境	飲料水の水質検査
245	3,5	実務	薬学臨床実践	地域の保健・医療・福祉への参画	地域保健への参画	学校薬剤師が行う業務内容とその意義
246	4	実務	薬学臨床実践	薬物療法の実践	処方設計と薬物療法の実践（薬物療法における効果と副作用の評価）	治療薬物モニタリングが必要な医薬品が処方されている患者について、血中濃度測定の提案
247	2,4	薬理	薬の効き方	神経系に作用する薬/循環器系・血液系・造血器系・泌尿器系・生殖器系に作用する薬	中枢神経系に作用する薬/血液・造血器系に作用する薬/泌尿器系・生殖器系に作用する薬	てんかん治療薬の薬理/抗血栓薬、抗凝固薬及び血栓溶解薬の薬理/排尿障害治療薬の薬理
248	3,5	実務	薬学臨床実践	薬物療法の実践	処方設計と薬物療法の実践（処方設計と提案）	患者の状態や薬剤の特徴に基づき、適切な処方を提案
249	1,4	薬理	薬の効き方	神経系に作用する薬	中枢神経系に作用する薬	統合失調症治療薬の薬理/うつ病・双極性障害治療薬の薬理/てんかん治療薬の薬理/パーキンソン病治療薬の薬理
250	3,4	薬理	薬の効き方	神経系に作用する薬	中枢神経系に作用する薬	片頭痛治療薬の薬理
251	3	実務	薬学臨床実践	薬物療法の実践	処方設計と薬物療法の実践（処方設計と提案）	患者の状態や薬剤の特徴に基づき、適切な処方を提案
252	2,5	薬理	薬の効き方	神経系に作用する薬/循環器系・血液系・造血器系・泌尿器系・生殖器系に作用する薬/代謝系・内分泌系に作用する薬	中枢神経系に作用する薬/循環器系に作用する薬/代謝系に作用する薬	統合失調症治療薬の薬理/うつ病・双極性障害治療薬の薬理/高血圧症治療薬の薬理/糖尿病治療薬の薬理/脂質異常症治療薬の薬理
253	2	実務	薬学臨床実践	薬物療法の実践	処方設計と薬物療法の実践（薬物療法における効果と副作用の評価）	薬物治療の効果、副作用の発現、薬物血中濃度等に基づき、医師に対し、薬剤の種類、投与量、投与方法、投与期間等の変更を提案

問	正解	科目	大項目	中項目	小項目	小項目の例示・内容
254	3,4	薬理	薬の効き方	神経系に作用する薬／循環器系・血液系・造血器系・泌尿器系・生殖器系に作用する薬	中枢神経系に作用する薬／循環器系に作用する薬／血液・造血器系に作用する薬	睡眠障害治療薬の薬理／認知症治療薬の薬理／中枢興奮薬、その他の中枢神経系に作用する薬物の薬理／抗血栓薬、抗凝固薬及び血栓溶解薬の薬理／高血圧症治療薬の薬理
255	1,4	実務	薬学臨床実践	薬物療法の実践	処方設計と薬物療法の実践（薬物療法における効果と副作用の評価）	薬物治療の効果、副作用の発現、薬物血中濃度等に基づき、医師に対し、薬剤の種類、投与量、投与方法、投与期間等の変更を提案
256	3	薬理	薬の効き方	循環器系・血液系・造血器系・泌尿器系・生殖器系に作用する薬	循環器系に作用する薬	低血圧治療薬・末梢血管拡張薬等の薬理
257	1	実務	薬学臨床実践	薬物療法の実践	処方設計と薬物療法の実践（薬物療法における効果と副作用の評価）	薬物治療の効果、副作用の発現、薬物血中濃度等に基づき、医師に対し、薬剤の種類、投与量、投与方法、投与期間等の変更を提案
258	3,4	実務	薬学臨床実践	薬物療法の実践	処方設計と薬物療法の実践（処方設計と提案）	患者の状態や薬剤の特徴に基づき、適切な処方を提案
259	3,4	薬理	薬の効き方	呼吸器系・消化器系に作用する薬	呼吸器系に作用する薬	気管支喘息・慢性閉塞性肺疾患の治療薬の薬理
260	1,3	実務	薬学臨床実践	薬物療法の実践	処方設計と薬物療法の実践（薬物療法における効果と副作用の評価）	薬物治療の効果、副作用の発現、薬物血中濃度等に基づき、医師に対し、薬剤の種類、投与量、投与方法、投与期間等の変更を提案
261	4,5	薬理	薬の効き方	代謝系・内分泌系に作用する薬	代謝系に作用する薬	脂質異常症治療薬の薬理
262	2,3	薬理	薬の効き方	循環器系・血液系・造血器系・泌尿器系・生殖器系に作用する薬	血液・造血器系に作用する薬	抗血栓薬、抗凝固薬及び血栓溶解薬の薬理
263	1	実務	薬学臨床実践	薬物療法の実践	処方設計と薬物療法の実践（薬物療法における効果と副作用の評価）	薬物治療の効果、副作用の発現、薬物血中濃度等に基づき、医師に対し、薬剤の種類、投与量、投与方法、投与期間等の変更を提案
264	5	実務	薬学臨床実践	薬物療法の実践	処方設計と薬物療法の実践（薬物療法における効果と副作用の評価	薬物治療の効果、副作用の発現、薬物血中濃度等に基づき、医師に対し、薬剤の種類、投与量、投与方法、投与期間等の変更を提案
265	5	薬理	薬の効き方	代謝系・内分泌系に作用する薬／病原微生物（感染症）・悪性新生物（がん）に作用する薬	内分泌系に作用する薬／抗悪性腫瘍薬	副腎皮質ホルモン関連薬の薬理／抗悪性腫瘍薬の薬理
266	4	薬剤	薬の生体内運命	薬物の体内動態	排泄	代表的な腎排泄型薬物
267	4	実務	薬学臨床実践	薬物療法の実践	処方設計と薬物療法の実践（処方設計と提案）	患者の状態や薬剤の特徴に基づき、適切な処方を提案

問	正解	科目	大項目	中項目	小項目	小項目の例示・内容
268	1	薬剤	薬の生体内運命	薬物の体内動態	分布	薬物のリンパ及び乳汁中への移行
269	4	実務	薬学臨床実践	処方箋に基づく調剤	服薬指導	妊婦・授乳婦、小児、高齢者等特別な配慮が必要な患者への服薬指導
270	4,5	実務	薬学臨床実践	処方箋に基づく調剤	服薬指導	患者・来局者の病状や背景に配慮し、医薬品を安全かつ有効に使用するための服薬指導や患者教育
271	4	薬剤	薬の生体内運命	薬物の体内動態	代謝	薬物代謝酵素の阻害及び誘導のメカニズムと、それらに関連して起こる相互作用
272	6	薬剤	薬の生体内運命	薬物動態の解析	薬物速度論	線形1－コンパートメントモデルに基づいた解析
273	2,5	実務	薬学臨床実践	薬物療法の実践	処方設計と薬物療法の実践（薬物療法における効果と副作用の評価）	薬物血中濃度の推移から薬物療法の効果、副作用及び相互作用について予測
274	2,3	実務	薬学臨床実践	薬物療法の実践	医薬品情報の収集と活用	医療スタッフ及び患者のニーズに合った医薬品情報を提供
275	2,5	薬剤	薬の生体内運命	薬物動態の解析	薬物速度論	線形コンパートメントモデルと、関連する薬物動態パラメータ
276	2,5	薬剤	製剤	DDS	ターゲティング	代表的なドラッグキャリアー、そのメカニズム
277	1,3	実務	薬学臨床実践	処方箋に基づく調剤	安全管理	特にリスクの高い代表的な医薬品の特徴と注意点
278	3	薬剤	製剤	製剤材料の性質	製剤材料の物性	薬物と製剤材料の安定性に影響する要因、安定化方法
279	5	実務	薬学臨床実践	処方箋に基づく調剤	処方箋に基づく医薬品の調製	注射剤・散剤・水剤等の配合変化に関して実施されている回避方法を列挙
280	2,4	実務	薬学臨床実践	処方箋に基づく調剤	服薬指導	患者・来局者に使用上の説明が必要な製剤の取扱い方法
281	2,5	薬剤	製剤	製剤化	代表的な製剤	代表的な液状製剤の種類と性質／代表的な製剤添加物の種類と性質
282	2,3	薬剤	製剤	DDS	放出制御型製剤	代表的な放出制御型製剤／放出制御型製剤に用いられる製剤材料の種類と性質
283	2,5	実務	薬学臨床実践	薬物療法の実践	処方設計と薬物療法の実践（処方設計と提案）	患者の診断名、病態、科学的根拠等から薬物治療方針を確認
284	2	薬剤	製剤	製剤化／DDS	代表的な製剤／その他のDDS	代表的な液状製剤の種類と性質／代表的な生体膜透過促進法
285	5	実務	薬学臨床実践	薬物療法の実践	処方設計と薬物療法の実践（薬物療法における効果と副作用の評価）	薬物治療の効果について、患者の症状や検査所見等から評価
286	2	実務	薬学臨床実践	薬物療法の実践	処方設計と薬物療法の実践（処方設計と提案）	患者の状態や薬剤の特徴に基づき、適切な処方を提案
287	1,5	病態・薬物治療	病態・薬物治療	神経系の疾患	中枢神経系の疾患の病態、薬物治療	脳血管疾患の病態・薬物治療
288	3	病態・薬物治療	病態・薬物治療	循環器系・血液系・造血器系・泌尿器系・生殖器系の疾患	循環器系疾患の病態、薬物治療	不整脈の病態・薬物治療
289	1	実務	薬学臨床実践	薬物療法の実践	処方設計と薬物療法の実践（薬物療法における効果と副作用の評価）	医薬品の効果と副作用について、モニタリングすべき症状と検査所見等

問	正解	科目	大項目	中項目	小項目	小項目の例示・内容
290	2,4	病態・薬物治療	病態・薬物治療	呼吸器系・生殖器系疾患の病態、薬物治療	呼吸器系疾患の病態、薬物治療	間質性肺炎の病態・薬物治療
291	1,2	実務	薬学臨床実践	薬物療法の実践	処方設計と薬物療法の実践（薬物療法における効果と副作用の評価）	薬物治療の効果、副作用の発現、薬物血中濃度等に基づき、医師に対し、薬剤の種類、投与量、投与方法、投与期間等の変更を提案
292	4,5	病態・薬物治療	病態・薬物治療	代謝系・内分泌系の疾患	代謝系疾患の病態、薬物治療	糖尿病とその合併症についての病態・薬物治療
293	2,4	実務	薬学臨床実践	薬物療法の実践	処方設計と薬物療法の実践（処方設計と提案）	患者の診断名、病態、科学的根拠等から薬物治療方針を確認
294	3,5	病態・薬物治療	病態・薬物治療	感覚器・皮膚の疾患	耳鼻咽喉疾患の病態、薬物治療	花粉症の病態・薬物治療
295	2,3	実務	薬学臨床実践	処方箋に基づく調剤	服薬指導	患者・来局者の病状や背景に配慮し、医薬品を安全かつ有効に使用するための服薬指導や患者教育
296	1	実務	薬学臨床実践	薬物療法の実践	処方設計と薬物療法の実践（処方設計と提案）	治療ガイドライン等を確認し、科学的根拠に基づいた処方を立案
297	1,4	病態・薬物治療	病態・薬物治療	感染症・悪性新生物（がん）	細菌感染症の病態、薬物治療	感染性心内膜炎、胸膜炎の病態・薬物治療
298	5	病態・薬物治療	病態・薬物治療	感染症・悪性新生物（がん）	ウイルス感染症の病態、薬物治療	後天性免疫不全症候群（AIDS）の感染経路と予防方法及び病態・薬物治療
299	4	実務	薬学臨床実践	薬物療法の実践	処方設計と薬物療法の実践（処方設計と提案）	患者の診断名、病態、科学的根拠等から薬物治療方針を確認
300	1	病態・薬物治療	病態・薬物治療	感染症・悪性新生物（がん）	悪性腫瘍の病態、薬物治療	大腸癌の病態・薬物治療
301	3,4	実務	薬学臨床実践	薬物療法の実践	患者情報の把握	患者・来局者及び種々の情報源から、薬物療法に必要な情報を収集
302	2,5	実務	薬学臨床実践	薬物療法の実践	処方設計と薬物療法の実践（薬物療法における効果と副作用の評価）	副作用の発現について、患者の症状や検査所見等から評価
303	5	病態・薬物治療	病態・薬物治療	感染症・悪性新生物（がん）	悪性腫瘍	悪性腫瘍の組織型分類及び病期分類、悪性腫瘍の検査、悪性腫瘍の疫学、悪性腫瘍のリスク及び予防要因
304	1	病態・薬物治療	病態・薬物治療	循環器系・血液系・造血器系・泌尿器系・生殖器系の疾患	血液・造血器系疾患の病態、薬物治療	血友病の病態と治療
305	3,5	実務	薬学臨床実践	処方箋に基づく調剤	服薬指導	医師の治療方針を理解した上で、患者への適切な服薬指導を実施
306	1,2	実務	薬学臨床実践	薬物療法の実践	医薬品情報の収集と活用	医療スタッフ及び患者のニーズに合った医薬品情報を提供
307	4	法規・制度・倫理	薬学と社会	薬剤師と医薬品等に係る法規範	医薬品等の品質、有効性及び安全性の確保に係る法規範	医薬品等の開発から承認までのプロセスと法規範
308	3	法規・制度・倫理	薬学と社会	薬剤師と医薬品等に係る法規範	医薬品等の品質、有効性及び安全性の確保に係る法規範	製造販売後調査制度及び製造販売後安全対策について説明
309	2	実務	薬学臨床実践	薬物療法の実践	医薬品情報の収集と活用	緊急安全性情報、安全性速報、不良品回収、製造中止等の緊急情報

問	正解	科目	大項目	中項目	小項目	小項目の例示・内容
310	1,4	実務	薬学臨床実践	薬物療法の実践	処方設計と薬物療法の実践（処方設計と提案）	患者の状態や薬剤の特徴に基づき、適切な処方を提案
311	1	法規・制度・倫理	薬学と社会	社会保障制度と医療経済	医療、福祉、介護の制度	医療保険制度（成り立ち、種類、仕組み、現状）
312	5	法規・制度・倫理	プロフェッショナリズム	信頼関係の構築	コミュニケーション	相手の考えや感情を理解するための適切な聴き方、質問の仕方
313	3	実務	薬学臨床基本事項	医療人としての基本	医療人として	患者・生活者中心の医療の視点から患者・生活者の個人情報や自己決定権に配慮すべき個々の対応
314	3	法規・制度・倫理	プロフェッショナリズム	薬学研究	研究に必要な法規範と倫理	自らが実施する研究に係る法令、指針
315	1	実務	薬学臨床基本事項	医療人としての基本	医療人として	医療の担い手が守るべき倫理規範を遵守し、ふさわしい態度で行動
316	1,5	実務	薬学臨床実践	処方箋に基づく調剤	処方箋と疑義照会	処方箋の記載事項が適切であるか確認
317	1	法規・制度・倫理	プロフェッショナリズム	薬剤師の使命	患者安全と薬害の防止	医薬品が関わる代表的な医療過誤やインシデントの事例の原因と防止策
318	2	実務	薬学臨床実践	薬物療法の実践	患者情報の把握	患者の基本的な身体所見を観察・測定・評価し、薬学的な管理に活かす
319	1	法規・制度・倫理	薬学と社会	薬剤師と医薬品等に係る法規範	薬剤師の社会的位置づけと責任に係る法規範	薬剤師の任務や業務に関する薬剤師法の規定とその意義
320	解なし	実務	薬学臨床実践	地域の保健・医療・福祉への参画	プライマリケア・セルフメディケーション	選択した薬局製剤（漢方製剤含む）、要指導医薬品、一般用医薬品、健康食品、サプリメント、医療機器等の使用方法や注意点
321	1	法規・制度・倫理	薬学と社会	薬剤師と医薬品等に係る法規範	薬剤師の社会的位置づけと責任に係る法規範	薬剤師の刑事責任、民事責任（製造物責任を含む）
322	1,3	実務	薬学臨床実践	処方箋に基づく調剤	処方箋と疑義照会	薬歴、診療録、患者の状態等から判断して適切に疑義照会
323	1,5	法規・制度・倫理	薬学と社会	社会保障制度と医療経済	医療、福祉、介護の制度	調剤報酬、診療報酬及び介護報酬の仕組み
324	2	法規・制度・倫理	プロフェッショナリズム	信頼関係の構築	コミュニケーション	相手の考えや感情を理解するための適切な聴き方、質問の仕方
325	2,4	実務	薬学臨床実践	処方箋に基づく調剤	安全管理	代表的な消毒薬の用途、使用濃度及び調製時の注意点を説明

■一般問題（薬学実践問題）【実務】■

問	正解	科目	大項目	中項目	小項目	小項目の例示・内容
326	2,4	実務	薬学臨床実践	薬物療法の実践	処方設計と薬物療法の実践（薬物療法における効果と副作用の評価）	治療薬物モニタリングが必要な医薬品が処方されている患者について、血中濃度測定の提案
327	4			チーム医療への参画	医療機関におけるチーム医療	医療機関における多様な医療チームの目的と構成、構成員の役割、その中での薬剤師の重要性
328	1,2			処方箋に基づく調剤	処方箋に基づく医薬品の調製	代表的な輸液の種類と適応
329	2,5				安全管理	特にリスクの高い代表的な医薬品の特徴と注意点
330	3				服薬指導	患者・来局者の病状や背景に配慮した医薬品を安全かつ有効に使用するための服薬指導や患者教育
331	2,5				処方箋に基づく医薬品の調製	抗悪性腫瘍薬等の取扱いにおけるケミカルハザード回避の手技
332	4					注射薬処方箋に従って注射薬調剤
333	3					特別な注意を要する医薬品の調剤と適切な取扱い
334	1,3			薬物療法の実践	処方設計と薬物療法の実践（薬物療法における効果と副作用の評価）	薬物治療の効果、副作用の発現、薬物血中濃度等に基づき、医師に対し、薬剤の種類、投与量、投与方法、投与期間等の変更を提案
335	4			処方箋に基づく調剤	安全管理	調剤ミスを防止するために工夫されている事項
336	5			薬物療法の実践	処方設計と薬物療法の実践（薬物療法における効果と副作用の評価）	薬物治療の効果、副作用の発現、薬物血中濃度等に基づき、医師に対し、薬剤の種類、投与量、投与方法、投与期間等の変更を提案
337	3,4			処方箋に基づく調剤	処方箋に基づく医薬品の調製	注射薬処方箋に従って注射薬調剤
338	1,5				服薬指導	患者・来局者の病状や背景に配慮した医薬品を安全かつ有効に使用するための服薬指導や患者教育
339	3				処方箋に基づく医薬品の調製	処方箋に従って計数・計量調剤
340	3					代表的な輸液の種類と適応
341	3			薬物療法の実践	処方設計と薬物療法の実践（薬物療法における効果と副作用の評価）	薬物治療の効果、副作用の発現、薬物血中濃度等に基づき、医師に対し、薬剤の種類、投与量、投与方法、投与期間等の変更を提案
342	5			処方箋に基づく調剤	服薬指導	患者・来局者に使用上の説明が必要な製剤の取扱い方法
343	4			地域の保健・医療・福祉への参画	プライマリケア・セルフメディケーション	来局者に対して、病状に合わせた適切な対応を選択
344	2			薬物療法の実践	処方設計と薬物療法の実践（処方設計と提案）	患者の診断名、病態、科学的根拠等から薬物治療方針を確認
345	1,5			処方箋に基づく調剤	安全管理	施設内で衛生的な手洗い、スタンダードプリコーションを実施

●合格基準

　以下のすべての基準を満たした者を合格とする。
①全問題の得点が430点以上
②必須問題について、全問題への配点の70％以上で、かつ、構成する各科目の得点がそれぞれ配点の30％以上
③禁忌肢問題選択数は2問以下
（注）配点は1問2点（688点満点）。正解は厚生労働省の発表のもの。

106回 薬剤師国家試験 結果

◉男女別合格率

区分	総数	男		女	
出願者	15,680 名	6,139 名	39.15%	9,541 名	60.85%
受験者	14,031 名	5,375 名	38.31%	8,656 名	61.69%
合格者	9,634 名	3,436 名	35.67%	6,198 名	64.33%
合格率	68.66%	63.93%		71.60%	

◉受験区分別合格率

区分		総数	男		女	
6年制新卒	受験者	8,711 名	3,138 名	36.02%	5,573 名	63.98%
	合格者	7,452 名	2,668 名	35.80%	4,784 名	64.20%
	合格率	85.55%	85.02%		85.84%	
6年制既卒	受験者	5,035 名	2,076 名	41.23%	2,959 名	58.77%
	合格者	2,079 名	716 名	34.44%	1,363 名	65.56%
	合格率	41.29%	34.49%		46.06%	
その他	受験者	285 名	161 名	56.49%	124 名	43.51%
	合格者	103 名	52 名	50.49%	51 名	49.51%
	合格率	36.14%	32.30%		41.13%	

◉国・公・私立別合格率

区分	総数			6年制新卒			6年制既卒			その他		
	受験者	合格者	合格率	受験者	合格者	合格率	受験者	合格者	合格率	受験者	合格者	合格率
国立	631 名	513 名	81.30%	478 名	434 名	90.79%	51 名	22 名	43.14%	102 名	57 名	55.88%
公立	275 名	230 名	83.64%	218 名	197 名	90.37%	17 名	3 名	17.65%	40 名	30 名	75.00%
私立	13,124 名	8,891 名	67.75%	8,015 名	6,821 名	85.10%	4,967 名	2,054 名	41.35%	142 名	16 名	11.27%

◉試験回数別合格者数

試験回次	合計			新卒			6年制既卒			その他		
	受験者数(名)	合格者数(名)	合格率(%)	受験者数(名)	合格者数(名)	合格率(%)	受験者数(名)	合格者数(名)	合格率(%)	受験者数(名)	合格者数(名)	合格率(%)
93(20年)	13,773	10,487	76.14	10,025	8,652	86.30	—	—	—	3,748	1,835	48.96
94(21年)	15,189	11,301	74.40	10,733	9,106	84.84	—	—	—	4,456	2,195	49.26
95(22年)	6,720	3,787	56.35	1,318	523	39.68	—	—	—	5,402	3,264	60.42
96(23年)	3,274	1,455	44.44	155	52	33.55	—	—	—	3,119	1,403	44.98
97(24年)	9,785	8,641	88.31	8,583	8,182	95.33	—	—	—	1,202	459	38.19
98(25年)	11,288	8,929	79.10	9,661	8,221	85.09	896	605	67.52	731	103	14.09
99(26年)	12,019	7,312	60.84	8,822	6,219	70.49	2,517	1,003	39.85	680	90	13.24
100(27年)	14,316	9,044	63.17	8,446	6,136	72.65	5,260	2,794	53.12	610	114	18.69
101(28年)	14,949	11,488	76.85	8,242	7,108	86.24	6,185	4,201	67.92	522	179	34.29
102(29年)	13,243	9,479	71.58	8,291	7,052	85.06	4,515	2,295	50.83	437	132	30.21
103(30年)	13,579	9,584	70.58	8,606	7,304	84.87	4,577	2,151	47.00	396	129	32.58
104(31年)	14,376	10,194	70.91	9,508	8,129	85.50	4,527	1,950	43.07	341	115	33.72
105(2年)	14,311	9,958	69.58	9,194	7,795	84.78	4,804	2,050	42.67	313	113	36.10
106(3年)	14,031	9,634	68.66	8,711	7,452	85.55	5,035	2,079	41.29	285	103	36.14

【物理・化学・生物、衛生、薬理、薬剤、病態・薬物治療、法規・制度・倫理、実務】

◎指示があるまで開いてはいけません。

注 意 事 項

1 試験問題の数は、**問1**から**問90**までの**90問**。
　9時30分から11時までの90分以内で解答すること。

2 解答方法は次のとおりである。

(1) 必須問題の各問題の正答数は、**1つ**である。
　問題の選択肢の中から答えを1つ選び、次の例にならって答案用紙に記入すること。なお、**2つ以上解答すると、誤りになる**から注意すること。

(例) **問400**　次の物質中、常温かつ常圧下で液体のものはどれか。1つ選べ。

1　塩化ナトリウム　　2　プロパン　　　　3　ナフタレン
4　エタノール　　　5　炭酸カルシウム

正しい答えは「4」であるから、答案用紙の

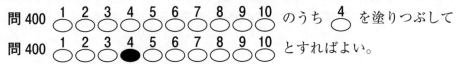

のうち ◯ を塗りつぶして

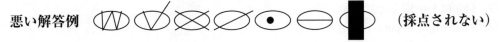

とすればよい。

(2) 解答は、◯ の中全体をHBの鉛筆で濃く塗りつぶすこと。塗りつぶしが薄い場合は、解答したことにならないから注意すること。

悪い解答例　Ⓝ ⊘ ⊗ ⊘ ⊙ ⊖ ▮（採点されない）

(3) 解答を修正する場合は、必ず「消しゴム」で跡が残らないように完全に消すこと。鉛筆の跡が残ったり、「　⬭　」のような消し方などをした場合は、修正又は解答したことにならないから注意すること。

(4) 答案用紙は、折り曲げたり汚したりしないよう、特に注意すること。

3 設問中の科学用語そのものやその外国語表示（化合物名、人名、学名など）には誤りはないものとして解答すること。ただし、設問が科学用語そのもの又は外国語の意味の正誤の判断を求めている場合を除く。

4 問題の内容については質問しないこと。

必須問題【物理・化学・生物】

問 1　日本薬局方一般試験法において、次の装置が用いられる試験法はどれか。1つ選べ。

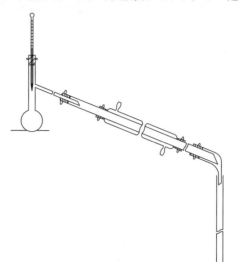

1　融点測定法
2　沸点測定法及び蒸留試験法
3　凝固点測定法
4　屈折率測定法
5　比重及び密度測定法

▌Approach▐　日本薬局方一般試験法に関する問題
▌Explanation▐

　　本装置は沸点測定法及び蒸留試験法に用いられる。純物質では一定圧力下で凝縮点は沸点に等しいことを利用し、蒸留装置を用いて沸点を測定する。沸点は、最初の留液5滴が冷却器の先端から留出したときから、最後の液が蒸留フラスコの底部から蒸発するときまでの温度として測定される。

Ans.　2

問 2　単位に関する記述のうち、正しいのはどれか。1つ選べ。
1　1 m は 1×10^8 nm である。
2　1 kg は 1×10^6 μg である。
3　1 mg/kg は 10 ppm である。
4　1 % は 1×10^4 ppm である。
5　1 nmol/100 mL は 1×10^3 pmol/L である。

▌Approach▐　単位の変換に関する問題
▌Explanation▐

　　物理量は数値と単位の積の形で表される。数値が大き過ぎたり小さ過ぎたりして不便な場合には、10 のべき乗の意味を持つ接頭語を付けることが許されている。この設問では、n（10^{-9}：ナノ）、k（10^3：キロ）、μ（10^{-6}：マイクロ）、m（10^{-3}：ミリ）、p（10^{-12}：ピコ）が接頭語である。接頭語を付けた単位のべき乗は、接頭語を含めた全体のべき乗を、mL^3 は (mL)^3 を意味する。

　　なお、ppm、%は正確には単位ではなく、比率や割合を表し、ppm は百万分の 1（$1/10^6$、10^{-6}）、%は百分の 1（$1/100$、10^{-2}）を意味している。したがって、選択肢 4 では 1% = 10^{-2}、10^4 ppm = $10^4 \times 10^{-6} = 10^{-2}$ であり、同じことを表している。ちなみに、選択肢 5 では 1 nmol/100 mL = 1 ×

10^{-9} mol/ $(100 \times 10^{-3}$ L$)$ $= 1 \times 10^{-9}$ mol/ $(1 \times 10^{-1}$ L$)$ $= 1 \times 10^{-8}$ mol/L $= 1 \times 10^{4} \times 10^{-12}$ mol/L $= 1 \times 10^{4}$ pmol/L の関係がある。

他の選択肢では次のようになる。1 m $= 1 \times 10^{9} \times 10^{-9}$ m $= 1 \times 10^{9}$ nm、1 kg $= 1 \times 10^{3}$ g $= 1 \times 10^{3} \times 10^{6} \times 10^{-6}$ g $= 1 \times 10^{9}$ μg、1 mg/kg $= 1 \times 10^{-3}$ g/10^{3} g $= 1 \times 10^{-6} = 1$ ppm

Ans. 4

問3 医薬品の分析法バリデーションにおいて、試料中に共存すると考えられる物質の存在下で、分析対象物を正確に測定する能力を示すパラメーターはどれか。1つ選べ。
1 検出限界
2 真度
3 精度
4 直線性
5 特異性

▌Approach▌ 医薬品の分析法バリデーションに関する問題

▌Explanation▌

特異性とは、試料中に共存すると考えられる物質の存在下で、目的物質を正しく測定する能力のことであり、分析法の識別能力を指す。検出限界は試料中に含まれる分析対象物の検出可能な最低の量または濃度を指す。真度は分析法で得られる測定値の偏りのことであり、測定値と真の値との一致の程度を指す。精度は均質の検体から採取した複数の試料を繰り返し分析して得られる一連の測定値の一致の程度（ばらつきの程度）を指す。直線性は、分析対象物の量または濃度に対して直線関係にある測定値を与える分析法の能力を指す。

Ans. 5

問4 塩化水素（気体）のH原子とCl原子の間の結合として正しいのはどれか。1つ選べ。
1 共有結合
2 イオン結合
3 水素結合
4 金属結合
5 疎水結合

▌Approach▌ 化学結合の種類とその例を問う問題

▌Explanation▌

塩化水素（気体：HCl）は、H原子とCl原子が1個ずつの価電子を出し合い、それを共有することにより共有電子対をつくり、それぞれの原子が共有電子対を引きあって結合した共有結合である。なお、HとClの電子陰性度には大きな差があり、Clの方が共有電子対を引き付ける力が強いために電子対はClの方に引き寄せられ、電荷の偏りが生じている。このためHCl分子はイオン結合性を帯びており、水中ではH^+とCl^-に解離している。

イオン結合は1つの原子の電荷の欠損を他方の原子の余っている1つの電子が補う形での、陽イオンと陰イオン間のクーロン力による結合である。

Ans. 1

> **問 5** イオン間にはたらくクーロン力の特徴として誤っているのはどれか。1 つ選べ。
> 1 媒質の比誘電率に反比例する。
> 2 イオン間の距離に反比例する。
> 3 イオンのもつ電荷の大きさに比例する。
> 4 同じ符号の電荷をもつイオン間では斥力となる。
> 5 真空中で最も強くなる。

▌Approach▌ クーロン力の性質に関する問題

▌Explanation▌

2 つの電荷 Q と Q' が距離 r 離れているときに働くクーロン力 F は次式で示される。

$$F = \frac{Q \cdot Q'}{4\pi\varepsilon r^2} \quad (\varepsilon \text{ は媒質の誘電率、} 4\pi \text{ は SI 単位系での補正因子})$$

したがって、クーロン力は、媒質の誘電率に反比例し、距離ではなく距離の 2 乗に反比例し、電荷の大きさに比例する。比誘電率 ε_r は媒質の誘電率 ε および真空の誘電率 ε_0 との間に $\varepsilon_r = \varepsilon/\varepsilon_0$ の関係があり、真空の誘電率 ε_0 は定数なのでクーロン力は媒質の比誘電率に反比例する。2 個の電荷が同種の場合は反発力（斥力）で、異なる場合は引力となる。誘電率は真空で最も小さいと考えられる。

Ans. 2

> **問 6** 第二級アミンはどれか。1 つ選べ。
>
> | CH$_3$CHCH$_2$NH$_2$ | CH$_3$CH$_2$CHNH$_2$ | CH$_3$CH$_2$CH$_2$NH | CH$_3$CH$_2$C–NH$_2$ | CH$_3$CH$_2$C–NHCH$_3$ |
> |---|---|---|---|---|
> | CH$_3$ | CH$_3$ | CH$_3$ | O | O |
> | 1 | 2 | 3 | 4 | 5 |

▌Approach▌ アミンの級数に関する問題

▌Explanation▌

アミンの級数は窒素上の炭素置換基の数により決まる。選択肢 1、2 は窒素上に炭素置換基が 1 個なので第一級アミン、選択肢 3 は、窒素上に置換基が 2 個なので第二級アミンである。選択肢 4、5 はアミドである。

Ans. 3

> **問 7** 求核剤に対する反応性が最も高いカルボニル化合物はどれか。1 つ選べ。
>
> | H$_3$C–CHO | H$_3$C–C(O)–O–C(O)–CH$_3$ | H$_3$C–C(O)–CH$_3$ | H$_3$C–C(O)–Cl | H$_3$C–C(O)–O–CH$_3$ |
> |---|---|---|---|---|
> | 1 | 2 | 3 | 4 | 5 |

▌Approach▌ カルボニル化合物の反応性を問う問題

▌Explanation▌

選択肢 1 はアルデヒド、選択肢 2 は酸無水物、選択肢 3 はケトン、選択肢 4 は酸塩化物、選択肢

5はエステルである。一般に反応性は酸塩化物 ＞ 酸無水物 ＞ エステルの順である。アルデヒドやケトンはエステルよりも反応性が高いが、安定な分子であるので一般には反応性が高くないと考えられる。

Ans. 4

問8 日本薬局方酒石酸（**A**）及びその鏡像異性体Bに関する記述のうち、<u>誤っている</u>のはどれか。1つ選べ。なお、**A**の水溶液（ 1 → 10 ）は右旋性である。

1 **A**は（＋）−酒石酸である。
2 **A**と**B**の融点は同じである。
3 **A**と**B**の等量混合物はラセミ体である。
4 **A**と**B**の比旋光度の絶対値は同じである。
5 **A**及び**B**以外に立体異性体が2つ存在する。

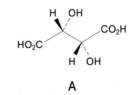

A

▌Approach▌ 酒石酸の立体化学を問う問題

▌Explanation▌
1 **A**は右旋性を持つので右旋性を表す（＋）−体あるいは*d*−体である。（＋）−*d*−酒石酸である。
2 エナンチオマーの関係にある化合物は物理化学的性質が同じであるため、融点は等しい。
3 エナンチオマーの関係にある化合物の等量混合物はラセミ体で、旋光性を示さない。
4 エナンチオマーの関係にある化合物の比旋光度の符号は逆で、絶対値は同じである。
5 下図のようにジアステレオマーは*meso*体なので、1つの立体異性体（ジアステレオマー）が存在する。

A(+)-*d*-(*S,S*)-酒石酸　　　B (−)-*l*-(*R,R*)-酒石酸　　　*meso*-(*R,S*)-酒石酸

Ans. 5

問9 エステルの加水分解の反応機構における電子対の動きを表す矢印のうち、塩基の働きを示すのはどれか。1つ選べ。

1 ア　　2 イ　　3 ウ　　4 エ　　5 オ

▌Approach▌ エステル加水分解中の試薬の種類を問う問題

▌Explanation▌
塩基は、プロトン（H⁺）に電子対を与えて共有するものである。反応機構中でHと反応している電子移動を示す曲がった矢印は**エ**である。なお、**ア**はカルボニル炭素と反応しているので、求核剤である。

Ans. 4

問10 カンゾウに含まれ、偽アルドステロン症の原因となる成分はどれか。1つ選べ。

1　2　3　4　5

■ Approach ■　生薬の成分に関する問題

■ Explanation ■

生薬由来の代表的な生物活性物質を名前だけではなく、構造式からも理解する必要がある。

選択肢1は、ケジギタリスの葉の成分である強心配糖体のジゴキシンである。強心配糖体の特徴としては、C–17位の不飽和5員環ラクトンやデオキシ糖のジギトキソースなどがある。

不飽和5員環ラクトン

ジギトキソース

選択肢2は、生薬カンゾウの成分であるトリテルペン配糖体のグリチルリチン（グリチルリチン酸）である。カンゾウの副作用である偽アルドステロン症は、グリチルリチンの過剰摂取が原因である。トリテルペンの特徴としては、炭素数が30個であることなどである。

トリテルペン

選択肢3は、生薬サンシシの成分であるイリドイド配糖体のゲニポシドである。イリドイドの特徴としては、炭素数が9〜10個の変形モノテルペンであることなどである。

イリドイド

選択肢4は、生薬オウゴンの成分であるフラボン配糖体のバイカリンである。フラボンを含むフラボノイドの特徴としては、フェニルクロマン（C_6–C_3–C_6）骨格を有していることなどである。

フェニルクロマン

選択肢5は、生薬センナ、生薬ダイオウの成分であるエモジン型アントラキノンのセンノシドAである。エモジン型アントラキノンの特徴としては、酢酸−マロン酸経路でポリケチドを経て生合成されることなどである。

エモジン

エモジン型

エモジン型

Ans. 2

> **問11** ヒトの胃及びその周辺の模式図において、幽門はどれか。1つ選べ。
>
>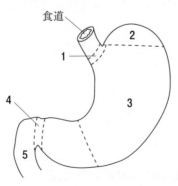

■Approach■ 胃の解剖学的構造に関する問題

■Explanation■

幽門は、胃と十二指腸の境界にあり、胃の輪筋層が発達して括約筋を形成し、胃から十二指腸への消化物の移送を調節する。図中の1は「噴門」であり、胃から食道への逆流を防ぐ。2は「胃

底部」、3は「胃体部」（消化活動の主体で胃酸などの分泌が盛ん）、3から4の間の空間は「幽門前庭部（幽門洞）」で、消化関連ホルモンなどの分泌が盛んな部位である。5は十二指腸である。

Ans.　4

問12 副腎皮質の束状層から分泌されるホルモンはどれか。1つ選べ。
1　コルチゾール
2　アルドステロン
3　テストステロン
4　ノルアドレナリン
5　アドレナリン

▌Approach▐　副腎皮質のホルモン分泌に関する問題
▌Explanation▐

　　副腎は解剖学的に皮質と髄質から成り、多彩な分泌機能を有する。副腎皮質は細胞構造からみて外側から球状層（アルドステロン等ミネラルコルチコイドを分泌）、束状層（コルチゾール等糖質コルチコイドを分泌）、網状層（テストステロンなど副腎性男性ホルモンを分泌）を形成する。なお、副腎髄質からはアドレナリン、ノルアドレナリンなどのカテコールアミンが分泌される。

Ans.　1

問13 タンパク質で作られた線維性の構造物の上皮細胞内外の分布を図で示した。矢印で示した構造が微小管である図はどれか。1つ選べ。

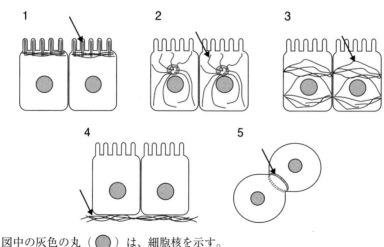

図中の灰色の丸（●）は、細胞核を示す。

▌Approach▐　微小管の細胞内分布と機能に対する理解を問う問題
▌Explanation▐

　　微小管はいわゆる細胞骨格に分類される細胞内物質(4は外部構造なので微小管とは考えられない)であり、分裂静止期の細胞では、核近傍の微小管形成中心といわれる領域を起点に放射状に伸びている（図より2が有力）。そのよく知られている機能は、①細胞分裂に際して、染色糸と結合して移

動させる ②細胞内の物質移動のための軌道を形成する、である。なお、図5は細胞分裂終期の収縮環を表していると思われ、収縮環の主体はマイクロフィラメントである。図3は線維構造が細胞内部全体に張り巡らされている状況と思われ、構造維持や張力抵抗等の作用を持つ中間径フィラメントと考えられる。図1は小腸などにある刷子縁（微絨毛）をもつ細胞である。微絨毛は細胞附属物ではなく細胞構造であり、その特殊な構造は主にマイクロフィラメント同士の架橋による網の目によって維持されている。

Ans. 2

問 14 Michaelis–Menten の速度論に従う酵素について、至適温度における基質濃度 [S] と反応初速度 v の関係、及び、この酵素のミカエリス定数 K_m と最大反応速度 V_{max} を示したグラフとして正しいのはどれか。1 つ選べ。

1
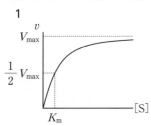

2
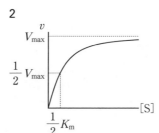

3
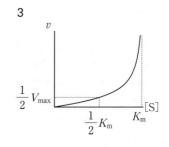

4
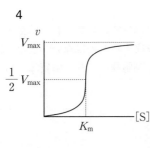

5
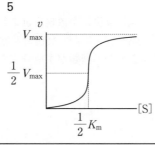

▌Approach▌ 各パラメータ相互の関係から生物化学反応の反応速度の理解を問う問題

▌Explanation▌

基質Sが酵素Eを触媒として生成物Pに変化するとした場合の、化学反応式

$$S + E \underset{k_{-1}}{\overset{k_1}{\rightleftarrows}} ES \overset{k_2}{\longrightarrow} E + P$$

この反応式において、中間体 ES が定常状態にあると仮定すると、

$k_1[S][E] = k_{-1}[ES] + k_2[ES]$

$[S][E]/[ES] = (k_{-1} + k_2)/k_1 = K_{tot}$ となり、反応全体の速度定数が導出される。

Michaelis–Menten の速度論では、K_{tot} を Michaelis 定数：K_m とする。

また、Michaelis–Menten の速度論の特徴は変数である反応速度 v を変数 [S] の関数として表すことであり、Eに関係する項を整理し、Michaelis–Menten の速度式が成立する。

$$V = \frac{V_{max}[S]}{K_m + [S]}$$

これらの式から

〈Michaelis 定数：K_m の意義〉

①K_m の次元は [S] と同じように濃度である。

②酵素反応速度が最大反応速度の半分となるときの基質濃度に一致する。

③$k_1 \gg k_2$ のとき、K_m 値は解離定数（K_s）に等しく、酵素と基質の親和性を表す。

④K_m が大きい場合、酵素と基質の親和性が低く、反応初速度も低い。

〈Michaelis－Menten の速度論：グラフの特徴〉

①［S］$\ll K_m$ の場合、速度 V は基質濃度［S］に比例する。

②$K_m \ll$［S］の場合、速度 V は基質濃度［S］に関係なく、一定（V_{max}）になる。

※反応初期には直線的に立ち上がり、$\frac{1}{2} V_{max}$ を超えたころから上昇が鈍くなり、やがてプラトー状態になる。

Ans.　1

問 15　真菌に関する記述として、正しいのはどれか。1 つ選べ。

1　原核生物である。

2　芽胞を形成する。

3　細胞壁の主成分はセルロースである。

4　コレステロールを合成する。

5　80S リボソームを有する。

■ Approach ■　真菌に関する問題

■ Explanation ■

　　真菌（カビ、キノコ、酵母など）は、染色体が核膜に包まれた真核生物に分類され、細胞小器官を有する。*Cryptococcus* 属などは莢膜を有するが、真菌で芽胞を形成するものはない。また、細胞壁は、グルカン、マンナン、キチンなどの多糖類が主成分であり、細胞膜は、リン脂質二重層とエルゴステロールからなる。

Ans.　5

物理・化学・生物

衛生

薬理

薬剤

病態・薬物 / 治療

法規・制度・倫理

実務

必須問題【衛生】

問16 世界保健機関（WHO）が推奨している健康指標はどれか。1つ選べ。
1 出生率
2 年齢調整死亡率
3 有病率
4 平均寿命
5 PMI（50歳以上死亡割合）

▌Approach▌ 集団の健康指標に関する問題

▌Explanation▌

　　健康指標には、死亡率（粗死亡率）、年齢調整死亡率、乳児死亡率や周産期死亡率などの母子保健関連死亡率、PMI（50歳以上死亡割合）、死因別死亡率、平均余命、平均寿命、罹患率、有病率、有訴者率、受療率などがある。これらのうち、年齢調整死亡率、乳児死亡率、平均寿命（0歳平均余命）、PMIは「地域別比較のための健康状態を示す健康指標」とされている。世界保健機関（WHO）は、人口統計や人口構成が不明な発展途上国などの地域も含めて国際間の健康水準を比較できるように、粗死亡率、1歳平均余命、PMIの3項目を「総合健康指標」としている。

Ans. 5

問17 医薬品の有効性・安全性に関する以下の疫学研究のうち、エビデンスレベルが最も高いのはどれか。1つ選べ。
1 無作為化比較試験
2 横断的研究
3 症例対照研究
4 コホート研究
5 症例報告

▌Approach▌ 疫学研究の種類と特徴を問う問題

▌Explanation▌

　　医薬品の有効性と安全性に関する調査は、要因を人為的に除去したり付加したりして、その有効性や安全性を実験的に調べる手法である介入研究にあたり、前向き研究の一種である。医薬品市販後の薬剤疫学研究も介入研究にあたる。これらの疫学研究では対象集団を曝露群と非曝露群に分ける際には、乱数表などを用いて無作為に分けて比較検討する無作為化比較試験が行われる。無作為化比較試験では、さらにバイアス（偏り）を防ぐために、二重盲検法も用いられるため、よりエビデンスレベルの高い（信頼度の高い）結果が得られる。

Ans. 1

問18 ヘリコバクター・ピロリ感染との関連性が最も高いのはどれか。1つ選べ。
1 肺がん
2 肝がん
3 胃がん
4 大腸がん
5 子宮がん

▌Approach▌ 感染症の発がんリスクに関する問題

▌Explanation▌

ウイルスや細菌感染と発がんリスクの関連性（主なもの）は、以下の通りである。

病原体	がんが発生しやすい部位
ヘリコバクター・ピロリ	胃がん
B型およびC型肝炎ウイルス	肝がん
ヒトパピローマウイルス（HPV）	子宮頸がん
ヒトT細胞白血病ウイルス（HTLV）	成人T細胞白血病（ATL）
エプスタイン・バー（EB）ウイルス	バーキット・リンパ腫、鼻咽頭がん

Ans. 3

問19 新生児マススクリーニング対象疾患のうち、年間の発見数が最も多いのはどれか。1つ選べ。
1 ホモシスチン尿症
2 フェニルケトン尿症
3 メープルシロップ尿症
4 クレチン症
5 ガラクトース血症

▌Approach▌ 新生児マススクリーニング対象疾患の陽性発見率を問う問題

▌Explanation▌

クレチン症の陽性発見率は4,000人に1人であり、対象疾患の中で陽性発見率が最も高い。

新生児マススクリーニング対象疾患			陽性発見率
アミノ酸代謝異常症	1	フェニルケトン尿症	6万人に1人
	2	メープルシロップ尿症	50万人に1人
	3	ホモシスチン尿症	80万人に1人
	4	シトルリン血症1型	9万人に1人
	5	アルギニノコハク酸尿症	40万人に1人
有機酸代謝異常症	6	メチルマロン酸血症	11万人に1人
	7	プロピオン酸血症	4万人に1人
	8	イソ吉草酸血症	43万人に1人
	9	メチルクロトニルグリシン尿症	14万人に1人
	10	ヒドロキシメチルグルタル酸血症（HMG血症）	100万人に1人
	11	複合カルボキシラーゼ欠損症	60万人に1人
	12	グルタル酸血症1型	18万人に1人

脂肪酸代謝異常症	13	中鎖アシル CoA 脱水素酵素欠損症（MCAD 欠損症）	12 万人に 1 人
	14	極長鎖アシル CoA 脱水素酵素欠損症（VLCAD 欠損症）	13 万人に 1 人
	15	三頭酵素／長鎖 3-ヒドロキシアシル CoA 脱水素酵素欠損症（TFP/LCHAD 欠損症）	160 万人に 1 人
	16	カルニチンパルミトイルトランスフェラーゼ-1 欠損症（CPT-1 欠損症）	32 万人に 1 人
	17	カルニチンパルミトイルトランスフェラーゼ-2 欠損症（CPT-2 欠損症）	26 万人に 1 人
糖代謝異常症	18	ガラクトース血症	3 万人に 1 人
内分泌疾患	19	クレチン症	4 千人に 1 人
	20	先天性副腎過形成症	2 万人に 1 人

Ans. 4

問 20 日本人の平均摂取量が、「日本人の食事摂取基準（2015 年版）」における「目標量」よりも多いのはどれか。1 つ選べ。

1 炭水化物
2 飽和脂肪酸
3 コレステロール
4 カリウム
5 食物繊維

▎Approach▎ 日本人の食事摂取基準に関する問題

▎Explanation▎

「日本人の食事摂取基準」では、欠乏症を防ぐ指標として推定平均必要量、推奨量、目安量、過剰症を防ぐ指標として耐容上限量、生活習慣病を防ぐ指標として目標量が定められている。ナトリウムと飽和脂肪酸について減らす目標量、カリウムと食物繊維について増やす目標量、炭水化物・総脂質・タンパク質のカロリー比について範囲の目標量が定められている。なお、食餌性コレステロールは体内生合成されるコレステロールの 1/4 ±程度であり、かつコレステロールの摂取量に応じて、肝臓のコレステロール生合成にフィードバックが働き生体内コレステロール量を一定に保とうとするので、食事によるコレステロール摂取量がストレートに体内コレステロール量に反映されるわけではない、という判断からコレステロール摂取量の基準値（目標量）は定められていない。

本問では問題文の趣旨から、減らす目標量が定められている栄養素を選択すればよい。出題は「日本人の食事摂取基準（2015 年版）」についてであるが、2020 年版でも同様である。

Ans. 2

問 21 大腸がんのプロモーターはどれか。1 つ選べ。

1 12-O-テトラデカノイルホルボール-13-アセテート（TPA）
2 食塩
3 デオキシコール酸
4 フェノバルビタール
5 2, 3, 7, 8-テトラクロロジベンゾ-p-ジオキシン

■ Approach ■　発がんプロモーターに関する問題
■ Explanation ■

　一般に、発がんプロモーター作用とは、発がんイニシエーターにより遺伝子修飾を受けた細胞の増殖を促進し変異を固定化させ、がん化させる作用のことをいう。デオキシコール酸やリトコール酸といった2次胆汁酸は、大腸の消化管上皮細胞に対して発がんプロモーター作用を示す。TPA は皮膚、食塩は胃、フェノバルビタールおよび2,3,7,8-テトラクロロジベンゾ-p-ジオキシン（TCDD）は肝臓の発がんプロモーターとして作用する。

Ans.　3

問22　代謝物が、主としてメトヘモグロビン血症を引き起こすのはどれか。1つ選べ。
1　パラコート
2　ベンゼン
3　四塩化炭素
4　アニリン
5　n-ヘキサン

■ Approach ■　化学物質の毒性に関する問題
■ Explanation ■

　アニリンのような芳香族1級アミンはシトクロム P450 により酸化されて、ヒドロキシルアミン体となる。一般にヒドロキシルアミンは酸化性が強く、ヘモグロビン（Fe^{2+}）をメトヘモグロビン（Fe^{3+}）に酸化することでメトヘモグロビン血症を引き起こす。またニトロベンゼンなど芳香族ニトロ化合物は還元反応によりヒドロキシルアミン体となり、同様にメトヘモグロビン血症を惹起する。

Ans.　4

問23　オゾン層の破壊作用を有する温室効果ガスはどれか。1つ選べ。
1　メタン
2　六フッ化硫黄
3　パーフルオロカーボン
4　ハイドロクロロフルオロカーボン
5　ハイドロフルオロカーボン

■ Approach ■　地球規模の環境問題に関する問題
■ Explanation ■

　フロンは、フルオロカーボン（フッ素と炭素の化合物）の総称で、塩素を含む CFC（クロロフルオロカーボン）、水素と塩素を含む HCFC（ハイドロクロロフルオロカーボン）、水素を含む HFC（ハイドロフルオロカーボン）、炭素とフッ素のみから構成される PFC（パーフルオロカーボン）がある。いずれも地球温暖化係数が高い。オゾン層破壊作用があるのは、塩素原子または臭素原子を有するフロンである。メタンと六フッ化硫黄はオゾン層破壊作用がないが、地球温暖化係数は、それぞれ25、23900と高い。なおフロンのうち臭素を含むものはハロンとも呼ぶ。成層圏では臭素は塩素と比較すると、1原子当たり30～120倍のオゾン層破壊作用がある。

Ans.　4

問24 水道水の塩素消毒において、殺菌力が最も強いのはどれか。1つ選べ。

1 HClO
2 ClO⁻
3 Cl⁻
4 NH₂Cl
5 NHCl₂

▋Approach▋ 水の塩素処理の原理に関する問題

▋Explanation▋

　水中の塩素は分子状塩素Cl_2、次亜塩素酸HClO、次亜塩素酸イオンClO^-の三種類の形態をとる。HClO、ClO^-は遊離残留塩素と呼ぶ。遊離残留塩素のうち、HClOはClO^-に比べるとはるかに殺菌力が強い。クロラミンは窒素上に塩素原子を持つ窒素化合物であり、結合残留塩素と呼び、遊離残留塩素よりも殺菌力が弱い。残留塩素とは水中に溶存する遊離残留塩素および結合残留塩素（クロラミン）を指し、水道法施行規則では、給水栓における水が、遊離残留塩素を0.1 mg/L（結合残留塩素の場合は0.4 mg/L）以上保持するように塩素消毒をすることが定められている。

Ans. 1

問25 指定感染症*の治療・検査時に使用された医療用マスクを滅菌せずに廃棄する際の分類として、適切なのはどれか。1つ選べ。

1 産業廃棄物
2 事業系一般廃棄物
3 感染性一般廃棄物
4 特別管理産業廃棄物
5 感染性産業廃棄物

*感染症の予防及び感染症の患者に対する医療に関する法律において規定

▋Approach▋ 廃棄物の分類に関する問題

▋Explanation▋

　医療用マスクは一般廃棄物に分類される。感染症法の一類、二類、三類感染症、新型インフルエンザ等感染症、指定感染症及び新感染症の治療、検査等に使用された後、排出されたものは感染性廃棄物と判断される（廃棄物処理法に基づく感染性廃棄物処理マニュアル［平成30年3月 環境省]）。このため指定感染症の治療、検査時に排出される医療用マスクは、滅菌せずに処理する場合には感染性一般廃棄物に分類される。

Ans. 3

必須問題【薬理】

問26 ある受容体の完全刺激薬である化合物Aに化学修飾を加え、受容体への親和性がより高い化合物Bを得た。化合物Aの摘出腸管標本における収縮の濃度−反応曲線がa（破線）であるとき、化合物Bの濃度−反応曲線b（実線）が正しく示されている図はどれか。1つ選べ。ただし、化学修飾により受容体への選択性や内活性には変化がなかったものとする。

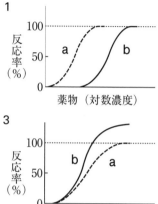
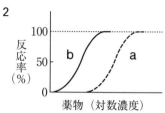
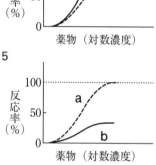
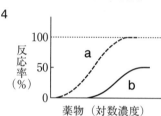

■Approach■ 濃度−反応曲線の解析に関する問題

■Explanation■

完全刺激薬である化合物Aは、薬物の濃度を十分に増やすと100％の最大反応を示す。Aを化学修飾して合成された化合物Bは、受容体への親和性がAよりも高いので、Aよりも低濃度から生体反応を生じる。また、受容体選択性および内活性は不変なので、最大反応は100％のままである。よって、濃度−反応曲線bは、濃度反応曲線aより左（低濃度）側に位置する。

Ans. 2

問27 ラベタロールが反射性頻脈の発生を抑える機序はどれか。1つ選べ。
1 アドレナリンα_1受容体遮断
2 アドレナリンβ_1受容体遮断
3 アドレナリンβ_2受容体遮断
4 アドレナリンα_2受容体刺激
5 アドレナリンβ_2受容体刺激

■Approach■ 交感神経遮断薬ラベタロールの作用機序に関する問題

Explanation

　　ラベタロールはアドレナリン α_1 受容体遮断作用と β 受容体遮断作用を併せ持ち、血管平滑筋の α_1 受容体を遮断して血管を拡張させるとともに、心臓の β_1 受容体を遮断して心抑制作用を発揮し、両作用により降圧効果を発揮する。

　　α_1 受容体遮断薬は強力な血管拡張作用を示すため、反射性頻脈を起こしやすいが、ラベタロールは β_1 受容体遮断による心抑制作用を有するため、反射性頻脈を起こしにくい。

Ans.　2

問 28　運動神経終末からのアセチルコリンの遊離を非可逆的に阻害して骨格筋弛緩作用を示すのはどれか。1 つ選べ。
1　ロクロニウム
2　スキサメトニウム
3　ダントロレン
4　A 型ボツリヌス毒素
5　チザニジン

Approach　末梢性筋弛緩薬 A 型ボツリヌス毒素の作用機序に関する問題
Explanation

　　食中毒の原因となるボツリヌス菌が産生する A 型ボツリヌス毒素は、コリン作動性神経終末に存在するシナプス小胞関連タンパク質（SNAP-25）を切断することにより、アセチルコリンの遊離を不可逆的に阻害し、骨格筋を弛緩させる。

　　ロクロニウムは、終板のアセチルコリン N_M 受容体を競合的に遮断する。スキサメトニウムは、終板の N_M 受容体に結合して持続的な脱分極を起こすことで神経筋接合部における神経伝達を遮断する。ダントロレンは、骨格筋の筋小胞体のリアノジン受容体を遮断して筋小胞体からの Ca^{2+} 遊離を抑制する。チザニジンは、青斑核から脊髄に投射する下行性ノルアドレナリン作動性神経のアドレナリン α_2 受容体を刺激し、脊髄におけるノルアドレナリン遊離を抑制して、脊髄反射亢進による骨格筋の緊張を抑制する。

Ans.　4

問 29　中枢神経でオピオイド μ 受容体を遮断して、モルヒネが引き起こす呼吸抑制を改善するのはどれか。1 つ選べ。
1　ドキサプラム
2　ナルデメジン
3　ナロキソン
4　ナルフラフィン
5　フルマゼニル

Approach　麻薬拮抗薬ナロキソンの作用機序に関する問題
Explanation

　　モルヒネは、延髄の呼吸中枢のオピオイド μ 受容体を刺激することにより、呼吸抑制を引き起こ

す。ナロキソンは、延髄の呼吸中枢で選択的にμ受容体を遮断することにより、モルヒネによる呼吸抑制を改善する。

ドキサプラムは呼吸興奮薬で、主に末梢性化学受容器を刺激して、反射性に呼吸中枢を刺激する。ナルデメジンは末梢性のオピオイド受容体遮断薬で、モルヒネなどの麻薬性鎮痛薬が引き起こす便秘を改善する。ナルフラフィンはオピオイドκ受容体を選択的に刺激することにより、強力な止痒作用を発揮する。フルマゼニルはベンゾジアゼピン受容体遮断薬で、ベンゾジアゼピン系薬物の過量投与によって生じる呼吸抑制を改善する。

Ans. 3

問30　レボドパ含有製剤で治療中のパーキンソン病における wearing-off 現象を改善させるアデノシン A_{2A} 受容体遮断薬はどれか。1つ選べ。
1　アポモルヒネ
2　アマンタジン
3　ブロモクリプチン
4　イストラデフィリン
5　ロチゴチン

■Approach■　パーキンソン病治療薬イストラデフィリンの作用機序に関する問題
■Explanation■

イストラデフィリンは、線条体と淡蒼球のアデノシン A_{2A} 受容体を遮断することにより、ドパミン作動性神経系の変性・脱落によって生じた GABA 作動性神経系（中型有棘ニューロン）の過剰興奮を抑制し、運動機能障害を改善する。レボドパ製剤で問題となる wearing-off 現象の改善に有効である。

アポモルヒネ（非麦角アルカロイド）、ブロモクリプチン（麦角アルカロイド誘導体）、ロチゴチン（非麦角アルカロイド）は線条体のドパミン D_2 受容体を刺激することにより、抗パーキンソン作用を示す。アマンタジンは黒質−線条体系のドパミンの放出を促進する。

Ans. 4

問31　シクロオキシゲナーゼ-1（COX-1）と比較して COX-2 に対する選択性が高く、胃腸障害が少ない非ステロイド性抗炎症薬はどれか。1つ選べ。
1　エトドラク
2　ジクロフェナク
3　ロキソプロフェン
4　スリンダク
5　オキサプロジン

■Approach■　選択的 COX-2 阻害薬エトドラクの作用機序に関する問題
■Explanation■

シクロオキシゲナーゼ（COX）には、COX-1 と COX-2 の2種のアイソザイムが存在しており、胃粘膜保護に関わるプロスタノイドの産生には COX-1、炎症に関わるプロスタノイドの産生には

COX-2が重要と考えられている。エトドラクが胃腸障害を起こしにくいのは、COX-2を選択的に阻害して炎症に関わるプロスタノイドの産生を抑制するが、COX-1阻害作用は弱いため、胃粘膜保護に関わるプロスタノイド産生を抑制しにくいからである。

ジクロフェナク、ロキソプロフェン、スリンダク、オキサプロジンもNSAIDsであるが、COX-2選択性はなく、COX-1も阻害する。

Ans. 1

問32 カルシトリオールのカルシウム代謝調節作用に関わる機序はどれか。1つ選べ。
1 カルシトニン受容体の刺激
2 副甲状腺ホルモンの分泌の促進
3 腎臓におけるカルシウム再吸収の抑制
4 腸管からのカルシウム吸収の促進
5 オステオカルシンのカルボキシ化の抑制

Approach 骨粗しょう症治療薬カルシトリオールの作用機序に関する問題
Explanation

カルシトリオールは活性型ビタミンD_3製剤で、ビタミンD受容体を刺激することにより、腸管からのCa^{2+}吸収を促進するとともに、腎臓でのCa^{2+}再吸収を促進し、血清Ca^{2+}濃度を増大させる。破骨細胞のカルシトニン受容体を刺激して骨吸収を抑制する薬物（選択肢1）には、エルカトニンなどがある。また、ヒト副甲状腺ホルモン（PHT）の分泌促進は、骨吸収を促進する（選択肢2）が、PHT類似製剤（テリパラチド）を間欠投与（1日1回あるいは週1回）すると、骨芽細胞が活性化されて破骨細胞の機能を上回るため、骨新生がもたらされる。メナテトレノン（ビタミンK_2）は、骨基質タンパク質であるオステオカルシンのカルボキシ化の補酵素として作用し、骨形成を促進する。オステオカルシンのカルボキシ化が抑制されると（選択肢5）、骨形成が抑えられる。

Ans. 4

問33 ニトログリセリンの抗狭心症作用に関わる機序はどれか。1つ選べ。
1 アデニル酸シクラーゼの活性化
2 膜結合型グアニル酸シクラーゼの阻害
3 可溶性グアニル酸シクラーゼの活性化
4 ホスホジエステラーゼIIIの阻害
5 ホスホジエステラーゼVの活性化

Approach 狭心症治療薬ニトログリセリンの作用機序に関する問題
Explanation

ニトログリセリンは、血管平滑筋細胞内でNOラジカルを生成し、可溶性グアニル酸シクラーゼを活性化する。その結果、細胞内サイクリックGMP（cGMP）が増大して血管平滑筋が弛緩する。

心筋のアデニル酸シクラーゼを直接活性化することで（選択肢1）、細胞内サイクリックAMP（cAMP）を増大させ、心筋収縮力を増大させる薬物には、コルホルシンダロパートがある。ヒト心房性ナトリウム利尿ペプチド受容体を刺激し、膜結合型グアニル酸シクラーゼを活性化して、利尿

作用と血管拡張作用を示す薬物には、カルペリチドがある。膜結合型グアニル酸シクラーゼが阻害されると（選択肢 2）、利尿および血管拡張作用が抑制され、狭心症治療にはつながらない。cAMP分解を担うホスホジエステラーゼⅢを阻害し（選択肢 4）、心筋の cAMP を増大させて強心作用を発揮するとともに、血管平滑筋の cAMP も増大させ、血管を拡張させる薬物には、ミルリノンなどがある。cGMP 分解を担うホスホジエステラーゼⅤを阻害し、血管を拡張させる薬物には、シルデナフィルなどがある。ホスホジエステラーゼⅤの活性化（選択肢 5）は細胞内 cGMP を低下させるため、血管収縮につながる。

Ans. 3

問 34 妊娠末期の子宮平滑筋を収縮させる脳下垂体後葉ホルモン薬はどれか。1 つ選べ。
1 オキシトシン
2 エルゴメトリン
3 エストラジオール
4 ジノプロストン
5 プロゲステロン

▌Approach▌ 子宮収縮薬オキシトシンの薬理作用に関する問題
▌Explanation▌

　オキシトシンは脳下垂体後葉から分泌され、Gq タンパク質共役型のオキシトシン受容体を刺激することにより、子宮平滑筋の律動的収縮を引き起こす。臨床的には、陣痛促進や分娩後の止血などの目的で使用される。

　エルゴメトリン（選択肢 2）は麦角アルカロイドで、子宮平滑筋や血管平滑筋を収縮させる。エストラジオール（選択肢 3）は卵胞ホルモンで、子宮内膜を増殖させる等の生理作用を有する。ジノプロストン（選択肢 4）はプロスタグランジン E_2 製剤で、子宮平滑筋のプロスタノイド EP 受容体を刺激して子宮筋を収縮させる。プロゲステロン（選択肢 5）は黄体ホルモンで、子宮内膜を増殖期から分泌期へと移行させ、受精卵の着床・発育に快適な状態を保つ作用を示す。プロゲステロンの不足は無月経や月経周期異常などを起こすため、プロゲステロンを補充することで改善する。

Ans. 1

問 35 ラフチジンの胃酸分泌抑制作用に関わる機序はどれか。1 つ選べ。
1 $H^+, K^+-ATPase$ 阻害
2 ヒスタミン H_2 受容体遮断
3 アセチルコリン M_1 受容体遮断
4 プロスタノイド EP 受容体遮断
5 ガストリン遊離抑制

▌Approach▌ 消化性潰瘍治療薬ラフチジンの作用機序に関する問題
▌Explanation▌

　ラフチジンは、胃粘膜壁細胞のヒスタミン H_2 受容体を遮断して胃酸分泌を抑制する。また、胃粘膜のカプサイシン感受性知覚神経を刺激することにより、胃粘液の分泌を促進させる作用や胃粘膜の血流を増加

させる作用も示す。

　H⁺, K⁺-ATPase（プロトンポンプ）を阻害（選択肢1）して、胃酸分泌を抑制する薬物には、ランソプラゾールなどがある。M₁受容体を遮断（選択肢3）して、胃酸分泌を抑制する薬物には、ピレンゼピンがある。胃粘膜G細胞から分泌されたガストリンがECL細胞や壁細胞のガストリン受容体に作用するのを遮断して胃酸分泌を抑制する薬物には、プログルミドがある。胃粘膜のプロスタグランジンE₂生合成を促進し、プロスタノイドEP受容体を刺激することにより、胃粘液分泌と胃粘膜血流を増加させ、胃粘膜保護作用を示す薬物には、ゲファルナートなどがある。

Ans.　2

問36　アプレピタントの制吐作用に関わる作用点はどれか。1つ選べ。
1　ヒスタミンH₁受容体
2　ドパミンD₂受容体
3　タキキニンNK₁受容体
4　セロトニン5-HT₃受容体
5　オピオイドμ受容体

■Approach■　制吐薬アプレピタントの作用機序に関する問題
■Explanation■

　アプレピタントは、延髄の嘔吐中枢や化学受容器引金体（CTZ）において、タキキニンの1つであるサブスタンスPの受容体（タキキニンNK₁受容体）を遮断し、嘔吐を抑制する。

　ヒスタミンH₁受容体（選択肢1）を遮断して嘔吐を抑制するのは、ジフェンヒドラミンなどである。CTZのドパミンD₂受容体（選択肢2）を遮断して制吐作用を発揮するのは、メトクロプラミドなどである。セロトニン5-HT₃受容体（選択肢4）を遮断して、シスプラチンなどの抗悪性腫瘍薬の投与による嘔吐を抑制するのは、グラニセトロンなどである。オピオイドμ受容体（選択肢5）を刺激することによりドパミン遊離を促進し、D₂受容体刺激を介して嘔吐中枢を興奮させるのは、モルヒネなどである。

Ans.　3

問37　血清コレステロール低下作用と抗酸化作用を介して抗動脈硬化作用を示すのはどれか。1つ選べ。
1　ロミタピド
2　コレスチラミン
3　クロフィブラート
4　エゼチミブ
5　プロブコール

■Approach■　脂質異常症治療薬プロブコールの作用機序に関する問題
■Explanation■

　プロブコールは、コレステロールの胆汁酸への異化を促進するとともに、肝臓でのコレステロール生合成を抑制して、血清コレステロールを低下させる。また、抗酸化作用を有するため、LDLの

酸化変性を抑制して抗動脈硬化作用を発揮する。

　ロミタピド（選択肢1）は、小胞体内腔に存在するミクロソームトリグリセリド転送タンパク質（MTP）を阻害する。MTPは肝細胞および小腸上皮細胞に多く発現し、トリグリセリドをアポタンパクBへ転送することで、肝臓では超低比重リポタンパク（VLDL）、小腸ではカイロミクロンの形成に関与する。よって、MTPの阻害は、肝細胞のVLDLや小腸細胞のカイロミクロンの形成を阻害し、LDL低下を起こす。コレスチラミン（選択肢2）は腸管内で胆汁酸と結合し、胆汁酸の糞中排泄を増大させることにより、外因性のコレステロールの吸収を抑制する。排泄が増大した胆汁酸を補充するため、肝においてコレステロールから胆汁酸への異化が亢進する。クロフィブラート（選択肢3）は、核内受容体PPARαに結合して活性化することにより、脂質代謝を総合的に改善する。エゼチミブ（選択肢4）は、小腸壁細胞のコレステロールトランスポーター（NPC1L1）を選択的に阻害し、食事性および胆汁性コレステロールの吸収を抑制する。

Ans.　5

問38　眼房水の産生抑制により眼圧を下げる炭酸脱水酵素阻害薬はどれか。1つ選べ。

1　ピロカルピン
2　ブナゾシン
3　ビマトプロスト
4　リパスジル
5　ドルゾラミド

■Approach■　緑内障治療薬ドルゾラミドの作用機序に関する問題

■Explanation■

　ドルゾラミドは毛様体上皮細胞において、眼房水産生に関わる炭酸脱水酵素（CA）IIを選択的に阻害して眼房水産生を抑制する。また、角膜透過性が良いので、点眼で用いることができる。そのため、全身性の副作用が少ない。

　ピロカルピン（選択肢1）は毛様体筋のアセチルコリン M_3 受容体を刺激し、毛様体筋を収縮させてシュレム管を開口する。ブナゾシン（選択肢2）はアドレナリン α_1 受容体を遮断することにより、ぶどう膜強膜流出路を拡大させる。ビマトプロスト（選択肢3）はプロスタノイドFP受容体を刺激することにより、ぶどう膜強膜流出路を拡大させる。リパスジル（選択肢4）はRhoキナーゼを阻害することにより、線維柱帯流出路からの眼房水流出を増大させる。

Ans.　5

問39　ラムシルマブの抗悪性腫瘍作用に関わる標的分子はどれか。1つ選べ。

1　EGFR（上皮増殖因子受容体）
2　HER2（ヒト上皮増殖因子受容体2型）
3　mTOR（哺乳類ラパマイシン標的タンパク質）
4　VEGF（血管内皮増殖因子）
5　VEGFR-2（血管内皮増殖因子受容体2型）

■Approach■　抗悪性腫瘍薬ラムシルマブの作用機序に関する問題

■ Explanation ■

　　ラムシルマブは、血管内皮増殖因子受容体2（VEGFR-2）に対するヒト型抗VEGFR-2モノクローナル抗体で、VEGFR-2と特異的に結合することによりVEGFR-2の活性化を阻害し、内皮細胞の増殖や血管新生を抑制する。

　　セツキシマブは、ヒト上皮増殖因子受容体（EGFR、選択肢1）に対するキメラ型のモノクローナル抗体で、EGFRと特異的に結合することによりEGFRの活性化を阻害する。トラスツズマブは、ヒト上皮増殖因子受容体2型（HER2、選択肢2）のモノクローナル抗体で、HER2と特異的に結合してHER2活性化を阻害する。エベロリムスは、細胞内でFKBP-12と複合体を形成して、哺乳類ラパマイシン標的タンパク質（mTOR、選択肢3）の機能を阻害する。ベバシズマブは、ヒト血管内皮増殖因子（VEGF、選択肢4）のモノクローナル抗体で、VEGFと特異的に結合することにより、VEGF受容体が結合するのを阻害する。

Ans.　5

問40　以下の直接型コリン作動薬のうち、コリンエステラーゼにより最も加水分解されやすいのはどれか。1つ選べ。

■ Approach ■　直接型コリン作動薬アセチルコリンの化学構造と薬理作用に関する問題

■ Explanation ■

　　選択肢4には、アセチル化（–COCH$_3$）されたコリンの誘導体であるアセチルコリン（ACh）の構造が示されている。コリンエステラーゼのうち、アセチルコリンエステラーゼ（真性コリンエステラーゼ）はAChを特異的に分解し、血漿コリンエステラーゼ（偽性コリンエステラーゼ）はAChだけでなく、種々のコリンエステル類のエステル結合を加水分解する。よって、最もコリンエステラーゼによって分解されやすいのはAChである。

　　アセチルコリンのアセチル基がカルバモイル基（–CONH$_2$）に置換されると、コリンエステラーゼの作用を受けにくくなる（選択肢1：カルバコール、選択肢2：ベタネコール）。また、β位の炭素にメチル基が付加されるとニコチン様作用が減弱する（選択肢2：ベタネコール）。選択肢3はカルプロニウム、選択肢5はピロカルピンの構造である。

Ans.　4

生物・物理・化学・

衛生

薬理

薬剤

病態・薬物 治療

法規・制度・ 倫理

実務

必須問題【薬剤】

問 41 単純拡散による薬物の細胞膜透過に関する記述のうち、正しいのはどれか。1つ選べ。
1 濃度勾配に従う。
2 透過速度は Michaelis-Menten 式で表される。
3 トランスポーターを介する。
4 ATP の加水分解エネルギーを利用する。
5 タンパク質の細胞内取り込みに関与する。

▌Approach▌ 単純拡散による薬物の細胞膜透過機構に関する問題
▌Explanation▌

　　単純拡散の特徴は、①薬物の濃度勾配に従う、②透過速度は Fick の拡散速度式で表される、③トランスポーターを介さない、④ ATP の加水分解エネルギーを利用しない、⑤細胞膜透過に飽和現象が認められない、などがある。

Ans.　1

問 42 以下の剤形のうち、薬物の肝初回通過効果を回避するのに最も適しているのはどれか。1つ選べ。
1 経口徐放錠
2 口腔内崩壊錠
3 腸溶錠
4 経口ゼリー剤
5 坐剤

▌Approach▌ 肝初回通過効果を回避するのに適した剤形に関する問題
▌Explanation▌

　　肝初回通過効果を回避するのに適した剤形には、静注・筋注・皮下注などの注射剤、全身作用を目的とした点鼻剤、舌下錠、TTS 製剤、吸入剤、坐剤などがある。

Ans.　5

問 43 薬物が血漿と組織に分布するとき、分布容積を表す式はどれか。1つ選べ。ただし、血漿容積を V_p、組織容積を V_t、薬物の血漿中濃度を C_p、薬物の組織中濃度を C_t とする。

1 $V_p \times C_p + V_t \times C_t$

2 $V_p + V_t \times \dfrac{C_t}{C_p}$

3 $V_p + V_t \times \dfrac{C_p}{C_t}$

4 $V_p - V_t \times \dfrac{C_t}{C_p}$

5 $V_p - V_t \times \dfrac{C_p}{C_t}$

■Approach■　薬物が血漿と組織に分布するときの分布容積を表す式に関する問題
■Explanation■

　　薬物が血漿と組織に分布すると考えると、分布容積（V_d）は次式で表される。

　　ただし、X は体内薬物量、X_p は血漿中薬物量、X_t は組織中薬物量、f_p は血漿中薬物非結合率、f_t は組織中薬物非結合率である。

$$V_d = \frac{X}{C_p} = \frac{X_p + X_t}{C_p} = \frac{X_p}{C_p} + \frac{X_t}{C_p} = V_p + \frac{X_t}{C_p}$$

血漿中非結合形薬物濃度と組織中非結合形薬物濃度が等しいと仮定するので、

$f_p \times C_p = f_t \times C_t$ の式より、$C_p = \dfrac{f_t}{f_p} \times C_t$　となり、

$$V_d = V_p + \frac{X_t}{C_p} = V_p + \frac{X_t}{\frac{f_t}{f_p} \times C_t} = V_p + V_t \times \frac{f_p}{f_t} = V_p + V_t \times \frac{C_t}{C_p}$$

となる。

Ans.　2

問 44　チザニジンの代謝を阻害するのはどれか。1 つ選べ。
1　エスシタロプラム
2　セルトラリン
3　パロキセチン
4　フルボキサミン
5　ミルナシプラン

■Approach■　チザニジンの代謝を阻害する薬物に関する問題
■Explanation■

　　チザニジンは CYP1A2 で代謝されるので、CYP1A2 の活性に影響を及ぼす薬剤の併用には注意が必要である。フルボキサミンやシプロフロキサシンは CYP1A2 を阻害し、チザニジンの血中濃度を 10 倍、AUC を 33 倍上昇させ、著しい血圧低下、めまい及び精神運動能力の低下等があらわれるため併用禁忌である。

Ans.　4

問 45　腸肝循環するのはどれか。1 つ選べ。
1　アルベカシン
2　イソニアジド
3　エナラプリル
4　オセルタミビル
5　モルヒネ

■Approach■　腸肝循環する薬物に関する問題
■Explanation■

　　腸肝循環をする代表的な薬物には、**モルヒネ**、インドメタシン、ジゴキシン、ジクロフェナク、ワルファリン、エゼチミブ、フルバスタチン、ロバスタチン、スピロノラクトン、ドキソルビシンなどがある。

Ans.　5

> **問 46** 体内動態が線形 1-コンパートメントモデルに従う薬物について、投与量に比例して変化するのはどれか。1 つ選べ。
> 1 最高血中濃度到達時間
> 2 消失速度
> 3 消失速度定数
> 4 消失半減期
> 5 全身クリアランス

■Approach■ 線形 1-コンパートメントモデルに関する問題
■Explanation■

体内動態が線形 1-コンパートメントモデルに従う薬物では、X を体内薬物量、t を時間、消失速度定数を k_e、投与量を D とすると、体内薬物量の消失速度 $\frac{dX}{dt}$ は、

$$\frac{dX}{dt} = k_e \times D$$

で表される。したがって、投与量に比例して変化するのは、消失速度である。

Ans. 2

> **問 47** 全身クリアランスが 40 L/h である薬物を点滴静注し、定常状態における血中濃度を 0.50 mg/L にしたい。適切な投与速度（mg/h）はどれか。1 つ選べ。
>
> 1 13
> 2 20
> 3 40
> 4 50
> 5 80

■Approach■ 点滴静注に関する問題
■Explanation■

全身クリアランス（CL_{tot}）が 40（L/h）、定常状態における血中濃度（C_{ss}）が 0.50（mg/L）なので、投与速度を k_0 とすると、点滴投与での定常状態における血中濃度を求める式 $C_{ss} = \frac{k_0}{CL_{tot}}$ より、
$k_0 = C_{ss} \times CL_{tot} = 0.50(\text{mg/L}) \times 40(\text{L/h}) = 20$（mg/h）となる。

Ans. 2

> **問 48** ある薬物の体内動態に線形性が成り立つとき、静脈内投与後の平均滞留時間が 4.0 h、経口投与後の平均滞留時間が 6.0 h であった。平均吸収時間（h）はどれか。1 つ選べ。
> 1 0.67
> 2 1.5
> 3 2.0
> 4 10
> 5 24

■Approach■ モーメント解析に関する計算問題

■Explanation■

　　平均吸収時間（MAT）は、経口投与後の平均滞留時間（$MRT_{p.o.}$）から静脈内投与後の平均滞留時間（$MRT_{i.v.}$）を差し引けば求まる。

　　$MAT = MRT_{p.o.} - MRT_{i.v.} = 6.0 (h) - 4.0 (h) = 2.0 (h)$

Ans.　3

問 49　図の構造をもつ経口固形製剤が示すと考えられる、水中での水溶性薬物の放出パターンはどれか。1 つ選べ。

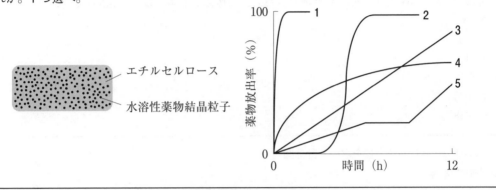

■Approach■ 高分子マトリックスからの薬物放出に関する問題

■Explanation■

　　エチルセルロースは、水に不溶性の高分子である。水不溶性高分子内に存在する薬物分子が溶液中に放出されるとき、単位面積あたりの薬物放出量は、時間の平方根に比例する。すなわち Higuchi 式に従う。出題図の x 軸を $t^{1/2}$ とすると、右上がりの直線になる。多くのマトリックス型徐放製剤や経皮吸収型製剤が該当する。

Ans.　4

問 50　図はある高分子溶液の濃度と還元粘度の関係を示している。この溶液の極限粘度（$\times 10^{-6}$ mL/g）に最も近い値はどれか。1 つ選べ。

1　1.0
2　1.5
3　2.0
4　2.5
5　3.0

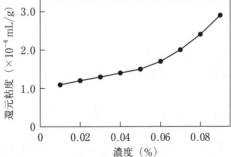

■Approach■ 高分子物質の極限粘度を問う問題

■ Explanation ■

　　高分子物質を含む溶液の粘度の濃度依存性を測定し、得られた直線（図では濃度が 0.01 から 0.04％の範囲の点をつないだ直線）の濃度をゼロに外挿することでその極限粘度を求めることができる。極限粘度は試料溶液中における高分子の拡がりの度合いを示すものであり、分子量の目安ともなる。

Ans. 1

問 51　一定温度において、ある固体表面に水が薄膜状に拡がり、拡張ぬれが成立するときの固液界面張力（mN/m）はどれか。1 つ選べ。なお、固体の表面張力は 585 mN/m、水の表面張力は 73 mN/m とする。
1　73
2　439
3　512
4　585
5　658

■ Approach ■　ぬれの仕事量を求める計算問題
■ Explanation ■

　　拡張ぬれは、接触角が 0° のときであり、液体が固体表面をどこまでも広がっていく状態である。ぬれの仕事量（w）は、固体の表面張力（γ_S）－固液界面張力（γ_{SL}）－液体の表面張力（γ_L）で示される。バランスが取れた状態では w = 0 より、以下の関係式が成り立つ。

　　$0 = \gamma_S - \gamma_{SL} - \gamma_L$

　　この式に数値を代入して、$\gamma_{SL} = 585 - 73 = 512$ mN/m と求まる。

Ans. 3

問 52　図の化学構造を有し、懸濁化剤や結合剤として用いられる合成高分子はどれか。1 つ選べ。
1　ポビドン
2　ヒプロメロース
3　メチルセルロース
4　カルメロース
5　アラビアゴム

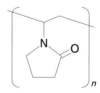

■ Approach ■　代表的な高分子の構造式を問う問題
■ Explanation ■

　　代表的な高分子の構造式を以下に示す。

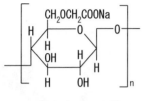

結晶セルロース　　　　　　メチルセルロース　　　R：CH_3

カルメロース Na　　　　　　ヒドロキシプロピルセルロース
　　　　　　　　　　　　　　R＝H　がR＝CH_3 になるとヒプロメロース

マクロゴール　　　　ポリビニルアルコール

Ans.　1

問53　皮膚に適用する製剤のうち、水中油型又は油中水型に乳化した半固形の製剤はどれか。1つ選べ。
1　軟膏剤
2　クリーム剤
3　ゲル剤
4　ローション剤
5　リニメント剤

▌Approach▐　外用剤の定義を問う問題
▌Explanation▐
1　×　軟膏剤は、皮膚に塗布する、有効成分を基剤に溶解または分散させた半固形の製剤である。
2　○
3　×　ゲル剤は、皮膚に塗布するゲル状の製剤である。
4　×　ローション剤は、有効成分を水性の液に溶解または乳化もしくは微細に分散させた外用液剤である。
5　×　リニメント剤は、皮膚にすり込んで用いる液状または泥状の外用液剤である。

Ans.　2

問 54 図に示す注射剤の容器の名称はどれか。1 つ選べ。

1 アンプル
2 カートリッジ
3 ダブルバッグ
4 プレフィルドシリンジ
5 バイアル

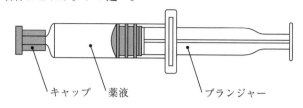

キャップ　薬液　　　　プランジャー

■Approach■　注射剤の容器を問う問題

■Explanation■

1 ×　ガラスで製造されたもので、薬液充てん後に先端をガスバーナー等で溶閉したもの（写真左）。
2 ×　ルアーキャップやねじキャップなどでセットするタイプ。
3 ×　輸液バッグに汎用され、糖とアミノ酸が別袋に入っており、使用時に圧力をかけることで容易に混和できる構造になっているもの。
4 ○
5 ×　ガラスもしくはプラスチックでできた瓶にゴムで栓をしたもの（写真右）。

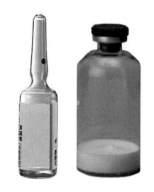

Ans.　4

問 55 図に示す受動的ターゲティングを利用した製剤はどれか。1 つ選べ。

1 ドキシル®注 20 mg
（ドキソルビシン塩酸塩）
2 パルクス®注 5 µg
（アルプロスタジル）
3 オンパットロ®点滴静注 2 mg/mL
（パチシランナトリウム）
4 アムビゾーム®点滴静注用 50 mg
（アムホテリシン B）
5 リメタゾン®静注 2.5 mg
（デキサメタゾンパルミチン酸エステル）

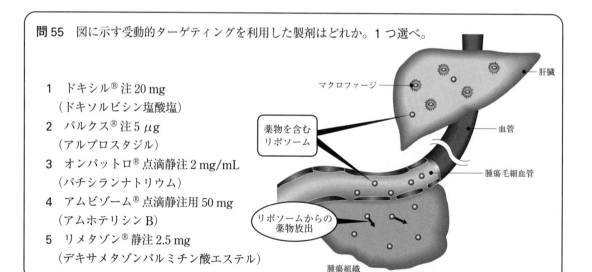

■Approach■　代表的な DDS 製剤に関する問題

■Explanation■

1 ○　ドキシル®注（ドキソルビシン塩酸塩）は STEALTH® リポソーム製剤（MPEG-DSPE で修飾された脂質二重層）にドキソルビシン塩酸塩を封入した DDS 製剤で、MPEG の有する親水性により、細網内皮系に異物として認識されにくい特徴をもち、血中循環時間の延

長、腫瘍組織への選択的な滲出により抗腫瘍効果を発揮する。

2 × パルクス®注（アルプロスタジル）は既存プロスタグランジン E_1（PGE_1）製剤の問題点を改良して PGE_1 の治療上の有用性をより高めるために、脂肪粒子を PGE_1 の担体として利用した医薬品である。

3 × オンパットロ®（パチシランナトリウム）は、siRNA 製剤であり、二本鎖 siRNA のパチシランを血中 TTR の主な産生場所である肝細胞への送達を可能にするよう脂質ナノ粒子（Lipid Nanoparticle：LNP）としてリン酸緩衝生理食塩液中に製剤化したもの。

4 × アムビゾーム®（アムホテリシン B）はアムホテリシン B をリポソームの脂質二分子膜中に封入することにより、アムホテリシン B の真菌に対する作用を維持しながら生体細胞に対する傷害性を低下し、さらにアムホテリシン B の副作用で問題となる腎臓への分布量を低減した製剤である。

5 × リメタゾン®（デキサメタゾンをパルミチン酸エステル）はデキサメタゾンをパルミチン酸エステルとして脂溶性を高め、ダイズ油に溶解した乳濁性注射剤（リポ化製剤）である。生体内でエステラーゼにより緩徐に加水分解を受け活性代謝物であるデキサメタゾンになり持続的な抗炎症作用を示す。

Ans. 1

生物　物理・化学・

衛生

薬理

薬剤

治療　病態・薬物

倫理　法規・制度・

実務

必須問題【病態・薬物治療】

> **問 56** 血中間接ビリルビン値が血中直接ビリルビン値に比べて優位に上昇する疾患はどれか。1つ選べ。
> 1 肝硬変
> 2 アルコール性肝障害
> 3 溶血性貧血
> 4 胆石症
> 5 膵頭部がん

▌Approach▌ 病態と血中ビリルビンの動向に関する理解を問う問題

▌Explanation▌

ビリルビンはヘムの分解代謝物であり、通常の経路では細網内皮系による生成の後（非抱合型：間接ビリルビン）アルブミンと結合して血行性に肝臓に運ばれ、肝臓で抱合処理を受け（抱合型：直接ビリルビン）、胆汁色素として排出される。血中に間接ビリルビンが増加する原因は、溶血の亢進か、肝臓の抱合能低下によるものと推定される。

1 × 肝硬変では肝機能低下（間接ビリルビン増加）、胆汁うっ滞（直接ビリルビン増加）が並行して起きるため、血中総ビリルビン値は亢進するが、どちらが優位であるかは一概には言えない。

2 × アルコール性肝障害はアルコールの代謝物であるアルデヒドの毒性によって肝臓が障害されるもので、脂肪肝、肝炎を経て肝硬変まで進行する。アルコール性肝障害の特徴は、γ-GTP が先行的に上昇することで、肝機能障害よりは胆道系障害のほうが早く表れるので、あえて言えば血中では直接ビリルビン値のほうが早期に上昇する可能性がある。

3 ○ 溶血の亢進は、血液中の間接ビリルビンを増加させる最大の要因である。

4 × 胆石症は胆道系の障害であるから、あえて言えば胆汁うっ滞によって直接ビリルビンの血中濃度を増大させ得る。

5 × 膵臓がんにみられる症状の1つとして黄疸が挙げられる。がんが膵頭部にある場合、総胆管で閉塞が起き、閉塞性黄疸をきたす。すなわち、胆汁うっ滞による血中直接ビリルビン値の上昇がみられる。

Ans. 3

> **問 57** 肝臓のタンパク質合成能の指標となるのはどれか。1つ選べ。
> 1 アルカリホスファターゼ（ALP）
> 2 コリンエステラーゼ（ChE）
> 3 クレアチンキナーゼ（CK）
> 4 γ-グルタミルトランスペプチダーゼ（γ-GTP）
> 5 乳酸脱水素酵素（LDH）

▌Approach▌ 肝タンパク質合成能の指標となる血中酵素類に関する問題

▌Explanation▌

血液中に認められる酵素類は、①血液中で作用するために合成組織から放出されるもの、②通常細胞内にあるもので組織傷害によって血液中に逸脱してくるものに大別される。

1 ×　ALP は肝臓や小腸、腎臓、骨などの臓器・組織に存在しており、組織傷害があると血液中に漏出する逸脱酵素の1つである。

2 ○　ChE は、コリンエステル加水分解酵素で、肝で合成され、血中に分泌されるため、血清ChE の活性の低下は肝実質細胞のタンパク質合成能低下を反映する。

3 ×　CK は骨格筋や心筋などの筋組織や脳に存在する細胞内酵素で、エネルギー代謝に関与する。アイソザイム CK-BB は主に脳、子宮、腸管に、CK-MB は心筋に特異性が高く、CK-MM は骨格筋に多量に存在するが臓器特異性は乏しい。組織傷害で血中に漏出する逸脱酵素である。急性心筋梗塞や筋ジストロフィーでは著しく上昇する。

4 ×　γ-GTP はタンパク質を分解する酵素で、肝臓、腎臓、膵臓などの細胞内にあるタンパク分解酵素で組織傷害や胆道系閉塞があると、血液中に漏出する逸脱酵素である。

5 ×　LDH は解糖系でピルビン酸から乳酸を生成する反応および肝臓で乳酸をピルビン酸に変換する糖新生系反応を触媒する酵素で、ほぼすべての細胞内に存在する。組織傷害によって血中に漏出する逸脱酵素である。アイソザイムが存在し、疾患鑑別に有用である。

Ans.　2

問 58　遅発性ジスキネジアの典型的な症状はどれか。1つ選べ。
1　高熱
2　手指関節のこわばり
3　無意識に口をもぐもぐさせる
4　筋肉痛
5　じっと座っていられない

■Approach■　抗精神病薬の副作用に関する問題
■Explanation■

遅発性ジスキネジアは、主に抗精神病薬使用後(一般的には3ヶ月以上経過後)に出現し、反復的な、不随意の、目的のない動作に特徴づけられる治療困難な病態である。繰り返し唇をすぼめる、舌を左右に動かす、口をもぐもぐさせる、口を突き出す、歯を食いしばる等の症状がみられるが、軽度であれば見過ごされることも多い。高齢者、糖尿病合併例、脳に何らかの器質的病変を持つ患者に出現しやすいことが判明しており、抗うつ薬、抗てんかん薬、制吐薬などでも発現することがある。

Ans.　3

問 59　パーキンソン様症状はどれか。1つ選べ。
1　口渇
2　立ちくらみ
3　小刻み歩行
4　体重増加
5　勃起障害

■Approach■　パーキンソン病の症状に関する問題

■ Explanation ■

　　パーキンソン病では、運動症状として、安静時振戦、無動、筋強剛（固縮）および姿勢保持障害の４大徴候の他に、すくみ足、そり足歩行、小刻み歩行、加速歩行（突進現象）などの歩行障害を呈する。Hoehn & Yahr の重症度分類や厚生労働省指定難病の診断基準でも運動症状が指標となる。非運動症状として、自律神経症状である起立性低血圧（立ちくらみ）、便秘、性機能障害（勃起障害）など、精神症状である抑うつ、認知症、睡眠障害などを合併する。因みに、一般的に体重は減少する。

Ans. 3

問 60　続発性副甲状腺機能低下症の治療に用いられるのはどれか。1 つ選べ。
1　アルファカルシドール
2　エルカトニン
3　チアマゾール
4　ブロモクリプチン塩酸塩
5　プレドニゾロン

■ Approach ■　副甲状腺機能異常症の治療に関する問題

■ Explanation ■

　　続発性副甲状腺機能低下症は、副甲状腺ホルモン（パラトルモン PTH）分泌不全により低 Ca 血症、高 P 血症をきたす疾患で、甲状腺・頸部手術後（副甲状腺摘出）や頸部放射線治療後にみられる。治療の目的は血清 Ca レベルを是正し、テタニーを防止することであり、テタニー症状があれば Ca の緩徐な静注投与を行い、慢性期では活性型ビタミン D_3 製剤（腸管からの Ca 吸収を亢進）であるアルファカルシドール、カルシトリオール、ファレカルシトリオールが用いられる。

Ans. 1

問 61　白血病細胞の分化を誘導し、急性前骨髄球性白血病の寛解導入療法に用いられるのはどれか。1 つ選べ。
1　イマチニブ
2　シクロスポリン
3　シクロホスファミド
4　トレチノイン
5　メトトレキサート

■ Approach ■　急性前骨髄球性白血病（APL）の分化誘導療法に関する問題

■ Explanation ■

　　17 番染色体の *RARA* 遺伝子がコードする RARα タンパクはレチノイン酸の核内受容体であり、好中球の分化・成熟に重要な役割を果たしている。APL では、t（15；17）転座に由来する PML/RARα タンパクにより骨髄球以降に分化できず、異常前骨髄球が増殖する。APL 治療の第一選択は化学療法薬による寛解導入療法からオールトランスレチノイン酸（ATRA）であるトレチノインによる分化誘導療法に変わったが、ATRA による寛解後の再発 APL に対してタミバロテンは優れた有効性を示す。三酸化ヒ素も有効である。

Ans. 4

生物・物理・化学

衛生

薬理

薬剤

病態・薬物 治療

法規・制度・倫理

実務

問 62 前立腺肥大症の治療薬はどれか。1 つ選べ。

1 アナストロゾール
2 クロニジン塩酸塩
3 クロルフェニラミンマレイン酸塩
4 シルデナフィルクエン酸塩
5 デュタステリド

■ Approach ■　前立腺肥大症の治療に関する問題

■ Explanation ■

　　テストステロンは 5α-還元酵素によってより活性の強いアンドロゲンであるジヒドロテストステロン（DHT）に変換され、前立腺細胞の増殖を促進する。前立腺肥大症はアンドロゲン依存性であり、治療にはクロルマジノン、アリルエストレノール、ゲストノロンなどの抗アンドロゲン薬や、5α-還元酵素阻害薬のデュタステリドが用いられる。PDE-V阻害薬は「前立腺肥大症に伴う排尿障害」に有効だが（タダラフィルが適応あり）、肥大した前立腺を縮小させる効果はない。

Ans.　5

問 63 急性膵炎の診断に有用な血液検査値はどれか。1 つ選べ。

1 アルブミン濃度
2 C反応性タンパク（CRP）濃度
3 乳酸脱水素酵素（LDH）活性
4 尿素窒素（BUN）濃度
5 リパーゼ活性

■ Approach ■　急性膵炎の診断マーカーに関する問題

■ Explanation ■

　　急性膵炎は、膵臓実質で合成分泌される外分泌酵素（主に消化酵素及びその前駆体）が、過剰分泌あるいは膵管障害によって膵臓内に滞留し、異常に活性化して膵臓の自己消化を起こし、炎症となるもので、組織壊死や多臓器障害に発展し得る。診断の目安の1つに「血液中、尿中に膵外分泌酵素であるアミラーゼ、リパーゼの漏出が認められ、高値を示す」が挙げられる。

1　×　アルブミン濃度は、タンパク質の代謝を反映して栄養状態の指標となる。また、肝でのみ合成されるので、肝機能障害を反映する。さらに腎障害などでも、体外に喪失されるため低下する。

2　×　CRP は肝臓の実質細胞（肝細胞）で合成されるタンパク質で、感染や何らかの組織損傷・傷害に対する免疫反応が起こると合成が亢進する。疾患特異性や組織特異性はない。

3　×　LDH は、ほぼすべての細胞内に存在する解糖系・糖新生系の酵素であり、細胞傷害によって血中に漏出し、血中濃度が上昇する。膵臓に特異性はない。

4　×　体内の尿素窒素（UN）はタンパク質の老廃物で、肝臓で作られ、血液を経由して尿中に排出される。肝機能低下では血中尿素窒素（BUN）は低下し、腎機能低下では上昇する。

5　○

Ans.　5

問64　動揺病による嘔気の予防に用いられるのはどれか。1つ選べ。
1　アデノシン三リン酸二ナトリウム水和物
2　イソソルビド
3　エチゾラム
4　ジフェニドール塩酸塩
5　ジメンヒドリナート

■Approach■　制吐薬に関する問題
■Explanation■

　　動揺病とは、いわゆる乗り物酔いのことで、平衡感覚と見えている視界のずれなどの運動による前庭器官への過度の刺激が第一の原因である。しばしば漠然とした腹部不快感を伴う悪心、嘔吐、めまい、冷汗、蒼白などを呈する。男性より女性、大人より子供に多く、50歳以上および2歳未満の乳児ではまれである。予防に用いられるジメンヒドリナートはジフェンヒドラミンと8-クロルテオフィリンの塩で、動揺病やメニエール症候群に伴う悪心・嘔吐やめまいに有効である。

Ans.　5

問65　空気感染する病原体はどれか。1つ選べ。
1　インフルエンザウイルス
2　ヒト免疫不全ウイルス（HIV）
3　ポリオウイルス
4　風しんウイルス
5　麻しんウイルス

■Approach■　病原体の感染経路に関する問題
■Explanation■

　　感染は感染源の存在場所によって外因性感染と内因性感染に大別され、前者には水平感染（ヒト→ヒト、動物→ヒト）と垂直感染がある。水平感染には、①飛沫感染、②空気（飛沫核）感染、③接触感染、④媒介物感染の4つがあり、インフルエンザは主に飛沫感染、HIVは接触感染（経粘膜感染）、媒介物感染（針刺し事故などによる経皮感染および血液・体液感染）または垂直感染、ポリオウイルスは媒介物感染（経口感染）、風しんウイルスは飛沫感染（経気道感染）、麻しんウイルスは空気感染（飛沫核感染）である。

Ans.　5

問66　帯状疱疹の治療薬はどれか。1つ選べ。
1　ガンシクロビル
2　ザナミビル水和物
3　バラシクロビル塩酸塩
4　ラルテグラビルカリウム
5　リトナビル

▌Approach▐ 帯状疱疹の治療に関する問題
▌Explanation▐

　　ガンシクロビルはサイトメガロウイルス感染症、ザナミビルはA・B型インフルエンザウイルス感染症、ラルテグラビルおよびリトナビルはHIV感染症の治療薬である。バラシクロビルはアシクロビルのプロドラッグで、バイオアベイラビリティが高いため、帯状疱疹には1日3回経口投与である（アシクロビルは1日5回）。

Ans.　3

問67　乳がん発症の危険因子はどれか。1つ選べ。
1　初経年齢が早い
2　初産年齢が早い
3　出産歴がある
4　授乳歴がある
5　閉経年齢が早い

▌Approach▐ 乳がんの発症要因に関する問題
▌Explanation▐

　　乳がんはエストロゲン依存性であり、発症の危険因子としては、早い初経・遅い閉経、未産、高齢初産など高エストロゲン期間の延長、閉経後の肥満および家族歴などが挙げられる。その他、喫煙やアルコール摂取もリスクを上昇させる。乳がんの5～10%は遺伝性と考えられており、その約半分が遺伝性乳がん卵巣がん症候群（HBOC）とされる。

Ans.　1

問68　甘草の副作用として注意すべき電解質異常はどれか。1つ選べ。
1　低カルシウム血症
2　低カリウム血症
3　低ナトリウム血症
4　低マグネシウム血症
5　低リン血症

▌Approach▐ 甘草含有製剤の副作用に関する問題
▌Explanation▐

　　甘草の有効成分であるグリチルリチンは、腎尿細管で11β-ヒドロキシステロイドデヒドロゲナーゼ（コルチゾール→コルチゾン）を阻害し、増加したコルチゾールが鉱質コルチコイド受容体に結合することで、偽アルドステロン症を発現する。偽アルドステロン症ではアルドステロンの過剰分泌がないにも関わらず、原発性アルドステロン症と同様に、高血圧、低K血症を呈する。

Ans.　2

問 69　図中の ア に入る語句はどれか。1 つ選べ。

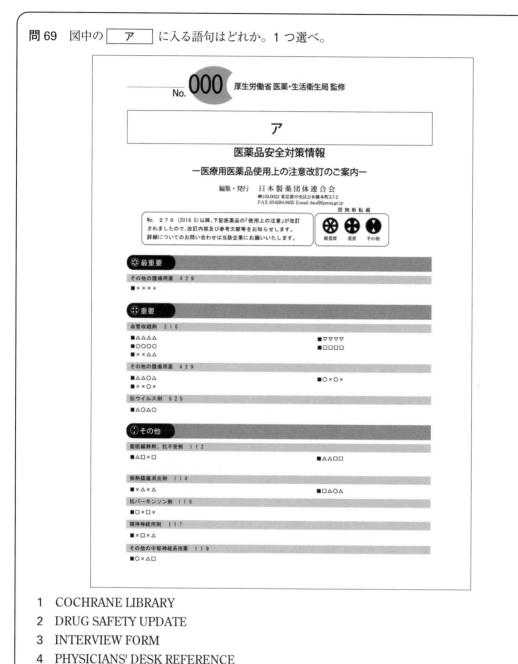

1　COCHRANE LIBRARY
2　DRUG SAFETY UPDATE
3　INTERVIEW FORM
4　PHYSICIANS' DESK REFERENCE
5　RISK MANAGEMENT PLAN

▌Approach▌　医薬品情報に関する情報源を問う問題

▌Explanation▌

1　×　無作為化比較試験を中心に、世界中のシステマティック・レビューを収集・評価を行い、その結果を、医療関係者や医療政策決定者等に提示することで、合理的な意思決定に供することを目的とした EBM に関わる情報源の 1 つである。

2 ○ 表紙の1例を示す。日本製薬団体連合会が編集・発行し、厚生労働省 医薬・生活衛生局が監修している。

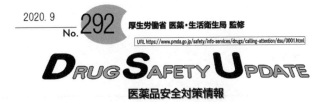

2020.9 No.292 厚生労働省 医薬・生活衛生局 監修
URL https://www.pmda.go.jp/safety/info-services/drugs/calling-attention/dsu/0001.html

D RUG S AFETY U PDATE
医薬品安全対策情報
―医療用医薬品使用上の注意改訂のご案内―

編集・発行 日本製薬団体連合会
〒103-0023 東京都中央区日本橋本町3-7-2
FAX 03-6264-9455 E-mail dsu@fpmaj.gr.jp

3 × 添付文書等の情報を補完し、薬剤師等の医療従事者にとって日常業務に必要な、医薬品の品質管理のための情報、処方設計のための情報、調剤のための情報、医薬品の適正使用のための情報、薬学的な患者ケアのための情報等が集約された総合的な個別の医薬品解説書として、日本病院薬剤師会が記載要領を策定し、薬剤師等のために当該医薬品の製薬企業に作成及び提供を依頼している学術資料である。
4 × 米国における製薬企業から提供される添付文書である。
5 × 医薬品の開発から市販後まで一貫したリスク管理を1つの文書にわかりやすくまとめ、調査・試験やリスクを低減するための取り組みの進捗に合わせて、または、定期的に確実に評価が行われるようにした資料である。

Ans. 2

問70 パラメトリック法に分類される仮説検定法はどれか。1つ選べ。
1 Mann–Whitney の U 検定
2 t 検定
3 カイ二乗検定
4 フィッシャーの直接確率検定
5 ログランク検定

▌Approach▐ 代表的な仮説検定を問う問題

▌Explanation▐

　　母集団のデータが正規分布をしていると仮定したときはパラメトリック検定を、母集団の分布が正規分布していない場合は、通常、ノンパラメトリック検定を用いる。

　　代表的なパラメトリック検定には、対応のある t 検定、Student の t 検定、Welch の t 検定、分散分析、Dunnet 検定、Tukey 検定などがある。

　　正答以外の選択肢は、ノンパラメトリック検定に該当する。

Ans. 2

物理・化学・生物
衛生
薬理
薬剤
病態・薬物 治療
法規・制度・倫理
実務

必須問題【法規・制度・倫理】

問71 1981 年に出されたリスボン宣言は何に関する宣言か。1 つ選べ。

1 医師の専門職としての倫理
2 ヘルスプロモーション
3 ヒトを対象とする医学研究の倫理
4 プライマリヘルスケア
5 患者の権利

▌Approach▌ リスボン宣言に関する問題
▌Explanation▌

リスボン宣言とは、患者の権利を明文化したものである。

Ans. 5

問72 薬剤師法第 6 条に定める薬剤師名簿の登録事項はどれか。1 つ選べ。

1 現住所
2 卒業大学名
3 勤務先名
4 認定薬剤師の資格
5 登録年月日

▌Approach▌ 薬剤師名簿の登録事項を問う問題
▌Explanation▌

薬剤師名簿の登録事項 ①登録番号及び登録年月日 ②本籍地都道府県名 ③氏名 ④生年月日及び性別 ⑤薬剤師国家試験合格の年月 ⑥免許の取消し、業務の停止又は戒告の処分に関する事項 ⑦再教育研修を修了した旨 ⑧その他厚生労働大臣の定める事項

Ans. 5

問73 以下の 　　　　　 に入る語句はどれか。1 つ選べ。
薬剤師法第 23 条
薬剤師は、医師、歯科医師又は獣医師の 　　　　　 によらなければ、販売又は授与の目的で調剤してはならない。

1 指示
2 カルテ
3 処方せん
4 診断書
5 診療方針

▌Approach▌ 薬剤師法に関する問題
▌Explanation▌

薬剤師は、医師、歯科医師又は獣医師の処方せんによらなければ、販売又は授与の目的で調剤し

てはならない。（例外事項なし）

Ans. 3

問 74 GCP 省令において、「治験を行うことの適否」について、あらかじめ治験審査委員会の意見を聴かなければならないと定められているのは誰か。1 つ選べ。
1 治験実施医療機関の長
2 治験責任医師
3 治験依頼者
4 被験者の代表
5 独立行政法人医薬品医療機器総合機構（PMDA）の審査役

▌Approach▌ GCP 省令に関する問題
▌Explanation▌

　実施医療機関の長は、当該実施医療機関において治験を行うことの適否について、あらかじめ、実施医療機関の長が他の医療機関の長と共同で設置した治験審査委員会、又は外部の治験審査委員会の意見を聴かなければならない。（医薬品の臨床試験の実施の基準に関する省令第 30 条）

Ans. 1

問 75 国内自給確保の基本理念が法律で規定されているのはどれか。1 つ選べ。
1 ワクチン製剤
2 血液製剤
3 麻薬製剤
4 漢方製剤
5 抗生物質製剤

▌Approach▌ 安全な血液製剤の安定供給の確保に関する法律の問題
▌Explanation▌

　血液製剤は、国内自給（国内で使用される血液製剤が原則として国内で行われる献血により得られた血液原料として製造されることをいう。以下同じ。）が確保されることを基本とするとともに、安定的に供給されるようにしなければならない。（安全な血液製剤の安定供給の確保に関する法律第 3 条第 2 項）

Ans. 2

問 76 麻薬処方箋により調剤された麻薬を譲り渡すことを業とする者はどれか。1つ選べ。

1 麻薬製造業者
2 麻薬卸売業者
3 麻薬小売業者
4 麻薬施用者
5 麻薬管理者

▌Approach▌ 麻薬小売業者に関する問題

▌Explanation▌

麻薬小売業者　都道府県知事の免許を受けて、麻薬施用者の麻薬を記載した処方せん（以下「麻薬処方せん」という。）により調剤された麻薬を譲り渡すことを業とする者をいう。（麻薬及び向精神薬取締法第2条第17号）

Ans. 3

問 77 患者が自らの治療のために、2週間程度の海外旅行に携帯する場合、地方厚生（支）局長の許可が必要となるのはどれか。1つ選べ。なお、地方厚生（支）局長は、厚生労働大臣から権限が委任されているものとする。

1 麻薬
2 向精神薬
3 あへん
4 覚醒剤
5 大麻

▌Approach▌ 麻薬の輸入及び輸出の制限を問う問題

▌Explanation▌

厚生労働大臣の許可（地方厚生（支）局長に委任）を受けて、自己の疾病の目的で携帯して麻薬（ジアセチルモルヒネを除く）を輸出及び輸入することができる。2020年12月より覚醒剤原料においても輸出及び輸入の制限が規定された。（麻薬及び向精神薬取締法第13条、第17条、第62条の3及び同法施行規則第6条の2）

Ans. 1

問 78 日本における社会保障制度に含まれないのはどれか。1つ選べ。

1 生活保護
2 児童福祉
3 年金
4 感染症予防
5 学校教育

▌Approach▌ 社会保障制度に関する問題

■ Explanation ■
　　社会保障制度には、社会保険（年金、医療保険、雇用保険、労災保険、介護保険）、公的扶助（生活保護）、社会福祉（児童福祉、高齢者福祉、障害者福祉）、公衆衛生（生活習慣病対策、現在の感染症予防も該当する）が含まれている。

Ans.　5

問79　保険薬局の調剤報酬に関する記述のうち、正しいのはどれか。1つ選べ。
1　薬剤料は薬剤の納入価格で算定する。
2　調剤基本料は、全ての保険薬局で同じ点数である。
3　薬学管理料が含まれる。
4　報酬の請求は厚生労働大臣に対して行う。
5　薬局で自ら点数を定めて請求できる。

■ Approach ■　調剤報酬に関する問題
■ Explanation ■
　　調剤報酬とは、保険薬局で保険調剤を行った場合に要した費用等のことである。
　　健康保険法等に基づき「調剤報酬点数表」をもとに、必要項目をすべて加算して算出する。
　　調剤報酬＝調剤技術料（調剤基本料＋調剤料）＋薬剤料＋薬学管理料＋特定保険医療材料料

Ans.　3

問80　法令で以下のとおり定義されているのはどれか。1つ選べ。
「患者が継続して利用するために必要な機能及び個人の主体的な健康の保持増進への取組を積極的に支援する機能を有する薬局」
1　保険薬局
2　薬剤師会会営薬局
3　健康サポート薬局
4　地域包括支援センター
5　ドラッグストア

■ Approach ■　健康サポート薬局に関する問題
■ Explanation ■
　　健康サポート薬局とは、患者が継続して利用するために必要な機能及び個人の主体的な健康の保持増進への取組を積極的に支援する機能を有する薬局をいう。（医薬品医療機器等法施行規則第1条第2項第6号）

Ans.　3

必須問題【実務】

問 81 チーム医療における医療者同士の関係性として適切なのはどれか。1つ選べ。
1 独立
2 依存
3 協働
4 主従
5 競合

▊Approach▊ チーム医療における医療者の関係性を問う問題

▊Explanation▊

　　チーム医療とは、医療者が患者と共に、各専門性に基づき能力を発揮し、医療の目的と情報を共有して、連携・補完し合い、患者がその人らしい生活を実現するための医療と考えられる。したがって、チーム医療における医療者の関係性に相応しいのは「協働」であり、「独立」、「依存」、「主従」、「競合」は適切でない。

Ans. 3

問 82 以下のうち、病棟に常駐する薬剤師の行う業務として最も適切なのはどれか。1つ選べ。
1 麻薬施用者としての院内の麻薬管理
2 入院患者の点滴の交換
3 人工呼吸器の操作や管理
4 入院患者の薬物アレルギー歴の確認
5 口腔がん摘除術を受けた患者に対する嚥下指導

▊Approach▊ 薬剤師の病棟業務に関する問題

▊Explanation▊

　　薬剤師は麻薬管理者として、院内の麻薬を管理する。また、注射薬の混合調製は行うが、点滴の交換は行わない。人工呼吸器の操作・管理は、医師や臨床工学士の業務であり、術後の嚥下指導は、医師、歯科医師、看護師、薬剤師などがチームで取り組む業務である。「薬物アレルギー歴」は薬学的管理において重要な情報であり、その確認は薬剤師が行うべき業務である。

Ans. 4

問 83 DNAR（Do Not Attempt Resuscitation）の説明として正しいのはどれか。1つ選べ。
1 生物学的製剤の投与を行わないこと。
2 特定の疾患を有する患者を差別しないこと。
3 患者の意向を無視して独善的な医療をしないこと。
4 胎児の染色体異常の有無を知るための検査を行わないこと。
5 終末期において本人あるいは代理人の同意を得て二次心肺蘇生措置を行わないこと。

▊Approach▊ 患者の自己決定権に関する問題

■ Explanation ■
　蘇生拒否（DNR；do not resuscitation）は尊厳死の概念に通じ、がん末期など救命の可能性がない患者で、本人または家族の希望で二次心肺蘇生法※を行わないことである。DNAR は、DNR に蘇生の可能性が極めて低い中において、蘇生のための処置を試み（attempt）ないとの説明を加えた用語である。　　※医療従事者のチームによる心肺蘇生法

Ans.　5

問 84　　　　　　に当てはまる適切な語句はどれか。1 つ選べ。
　がんの宣告を受ける、交通事故に遭遇する、あるいは愛する人を失うと不安を抱き混乱した状態になる。このような不安を軽減しようとするために示す無意識な反応を　　　　　と呼ぶ。
1　行動変容
2　心理的防衛機制
3　健康信念
4　アサーション
5　エンパワーメント

■ Approach ■　患者の心理状態に関する問題
■ Explanation ■
　（心理的）防衛機制とは、がんの告知など人が自分では対処しきれないような不安や脅威にさらされたときに、心の安定を保つために自動的に働く防御の仕組みである。行動変容とは、人が自発的に行動を変えることであり、健康信念とは、健康についての主観的な受け止め方である。また、アサーションとは、相手の価値観に配慮しつつ自分の考えを適切に表現することであり、エンパワーメントとは、個人や組織が本来持つ能力を引き出すことである。

Ans.　2

問 85　投与中に、血清ナトリウム値に注意が必要な薬物はどれか。1 つ選べ。
1　トルバプタン
2　カナグリフロジン
3　スボレキサント
4　リナグリプチン
5　プレガバリン

■ Approach ■　代表的な医薬品の基本的注意に関する問題
■ Explanation ■
　トルバプタンの投与により、急激な水利尿から脱水症状や高ナトリウム血症を来す可能性があるため、トルバプタンは入院下で投与を開始又は再開するとともに、特に投与開始日又は再開日には血清ナトリウム濃度を頻回に測定する必要がある。カナグリフロジン、スボレキサント、リナグリプチン及びプレガバリンは、それぞれ単独投与において血清ナトリウム値に注意が必要な医薬品ではない。

Ans.　1

問86 ラモトリギンに対して発出された安全性速報（ブルーレター）を契機に添付文書の「警告」に記載された重篤な副作用はどれか。1つ選べ。

1 低カルシウム血症
2 高ビリルビン血症
3 間質性肺疾患
4 腎機能障害
5 皮膚障害

▌Approach▌ 代表的な医薬品の警告に関する問題

▌Explanation▌

　　ラモトリギンによる重篤な皮膚障害は、平成20年の販売開始時より「警告」等において注意喚起されていたが、平成26年から皮膚障害による死亡事例が集中したことから、平成27年に「警告」欄に必要な注意事項を追記するとともに重篤な皮膚障害に関する安全性速報（ブルーレター）が配布された。

Ans.　5

問87 ジゴキシンが投与されている患者について、安全性確保の点からモニタリングが推奨される項目はどれか。1つ選べ。

1 ヘマトクリット値
2 PT−INR値
3 薬物血中濃度
4 尿中C−ペプチド値
5 血清尿酸値

▌Approach▌ ジゴキシンの薬学的管理に関する問題

▌Explanation▌

　　ジゴキシンの薬学的管理において、最も注意が必要なのはジギタリス中毒である。ジゴキシンは、血中濃度の治療域が狭く、薬物血中濃度の管理が重要な薬物である。ジゴキシンの血中濃度が治療域を超えるとジギタリス中毒の初期症状（悪心・嘔吐、不整脈等）が現れ、高度の徐脈やさらに重篤な房室ブロック、心室細動等に移行することがある。

Ans.　3

問88 ドライパウダー吸入器の使用法に関する説明として適切なのはどれか。1つ選べ。

1 吸入前に容器をよく振ってください。
2 吸入前に息を吐かないでください。
3 吸入時は勢いよく深く息を吸い込んでください。
4 吸入してから息を止めないでください。
5 吸入口を下に向けて吸い込んでください。

▌Approach▌ ドライパウダー吸入器の使い方に関する問題

■ Explanation ■

　　ドライパウダー吸入器による吸入剤（吸入粉末剤）の使用では、吸入前に容器を振る必要はない。吸入粉末剤の吸入では、吸入前に息を吐いておいて、吸入時に勢いよく深く吸い込む必要がある。また、吸入粉末剤の吸入では、上体を起こした姿勢で吸入器の吸入口を口とまっすぐになるように向けて吸い込むようにし、吸入後は軽く息を止める。

Ans.　3

問89　動脈硬化をきたしている脂質異常症患者において、実施すべきでない食事・生活習慣はどれか。1つ選べ。

1　禁煙
2　n−3系多価不飽和脂肪酸の摂取制限
3　コレステロールの摂取制限
4　塩分の摂取制限
5　飲酒制限

■ Approach ■　代表的な疾患の薬学的管理に関する問題

■ Explanation ■

　　イワシやサバなどの青魚に多く含まれるn−3系多価不飽和脂肪酸（エイコサペンタエン酸、ドコサヘキサエン酸など）の摂取量を増やすと、肝臓でのトリグリセリドの合成が抑制され、血中トリグリセリド値が低下する。したがって、動脈硬化をきたしている脂質異常症患者では、n−3系多価不飽和脂肪酸の摂取により、心筋梗塞や脳梗塞の予防効果が期待される。一方、禁煙、コレステロールの摂取制限、塩分の摂取制限および飲酒制限は、動脈硬化をきたしている脂質異常症患者では、積極的に実施すべき生活習慣の改善にあたる。

Ans.　2

問90　患者が複数の医療機関を利用する場合であっても、かかりつけ薬剤師が患者の服薬情報を一元的・継続的に把握するために活用できるものとして最も適切なのはどれか。1つ選べ。

1　トレーシングレポート
2　調剤明細書
3　お薬手帳
4　診療情報提供書
5　診療計画書（クリティカルパス）

■ Approach ■　代表的な患者情報源に関する知識を問う問題

■ Explanation ■

　　代表的な患者情報源である「お薬手帳」は、患者が使っているすべての薬を記録するための手帳である［一元的管理］。薬剤師が、患者が処方されている医薬品の名前や服用方法を記入し（診療報酬の対象となっている）、患者自身も服用後の体調変化や自分で購入した薬などを記入する。医師や薬剤師は、お薬手帳から薬物治療とその後の経過を把握でき、副作用や飲み合わせなどをチェックすることができる［継続的管理］。トレーシングレポート（服薬情報提供書）とは、保険薬局の薬剤師が得た情報を処方医に伝える文書のことである。

Ans.　3

物理・化学・生物

衛生

薬理

薬剤

病態・薬物　治療

法規・制度・倫理

実務

【物理・化学・生物、衛生、法規・制度・倫理】

◎指示があるまで開いてはいけません。

注 意 事 項

1 試験問題の数は、**問91**から**問150**までの**60問**。
　12時30分から**15時**までの**150分以内**で解答すること。

2 解答方法は次のとおりである。

(1) 一般問題（薬学理論問題）の各問題の正答数は、**問題文中に指示されている**。
　問題の選択肢の中から答えを選び、次の例にならって答案用紙に記入すること。
　なお、問題文中に指示された正答数と**異なる数を解答すると、誤りになる**から
　注意すること。

(例) **問500** 次の物質中、常温かつ常圧下で液体のものはどれか。**2つ**選べ。

　　　1　塩化ナトリウム　　　2　プロパン　　　　　3　ベンゼン
　　　4　エタノール　　　　　5　炭酸カルシウム

正しい答えは「**3**」と「**4**」であるから、答案用紙の

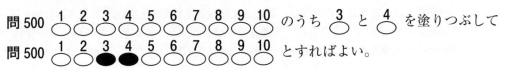

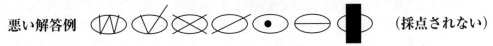

(2) 解答は、◯の中全体をHBの鉛筆で濃く塗りつぶすこと。塗りつぶしが薄い
　場合は、解答したことにならないから注意すること。

悪い解答例　⊕ ⊘ ⊗ ⦸ ⊙ ⊖ ▮◯　　（採点されない）

(3) 解答を修正する場合は、必ず「消しゴム」で跡が残らないように完全に消すこと。
　鉛筆の跡が残ったり、「　●　」のような消し方などをした場合は、修正又は解
　答したことにならないから注意すること。

(4) 答案用紙は、折り曲げたり汚したりしないよう、特に注意すること。

3 設問中の科学用語そのものやその外国語表示（化合物名、人名、学名など）には
　誤りはないものとして解答すること。ただし、設問が科学用語そのもの又は外国語
　の意味の正誤の判断を求めている場合を除く。

4 問題の内容については質問しないこと。

一般問題（薬学理論問題）【物理・化学・生物】

問91　日本薬局方において、1 mol/L 水酸化ナトリウム液の調製及び標定は以下のように規定されている。この調製及び標定に関する記述のうち、正しいのはどれか。**2つ選べ。**

調製　水酸化ナトリウム 42 g を水 950 mL に溶かし、これに新たに製した水酸化バリウム八水和物飽和溶液を①沈殿がもはや生じなくなるまで滴加し、液をよく混ぜて密栓し、24 時間放置した後、上澄液を傾斜するか、又はガラスろ過器（G3 又は G4）を用いてろ過し、次の標定を行う。

標定　 ア （標準試薬）をデシケーター（減圧、シリカゲル）で約 48 時間乾燥し、その約 1.5 g を イ に量り、新たに煮沸して冷却した水 25 mL に溶かし、②調製した水酸化ナトリウム液で滴定し、ファクターを計算する（指示薬法：ブロモチモールブルー試液 2 滴、又は電位差滴定法）。ただし、指示薬法の滴定の終点は緑色を呈するときとする。

1　波下線部①で生じる沈殿は、硫酸バリウムである。
2　 ア に入るのは、「アミド硫酸」である。
3　 イ に入るのは、「正確」である。
4　波下線部②の操作にはメスピペットが用いられる。
5　通例、ファクターが 0.970 ～ 1.030 の範囲にあるように調製する。

■Approach■　日本薬局方「1 mol/L 水酸化ナトリウム液」の調製および標定に関する問題
■Explanation■

1　×　水酸化ナトリウムは吸湿性が強く、また空気中の二酸化炭素を吸収して炭酸ナトリウム（Na_2CO_3）になる。そのため、計算量より多めに量り取って調製し、水酸化バリウム八水和物（$Ba(OH)_2 \cdot 8H_2O$）を加えることで炭酸ナトリウムを水酸化ナトリウムと炭酸バリウム（$BaCO3$）にする。

2　○　標準物質は「医薬品等の化学量、物理量又は生物活性量の定量的又は定性的計測、医薬品等の試験に用いる測定装置の校正や正確さの確認などにおいて基準として用いる物質」であり、測定の際の基準となる。水酸化ナトリウム液の評定の際は、アミド硫酸が標準物質として用いられる。

3　×　質量を「精密に量る」とは、量るべき最小位を考慮し、0.1 mg、10 μg、1 μg 又は 0.1 μg まで量ることを意味し、質量を「正確に量る」とは、指示された数値の質量をその桁数まで量ることを意味する。この場合、質量を精密に量る必要がある。

4　×　滴定操作にはビュレットを用いる。容量分析では、体積測定容器が重要な役割を果たし、特に滴定に用いるビュレット、標準液を調製するメスフラスコ、試料溶液を量り取るホールピペットなどが重要となる。メスピペットは一定量の試料溶液を量り取る際に用いるが、ホールピペットに比べて精密ではないため、一般的にはホールピペットを用いる。

5　○　第 17 改正日本薬局方では、ファクターが 0.970 ～ 1.030 の範囲になるように調製した標準液を用いる。

Ans.　2、5

■Point■
　標準液の調製から標定に関する問であり、近年はこのような実践的な問題が出題されている。使用する機器、標準液の標定に用いる標準物質、調製される標準液 1 mL に対する標準物質の対応量など、操作に関する知識を整理しておく必要がある。

物理・化学・生物

衛生

薬理

薬剤

病態・薬物 治療

法規・制度・ 倫理

実務

問 92 前問で調製した 1 mol/L 水酸化ナトリウム液を標定した結果、ファクターは、1.025 であった。日本薬局方無水クエン酸（$C_6H_8O_7$：192.12、下図）適量を水 50 mL に溶かし、この標準液を用いて滴定した結果、滴定量は 7.85 mL であった（指示薬：フェノールフタレイン試液 1 滴）。この時、無水クエン酸の量（mg）はいくらか。1 つ選べ。

1　4.905×10^2
2　5.03×10^2
3　5.15×10^2
4　1.51×10^3
5　1.545×10^3

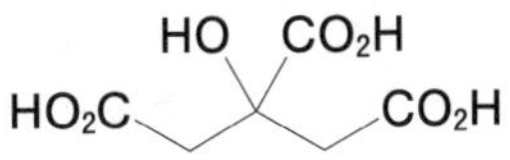

HO　CO_2H
HO_2C　　　CO_2H

▌Approach▐　日本薬局方「無水クエン酸」の酸塩基滴定（定量法）に関する問題

▌Explanation▐

無水クエン酸は三塩基酸であり、水酸化ナトリウムと 1：3 で反応するため、1 mol/L 水酸化ナトリウム液 1 mL に対する対応量は 192.12 g × 1/3 ×（1 mL/1000 mL）= 64.04 mg である。

標定で算出された 1 mol/L 水酸化ナトリウム液のファクターは 1.025 であり、滴下量は 7.85 mL であるため、無水クエン酸の定量値は 64.04 mg × 7.85 mL × 1.025 = 515.28 mg ≒ 5.15×10^2 mg となる。

Ans.　3

▌Point▐

容量分析法は、分析対象物質の溶液に標準液を滴下し、当量点に達するまでに要した標準液の体積を測定して定量する方法である。そのため、分析対象物質と標準液がどのように反応するかを把握し、標準液 1 mL に対する分析対象物質の対応量を算出することが重要となる。

問 93 日本薬局方において、ヒドロコルチゾンコハク酸エステル（下図）の確認試験及び純度試験は以下のように規定されている（一部省略）。この確認試験及び純度試験に関する記述のうち、正しいのはどれか。**2つ選べ。**

確認試験

（1）本品 3 mg に硫酸 2 mL を加えるとき、液は初め帯黄緑色の蛍光を発し、徐々に橙黄色を経て暗赤色に変わる。この液は紫外線を照射するとき、強い淡緑色の蛍光を発する。この液に注意して水 10 mL を加えるとき、液は黄色から橙黄色に変わり、淡緑色の蛍光を発し、黄褐色綿状の浮遊物を生じる。

（2）略

純度試験

類縁物質 本品 25 mg をとり、メタノール 10 mL を正確に加えて溶かし、試料溶液とする。別にヒドロコルチゾン 25 mg をとり、メタノール 10 mL を正確に加えて溶かす。この液 1 mL を正確に量り、メタノールを加えて正確に 50 mL とし、標準溶液とする。これらの液につき、薄層クロマトグラフィーにより試験を行う。試料溶液及び標準溶液 3 μL ずつを薄層クロマトグラフィー用 ＿ア＿ （蛍光剤入り）を用いて調製した薄層板にスポットする。次にクロロホルム／エタノール（99.5）／ギ酸混液（150：10：1）を展開溶媒として約 10 cm 展開した後、薄層板を風乾する。これに紫外線（主波長 ＿イ＿ nm）を照射するとき、試料溶液から得た主スポット以外のスポットは、標準溶液から得たスポットより濃くない。

1 確認試験は、試料中に含まれる不純物の限度あるいは量を調べる試験法である。

2 確認試験(1)は、ステロイドの確認反応である。

3 ＿ア＿ に入るのは、「シリカゲル」である。

4 純度試験では、類縁ステロイドの混在が許される限度は 5 ％である。

5 ＿イ＿ に入る数値は、450 である。

■Approach■ ステロイド類（ヒドロコルチゾンコハク酸エステル）の確認試験及び純度試験に関する問題

■Explanation■

1 × 確認試験は、医薬品又は医薬品中に含有されている主成分などを、その特性に基づいて確認するための試験である。試料中の不純物の限度あるいは量を調べる試験法は純度試験であり、通例、混在物の種類及びその量の限度を規定している。

2 ○ ステロイド類は一般に硫酸によって蛍光を伴って様々な色を呈する（コーベル Kober 反応）。第 17 改正日本薬局方では、ヒドロコルチゾンコハク酸エステルの他に、エストラジオール安息香酸エステル、エチニルエストラジオール、コルチゾン酢酸エステル、メテノロン酢酸エステル、ヒドロコルチゾン、プレドニゾロンなどの確認試験に用いられる。

3 ○ ヒドロコルチゾンコハク酸エステルの類縁物質の確認試験では、蛍光剤入りのシリカゲルを用いる薄層クロマトグラフィーが行われる。

4　×　試料溶液では、ヒドロコルチゾンコハク酸エステル 25 mg をメタノール 10 mL に溶かし、そのうちの 3 μL を薄層板にスポットしているため、ヒドロコルチゾンコハク酸エステルとして 25 mg/10 mL × 3 μL（3×10^{-3} mL）= 7.5 μg が使用されている。一方、標準溶液では、ヒドロコルチゾン 25 mg をメタノール 10 mL に溶かしたのち、その 1 mL を、さらにメタノールを加えて 50 mL とし、そのうちの 3 μL を薄層板にスポットしている。そのため、ヒドロコルチゾンとして 25 mg/10 mL × 1/50 × 3 μL（3×10^{-3} mL）= 0.15 μg が使用されている。「試料溶液から得た主スポット以外のスポットは標準溶液から得たスポットより濃くない」ことから、0.15 μg/7.5 μg × 100 = 2 % が限度と考えられる。

5　×　ヒドロコルチゾンコハク酸エステルの測定波長は 254 nm である。一般的に紫外線は約 200 nm ～ 360 nm の電磁波であり、450 nm は可視光線である。

Ans.　2、3

‖Point‖

　日本薬局方では、医薬品又は医薬品中に含有されている主成分などを、その特性に基づいて確認する確認試験、試料中の不純物の限度あるいは量を調べる純度試験、および医薬品の組成、成分の含量、含有単位などを物理的、化学的又は生物学的方法によって測定する定量法などがある。確認試験は定性分析であり、化合物の原子団や分子などに基づく反応を整理して覚えておく必要がある。

問94 日本薬局方において、ヒドロコルチゾンコハク酸エステルの定量法は以下のように規定されている（一部省略）。この定量法に関する記述のうち、正しいのはどれか。2つ選べ。

定量法 本品及びヒドロコルチゾンコハク酸エステル標準品を乾燥し、その①約50 mgずつを精密に量り、それぞれをメタノールに溶かし、正確に50 mLとする。この液5 mLずつを正確に量り、それぞれに内標準溶液5 mLを正確に加えた後、メタノールを加えて50 mLとし、試料溶液及び標準溶液とする。試料溶液及び標準溶液10 μLにつき、次の条件で液体クロマトグラフィーにより試験を行い、内標準物質のピーク面積に対するヒドロコルチゾンコハク酸エステルのピーク面積の比 Q_T 及び Q_S を求める。

ヒドロコルチゾンコハク酸エステル（$C_{25}H_{34}O_8$）の量（mg）＝ ア

M_S：ヒドロコルチゾンコハク酸エステル標準品の秤取量（mg）
内標準溶液：パラオキシ安息香酸ブチルのメタノール溶液（1→2500）
試験条件
②検出器：紫外吸光光度計（測定波長：254 nm）
カラム：内径4 mm、長さ30 cmのステンレス管に10 μmの液体クロマトグラフィー用オクタデシルシリル化シリカゲルを充填する。
カラム温度：25℃付近の一定温度
③移動相：pH 4.0の酢酸・酢酸ナトリウム緩衝液／アセトニトリル混液（3：2）
流量：ヒドロコルチゾンコハク酸エステルの保持時間が約5分になるように調整する。
システム適合性
システムの性能：標準溶液10 μLにつき、上記の条件で操作するとき、ヒドロコルチゾンコハク酸エステル、内標準物質の順に溶出し、その イ は9以上である。
システムの再現性：略

1 下線部①のように「約」を付けたものは、記載された量の±3％の範囲を意味する。
2 ア に入るのは、$M_S \times Q_T / Q_S$ である。
3 下線部②の検出に用いる光源は、タングステンランプである。
4 下線部③の移動相中のアセトニトリルの割合を増やすと、ヒドロコルチゾンコハク酸エステルの保持時間は短くなる。
5 イ に入るのは、「理論段数」である。

Approach 液体クロマトグラフィーを用いるステロイド類（ヒドロコルチゾンコハク酸エステル）の定量に関する問題

Explanation

1 × 第17改正日本薬局方では、通則38に「定量に供する試料の採取量に「約」を付けたものは、記載された量の±10%の範囲をいう」と記載されている。

2 ○ 試料のヒドロコルチゾンコハク酸エステルの秤取量を M_T mgとすると、メタノールを加えて50 mLとしたのち、5 mLを正確に量り、内標準液およびメタノールを加えて50 mLとしていることから、試料溶液の濃度は M_T mg × 5/50 × 1/50 ＝ M_T × 1/500 mg/mL である。

　　また、定量用であるヒドロコルチゾンコハク酸エステル標準品の秤取量は M_S mg であり、同様に調製していることから、標準溶液の濃度も $M_S \times 1/500$ mg/mL となる。

　　ピーク面積比が医薬品濃度と比例することから、$Q_T : Q_S = M_T \times 1/500 : M_S \times 1/500$ となり、$M_T = M_S \times Q_T/Q_S$ となる。

3　×　紫外可視吸光度測定法において、光源として紫外部は重水素ランプを、可視部はタングステンランプやハロゲンタングステンランプを用いる。測定波長は 254 nm であり、紫外部であることから、検出に用いる光源は重水素ランプである。

4　○　本法は、固定相としてオクタデシルシリル化シリカゲルを充填したカラムを用いていることから、逆相分配クロマトグラフィーである。逆相分配クロマトグラフィーでは、極性の低い溶質ほど固定相に分配されやすく、極性の高い溶質ほど移動相に分配されやすい。移動相中のアセトニトリルの割合を増やすと、移動相の極性が低下し、ヒドロコルチゾンコハク酸エステルが移動相に分配されやすくなるため、保持時間は短くなる。

5　×　分離度のことである。分離度は、クロマトグラム上のピーク相互の保持時間とそれぞれのピーク幅との関係を示した指標であり、ピークの重なりの程度を示す。保持時間の差が同じ場合、ピーク高さの中点におけるピーク幅が大きいほど分離度は小さくなる。分離度の値が 1.5 以上であれば、2 つのピークが完全分離すると考える。

Ans.　2、4

▌Point▐

　　液体クロマトグラフィーの分離モードは吸着、分配、イオン交換、サイズ排除およびアフィニティーがある。吸着クロマトグラフィーおよび分配クロマトグラフィーでは固定相と移動相の極性の違いにより、順相と逆相がある。順相クロマトグラフィーでは、固定相に極性の高い固体または液体を用い、移動相に極性の低い溶媒を用いる。一方、逆相クロマトグラフィーでは、固定相に極性の低い固体または液体を用い、移動相に極性の高い溶媒を用いる。オクタデシルシリル化シリカゲルは逆相分配クロマトグラフィーで汎用される固定相である。また、クロマトグラムに関する指標として、保持時間、質量分布比、分離係数、分離度、シンメトリー係数およびカラム効率（理論段数、理論段高さ）などがあり、目的の分離条件の設定に必要となる。

問95 アミノ酸は両性化合物であり、その等電点（pI）と電荷はイオン交換クロマトグラフィーや等電点電気泳動における分離挙動を決定する因子となる。下に3つのアミノ酸の構造式とpK_a値を示す。これらのアミノ酸の等電点と電荷に関する記述のうち、正しいのはどれか。2つ選べ。

	A	B	C
構造式	H_3C $\quad$CH–CH$_2$–CH–CO$_2$H $H_3C\qquad\qquad$NH$_2$	HN–CH$_2$–CH$_2$–CH$_2$–CH–CO$_2$H C=NH$\qquad\qquad\qquad$NH$_2$ NH$_2$	HO$_2$C–CH$_2$–CH$_2$–CH–CO$_2$H $\qquad\qquad\qquad$NH$_2$
pK_{a1}	2.36	2.17	2.19
pK_{a2}	9.60	9.04	9.67
pK_R	—	12.48	4.25

＊ pK_{a1} は α 炭素に結合しているカルボキシ基の pK_a、pK_{a2} は α 炭素に結合しているアミノ基の pK_a、pK_R は側鎖部分の pK_a である。

1　アミノ酸AのpIは、約5.98である。
2　アミノ酸BのpIは、約5.61である。
3　アミノ酸Aは、pH 2.33の緩衝液中では負電荷を持つ。
4　アミノ酸Bは、pH 5.61の緩衝液中では正電荷を持つ。
5　アミノ酸Cは、pH 3.22の緩衝液中では正電荷を持つ。

■Approach■　アミノ酸の等電点に関する問題
■Explanation■

1　○　アミノ酸Aはロイシンである。中性アミノ酸であり、等電点 pI = 1/2（pK_{a1} + pK_{a2}）= 5.98である。

2　×　アミノ酸Bはアルギニンである。塩基性アミノ酸であり、等電点 pI = 1/2（pK_{a2} + pK_{a3}）= 10.76である。

3　×　ロイシンは等電点より低い pH 2.33 では正電荷をもつ。

4　○　アルギニンは等電点より低い pH 5.61 では正電荷をもつ。

5　×　アミノ酸Cはグルタミン酸である。酸性アミノ酸であり、等電点 pI = 1/2（pK_{a1} + pK_{aR}）= 3.22である。pH 3.22 はグルタミン酸の等電点であるため、見かけ上、電荷をもたない。

Ans.　1、4

■Point■

　アミノ酸には酸解離定数 pK_a 値の異なる解離基が複数あり、ある一定の pH で正負の荷電が等しくなる。この pH を等電点 pI といい、pI と pK_{a1}、pK_{a2} の間には、pI = 1/2（pK_{a1} + pK_{a2}）の関係式が成立する。なお、塩基性アミノ酸および酸性アミノ酸の場合、正負の荷電が等しくなった状態と、その状態に関連する pK_a 値をきちんと把握する必要がある。

アミノ酸の溶液中の平衡状態（グリシンの例）

問 96 血中のグルコースの定量法として、次のような酵素反応を利用した方法がある。この方法では、波長 340 nm の吸光度からグルコースの濃度を求める。この方法に関する記述のうち、正しいのはどれか。**2 つ**選べ。

グルコース ＋ ATP　$\xrightarrow{\text{ヘキソキナーゼ}}$　グルコース-6-リン酸 ＋ ADP

グルコース-6-リン酸 ＋ NADP$^+$　$\xrightarrow[\text{デヒドロゲナーゼ}]{\text{グルコース-6-リン酸}}$　6-ホスホグルコン酸 ＋ NADPH ＋ H$^+$

1　試料に入射する光と透過する光の強度をそれぞれ I_0、I とすると吸光度は $\log(I_0/I)$ で表される。
2　340 nm の波長の電磁波は、分子の振動状態の変化を直接引き起こす。
3　240 nm から 400 nm までの吸収スペクトルを測定する場合には、ガラス製のセルが用いられる。
4　340 nm の吸収は、NADPH に由来する。
5　グルコース濃度は 340 nm の吸光度の二乗に比例する。

┃Approach┃ 紫外可視吸光度測定法を用いるグルコースの定量（酵素分析法）に関する問題
┃Explanation┃
1　○　入射光および透過光をそれぞれ I_0、I とすると、吸光度は $-\log(I/I_0) = \log(I_0/I)$ で表される。
2　×　紫外・可視領域における光の吸収は π→π* 遷移または n→π* 遷移による。すなわち、分子中の主に π 電子が基底状態から励起状態に遷移することに伴い、光を吸収する現象を利用したものである。
3　×　セルの材質にはガラスあるいは石英が用いられるが、ガラス製セルは紫外部の光を吸収してしまうため、紫外部の吸収を測定する際は石英製セルを用いる。
4　○　脱水素酵素は反応に補酵素を必要とすることが多い。補酵素の 1 つであるニコチンアミドアデニンジヌクレオチド（リン酸）は、酸化型（NAD または NADP）では 340 nm に吸収をもたず、還元型（NADH または NADPH）は 340 nm に吸収をもつため、その変化量を測定することで目的物質を定量できる。
5　×　紫外可視吸光度測定法における定量分析では、一定濃度範囲において、以下に示す Lambert−Beer の法則に従う。そのため、吸光度はグルコースの濃度に比例する。
吸光度 A ＝ $a \cdot c \cdot l$　（a：吸光係数、c：濃度、l：セルの層の長さ）

Ans.　1、4

┃Point┃
　酵素を用いる分析法（酵素分析法）は、酵素反応による生成物質の産生または基質の消費などの量的変化を検出・測定する分析手法であり、その測定機器として紫外可視分光光度計や蛍光光度計が多く用いられる。臨床化学領域では生体物質、および生体試料中の酵素活性の測定に汎用されていることから、各分析法について関連付けて学習する必要がある。

問97　分子量を求める方法に関する次の記述のうち、正しいのはどれか。**2つ選べ**。ただし、気体定数は 8.314 J・K^{-1}・mol^{-1} とし、水溶液の比重は 1 と近似できるものとする。

　　分子量は凝固点降下を利用して知ることができる。例えば、1.0%グルコース（分子量 180）水溶液の凝固点降下は、水のモル凝固点降下定数を 1.86 K・kg・mol^{-1} とすると約 ア K となる。一方、1.0%タンパク質（分子量 18,000）水溶液の凝固点降下は約 イ K となり、測定が難しい。そこで、同じく溶液の ウ 性質の一つである浸透圧を上記のタンパク質溶液について測定すると、300 K において、約 エ Pa となり、タンパク質のような大きな分子の分子量も浸透圧から見積もることができる。

1　 ア にあてはまる数値は、1.0である。
2　 イ にあてはまる数値は、0.001である。
3　 ウ にあてはまるのは、「均一的」である。
4　 ウ の性質の一つに、蒸気圧降下がある。
5　 エ にあてはまる数値は、140である。

Approach　溶液の性質に関する問題

Explanation

1　×　1%グルコース水溶液は 1 g/100 g ＝ 10 g/kg であり、分子量 180 より、10 g/kg/180 g/mol ＝ 5.56 × 10^{-2} mol/kg となる。凝固点降下定数は 1.86 K・kg・mol^{-1} であるから、凝固点降下は 1.86 K・kg・mol^{-1} × 5.56 × 10^{-2} mol/kg ≒ 0.1 K となる。

2　○　分子量が 18,000 であり、グルコースの分子量と 100 倍異なるため、凝固点降下も 100 倍小さい値 0.001 K となる。また、この 1%タンパク質水溶液について、選択肢 1 と同様に計算しても、0.001 K となる。

3　×　束一的である。理想溶液またはそれと同等に扱える希薄溶液の蒸気圧降下、沸点上昇、凝固点降下、浸透圧に関する効果は、存在する溶質粒子の数に依存し、溶質の種類に依存しない。このことを束一的性質という。

4　○　束一的性質には蒸気圧降下、沸点上昇、凝固点降下、浸透圧に関する効果がある。

5　×　浸透圧 π は以下の式で計算される。

π ＝ i・M・R・T（i：van't Hoff 係数、M：溶液のモル濃度（mol/L）、R：気体定数、T：絶対温度）
　　タンパク質は非電解質であるため、i ＝ 1 であり、1%タンパク質水溶液のモル濃度は 10 g/kg/18,000 g/mol ＝ 5.56 × 10^{-4} mol/L となる（水の比重を 1 g/mL として計算）。そのため、この溶液の浸透圧は 1 g/mL × 5.56 × 10^{-4} mol/L × 8.314 J・K^{-1}・mol^{-1} × 300 K ＝ 1.365 J・L^{-1} ＝ 1,365 Pa となる（Pa ＝ N・m^{-2}、J ＝ N・m、1 L ＝ 10^{-3} m^3 として計算）。

Ans.　2、4

Point

　希薄溶液の性質として、束一的性質がある。束一的性質とは、溶質の種類や性質には関係なく、溶質の濃度と溶媒の性質にのみ依存する希薄溶液の性質のことであり、その代表的な物理現象として蒸気圧降下、沸点上昇、凝固点降下、浸透圧がある。これらの物理量の変化はいずれも以下の式で表現される。

　物理量の変化＝［溶媒に固有な定数］×［加えた溶質の濃度］

問 98 生体における化学反応は約 37 ℃で進行するが、化学反応は温度の影響をうけるため熱力学パラメーターの温度依存性を知ることは重要なことである。圧力一定条件下での温度 T と熱力学パラメータ（$\Delta_r G°$、$\Delta_r H°$、$T\Delta_r S°$）の関係が図のようになる化学反応に関する記述のうち、正しいのはどれか。**2つ選べ**。ただし、$\Delta_r G°$、$\Delta_r H°$、$\Delta_r S°$ は、それぞれ標準反応ギブズエネルギー、標準反応エンタルピー、標準反応エントロピーを表す。

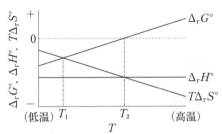

1 この化学反応は、発熱反応である。
2 温度 T_1 での平衡定数は、温度 T_2 での平衡定数よりも小さい。
3 温度が T_2 より高温側での平衡定数は、1 より小さい。
4 温度が T_2 より低温側では、この反応はエントロピー駆動となる。
5 温度が T_2 よりも低温側では、反応の進む向きは反応物と生成物の初期濃度に依存しない。

▌Approach▌ 化学反応における熱力学パラメーターの温度依存性に関する知識を問う
▌Explanation▌

1 ○ 図では $\Delta_r H°$ がすべての温度範囲で負であり、一方、ファントホッフの式 $\dfrac{\mathrm{d}\ln K}{\mathrm{d}(1/T)}=\dfrac{\Delta_r H°}{R}$ からは $\Delta_r H°<0$ で発熱反応である。

2 × 図は定温定圧下でのものであるので、反応ギブズエネルギーと平衡定数 K の関係は、$\Delta_r G°=-R\cdot T\cdot\ln K\cdots①$であり、$\ln K=-\dfrac{\Delta_r G°}{R\cdot T}$ で示される。一方、$\Delta_r G°_{T_1}<\Delta_r G°_{T_2}$ なので、平衡定数 K は温度 T_1 のほうが大きい。

3 ○ 図より、温度が T_2 より高温側では $\Delta_r G°>0$ なので $\ln K<0$ となり、$K<1$ である。

4 × $\Delta G=\Delta H-T\cdot\Delta S\cdots②$の関係がある。図では T_2 より低温側では $\Delta_r H°<T\cdot\Delta_r S°<0$ なので、$\Delta_r G°<0$ である。$\Delta_r H°<0$ で、$\Delta_r S°<0$ なので、エンタルピー駆動である。

5 × $\Delta_r G°$ はギブズエネルギーを反応進行度に対してプロットしたグラフの傾きで定義され、$\Delta_r G°$ が小さくなる方向に反応が進む。$\Delta_r G°=\left(\dfrac{\partial G°}{\partial\xi}\right)_{p,T}=\mu\,(\text{生成系})-\mu\,(\text{反応系})$ となる。μ は化学ポテンシャルであり、組成に依存し、反応は $\Delta_r G°$ が減少する方向に進む。T_2 より低温側で $\Delta_r G°<0$ であるには反応物と生成物の初期濃度に依存する。

Ans. 1、3

▌Point▌

①と②は重要な式で、覚えておく必要がある。反応進行度に対する反応ギブズエネルギーの関係は右図で示され、反応が進むにつれて、ギブズエネルギーの傾きが変化する。平衡は傾きが 0 のところ（$\Delta_r G°=0$）である。➡ は反応が進む方向を示す。

反応系 A と生成系 B の反応混合系において、$\mu_A>\mu_B$ ならば反応は A → B の方向に自発的に進む（図において右下がりの ➡ で示される）。他方、$\mu_B>\mu_A$ ならば逆反応が自発的である（図において左下がりの ➡ で示される）。

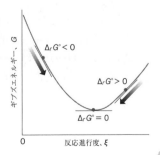

問99　呼吸鎖において2つの電子が移動して酸素から水が生成する反応は、次の二つの半反応(1)、(2)を組み合せた酸化還元反応(3)と考えることができる（$E°$ は pH 7、25℃における標準電位）。この反応の pH 7、25℃における標準起電力 $Emf°$ と標準反応ギブズエネルギー $\Delta_r G°$ の値の組合せとして正しいのはどれか。1つ選べ。ただし、ファラデー定数は $1.0 \times 10^5 \, C \cdot mol^{-1}$ の近似値を用いることとする。

$$1/2O_2 \; + \; 2H^+ \; + \; 2e^- \; \rightleftharpoons \; H_2O \qquad E° = +0.82 \, V \qquad (1)$$

$$NAD^+ \; + \; H^+ \; + \; 2e^- \; \rightleftharpoons \; NADH \qquad E° = -0.32 \, V \qquad (2)$$

$$1/2O_2 \; + \; H^+ \; + \; NADH \; \longrightarrow \; H_2O \; + \; NAD^+ \qquad (3)$$

	$Emf°$ (V)	$\Delta_r G°$ (kJ $\cdot$ mol^{-1})
1	+0.50	−50
2	+0.50	−100
3	+1.14	−110
4	+1.14	−230
5	+1.32	−130
6	+1.96	−260

■Approach■　共役反応における標準起電力と標準反応ギブズエネルギーの関係を問う

■Explanation■

　　酸化還元反応(3)式は生体共役反応に分類される反応であり、(3)式＝半反応式(1) − 半反応式(2) で表される。また、標準起電力は半反応式の標準電位の差である。したがって、(3)式の標準起電力 $Emf°$ は $Emf°$ ＝式(1)の $E°$ −式(2)の $E°$ ＝ + 0.82 V − (− 0.32 V) = 1.14 V となる。標準起電力 $Emf°$ と標準反応ギブズエネルギー $\Delta_r G°$ の関係は $\Delta_r G° = - n \cdot F \cdot Emf°$ である。n は反応に関与する電子の数であり、式(3)では、(1)式および(2)式に n = 2 であることが明示されている。
$\Delta_r G° = - n \cdot F \cdot Emf° = - 2 \times 1.0 \times 10^5 \, C \cdot mol^{-1} \times 1.14 \, V = - 2.28 \times 10^5 \, C \cdot V \cdot mol^{-1}$ となる。
$C \cdot V = J$ なので、$\Delta_r G° = - 2.28 \times 10^2 \, kJ \cdot mol^{-1}$ である。

Ans.　4

■Point■

　　電気エネルギー（J）＝電気量（C）×電圧（V）の関係があること、ギブズエネルギー（G）と起電力（E）との間には $G = - n \times F \times E$ の関係があること（n は反応に寄与する電子数、F はファラデー定数）、共役反応とは2つの反応が組み合わさって起こり、半反応の加減で示すことができるなどは覚えておきたい。

　　共役反応には、生体膜において酸化還元エネルギーをプロトンの電気化学的ポテンシャル差に変換し、これを ADP とリン酸から ATP への合成に利用する反応、NAD^+/NADH の生成と消滅反応、それ自身はエネルギーの供給がないと起こらないグルコースからグルコース−6−リン酸を生じる反応において ATP の加水分解を同時に起こして得られるエネルギーを利用する反応などがある。

問100　以下の図と文章は、化学吸着における単分子層形成を表すラングミュアの吸着等温式（式1）の誘導についてのものである。文章中の ア 及び イ にあてはまる式の正しい組合せはどれか。1つ選べ。

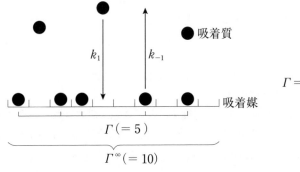

$$\Gamma = \Gamma^\infty \frac{KC}{1 + KC} \quad \cdots \text{式1}$$

吸着質の濃度を C、吸着媒の吸着サイトの全数を Γ^∞、吸着質が占有している吸着サイトの数を Γ とする。上図では、$\Gamma^\infty = 10$、$\Gamma = 5$ の場合を示す。吸着媒に対する吸着質の吸着過程の速度定数を k_1、脱着過程の速度定数を k_{-1} とし、吸着平衡が成立していれば、吸着速度と脱着速度は等しいから、 ア の関係が成り立つ。 ア を変形すると、式1が得られる。ただし、$K =$ イ であり、この値は吸着質と吸着媒の親和性を表し、大きいほど親和性が高い。

	ア	イ
1	$k_1 C = k_{-1} \Gamma$	$\dfrac{k_1}{k_{-1}}$
2	$k_1 C = k_{-1} \Gamma$	$\dfrac{k_{-1}}{k_1}$
3	$k_1 C = k_{-1}(\Gamma^\infty - \Gamma)$	$\dfrac{k_1}{k_{-1}}$
4	$k_1 C = k_{-1}(\Gamma^\infty - \Gamma)$	$\dfrac{k_{-1}}{k_1}$
5	$k_1 C(\Gamma^\infty - \Gamma) = k_{-1} \Gamma$	$\dfrac{k_1}{k_{-1}}$
6	$k_1 C(\Gamma^\infty - \Gamma) = k_{-1} \Gamma$	$\dfrac{k_{-1}}{k_1}$

▌Approach▌　ラングミュア吸着等温式の誘導に関する問題

▌Explanation▌

　　表面被覆率（吸着質占有率）を θ とすると $\theta = \Gamma / \Gamma^\infty$ である。吸着した分子間の相互作用を考慮しないラングミュア吸着では、吸着溶液中での固体表面への吸着は溶液中に残っている遊離の吸着質の濃度 C に比例し、また、その時点での空の吸着サイトの数 $\Gamma \cdot (1 - \theta)$ にも比例する。比例定数を k_1（吸着速度定数）とすると、吸着速度 = $k_1 \cdot \Gamma \cdot (1 - \theta) \cdot C$ で表せる。

　　一方、脱着速度はすでに存在している吸着質の数 $\theta \cdot \Gamma$ に比例するので脱着比例定数 k_{-1} を用いると、脱着速度 = $k_{-1} \cdot \theta \cdot \Gamma$ である。吸着平衡が成立しているから、

　　$k_1 \cdot \Gamma \cdot (1 - \theta) \cdot C = k_{-1} \cdot \theta \cdot \Gamma$ が成り立ち、変形すると、

$$k_1 \cdot (1 - \theta) \cdot C = k_{-1} \cdot \theta \qquad k_1 \cdot \left(1 - \frac{\Gamma}{\Gamma^\infty}\right) \cdot C = k_{-1} \cdot \frac{\Gamma}{\Gamma^\infty} \qquad k_1 \cdot C - k_1 \cdot C \cdot \frac{\Gamma}{\Gamma^\infty} = k_{-1} \cdot \frac{\Gamma}{\Gamma^\infty}$$

$$k_1 \cdot \Gamma^\infty \cdot C - k_1 \cdot C \cdot \Gamma = k_{-1} \cdot \Gamma \cdots\cdots \text{式2} \qquad k_1 \cdot C\,(\Gamma^\infty - \Gamma) = k_{-1} \cdot \Gamma \cdots\cdots \text{選択肢5}$$

の関係が成り立ち、$K = \dfrac{k_1}{k_{-1}}$ なので式2の両辺を k^{-1} で除して変形すると、

$$K \cdot C \cdot \Gamma^\infty = \Gamma \cdot (1 + K \cdot C) \qquad \frac{K \cdot C \cdot \Gamma^\infty}{1 + K \cdot C} = \Gamma \qquad \Gamma = \Gamma^\infty \cdot \frac{K \cdot C}{1 + K \cdot C} \cdots\cdots \text{式1}$$

となり、また $K = \dfrac{k_1}{k_{-1}}$ であることから選択肢5を選ぶことになる。

Ans. 5

■Point■

　設問には「ラングミュアの吸着等温式の誘導についてのものである」とあることから、平衡反応（可逆反応、並行反応）を基に式1を誘導する解説を記した。

　しかし、選択肢のア欄およびイ欄を見て、出題の意図を忖度すると「課題が設定されたときの柔軟な対応能力を問う」ともいえる。つまり、平衡反応において覚えておかねばならない平衡定数 K が

$$K = \frac{\text{正反応の速度定数}}{\text{逆反応の速度定数}} = \frac{k_1}{k_{-1}}$$ であることに注目し、式1を変形することを考えると、

$$\Gamma \cdot (1 + K \cdot C) = K \cdot \Gamma^\infty \cdot C \qquad \Gamma \cdot \left(1 + \frac{k_1}{k_{-1}} \cdot C\right) = \frac{k_1}{k_{-1}} \Gamma^\infty \cdot C$$

両辺に k_{-1} を掛けると、$\Gamma \cdot (k_{-1} + k_1 \cdot C) = k_1 \cdot \Gamma^\infty \cdot C$

$$\Gamma \cdot k_{-1} = k_1 \cdot \Gamma^\infty \cdot C - k_1 \cdot \Gamma \cdot C = k_1 \cdot C\,(\Gamma^\infty - \Gamma)$$ を導くことができる。

　設問文に、K の値は「大きいほど親和性が高い」とあることから、k_1 が分子となることがわかる。

問 101　以下に示したビタミンの構造に関する記述のうち、正しいのはどれか。2つ選べ。なお、㋐の金属カチオンに結合している原子の電荷（形式電荷）は省略されている。

1　㋐は1価の銅である。
2　キレート錯体である。
3　インドール骨格が含まれる。
4　フラノース環が含まれる。
5　aの不斉炭素の立体配置は S である。

■Approach■　ビタミン B_{12} の構造に関する問題

■Explanation■

　1　× 　ポルフィリンを持つ補酵素はビタミン B_{12}（メチルコバラミン）であるため、㋐は1価のコバルト

である。価数は1〜3価を取り得ることが知られている。

2　○　記述のとおり。分子内の複数の配位子で金属イオンに配位結合するものをキレート配位子と呼び、また生成した錯体がキレート錯体である。

3　×　ベンゾイミダゾール環、および4つのピロール環よりになるコリン環が含まれる。

4　○　リボースにフラノース環が含まれている。

5　×　立体化学の優先順位は、酸素＞メチレン＞メチル＞水素で、酸素→メチレン→メチルは右回りで水素が破線（後方）なので、R配置である。

Ans.　2、4

■ Point ■

　メチルコバラミン部分構造を理解する。コリン環の4つの窒素は、五員環および六員環構造で金属に配位している。このように一つの配位子で複数の配位座を持つものをキレート配位子という。一般に、金属イオンを含む五員環や六員環構造を取りやすい位置に窒素や酸素などの配位原子が存在するとキレート構造を取りやすい。

問 102　酸性の強さを比較したもののうち、正しいのはどれか。2つ選べ。ただし、第一解離のみを比較するものとする。

■ Approach ■　塩基性の強さに関する問題

Explanation

1　×　共役塩基の安定性を比較する。チオラートイオン（–S⁻）とアルコラート（–O⁻）では
チオラートの硫黄のほうがイオン半径が大きく、負電荷が分散されるため、より安定である。そのため、メタンチオールのほうがメタノールよりも強い酸である。

2　×　共役塩基の強さで判断するとよい。ピリジンの窒素は sp² 混成軌道で、ピペリジンの窒素は sp³ 混成軌道である。s 性が高いほど電気陰性度が高いのでピペリジンのほうが塩基性が高い。酸の酸性度と共役塩基の塩基性度の強さの序列は逆になるので、ピリジニウムイオンのほうが酸性度は高い。

3　×　水素をフッ素に置換しているので、置換基効果の効果を判定する。電気陰性度の高いフッ素が結合したほうが電子求引性のため－I(誘起)効果が働く。そのため、生成するオキシアニオンを安定化できるため、より安定である。

4　○　アンモニウム塩の置換基効果によって判定する。アンモニウムは－I効果であるため、N, N, N–トリメチルグリシンのほうが酸性度が高い。

5　○　誘起効果は酸性を示す官能基により近いほど強く働く。2–クロロブタン酸のほうがより強い－I効果を示すため酸性度が高い。

Ans.　4、5

Point

　　酸性度の比較における考え方について整理しよう。以下のような酸塩基平衡の場合、生成する陰イオンが安定なほうが酸性度は高くなる。陰イオンになる元素が同族の比較の場合には、原子番号の大きい元素のほうが、電荷の密度が小さくなるため安定である。また、同周期の元素では、大きさがほぼ同じであるため、電気陰性度が高いほうが負電荷を安定化でき、より安定となる。また同元素の場合、電子求引性が高い置換基がつけば、より負電荷を安定化できる。

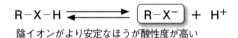

　　陰イオンがより安定なほうが酸性度が高い

X	酸性度
同族元素	原子番号の大きい元素のほうが酸性度が高い
同周期元素	電気陰性度の高い元素のほうが酸性度が高い
同元素	置換基効果を考え R の電子求引性が高いほうが酸性度が高い

問 103　反応 1、2 に関する記述のうち、正しいのはどれか。1 つ選べ。ただし、化合物 C と F は、それぞれの反応における主生成物とする。

反応 1

反応 2

1　出発物質 A と D は室温で平衡関係にある。
2　化合物 B はラセミ体である。
3　化合物 C と生成物 F は互いにジアステレオマーの関係にある。
4　化合物 C の立体を含む IUPAC 名は $(2R, 3R)$ − ブタン−2, 3−ジオールである。
5　中間体 E は環状構造をもつ。

▌ Approach ▌　アルケンのジヒドロキシ化に関する問題

▌ Explanation ▌

1　×　アルケンのシス−トランス異性体（幾何異性体）は、一般に室温では異性化しない。
2　○　アルケンの平面に対して上から m−クロロ過安息香酸（mcpba）の酸素が付加するものと下から付加するものが 1：1 の確率で生成するため、ラセミ体となる。
3　×　同一化合物である。
4　×　$(2R, 3S)$−ブタン−2, 3−ジオールである。
5　○　E はオスミウム（Ⅵ）を含む環状化合物である。

Ans.　2、5

▌ Point ▌

反応 1

反応 2

　アルケン A への過酸（mcpba）によりエポキシド B を生成する。B を酸もしくは塩基を用いて加水分解すると、アルケン A に対してアンチ付加したジオール C が生成する。
　アルケン D に対し、オスミウム酸化するとアルケン D に対しシン付加したジオール F が生成する。これは、ジオール C と同じ炭素鎖の書き方に変換するとジオール C と同一化合物であることがわかる。

問104　次の反応と生成物に関する記述のうち、正しいのはどれか。1つ選べ。

1　イミダゾールは、ピリジンより弱い塩基である。
2　破線で囲んだ部分構造aよりも部分構造bの方が、脱離して生じるアニオンの共役酸のpK_aが小さい。
3　CH_3NH_2は、塩基として働いている。
4　シアノ基は、電子供与性基である。
5　破線で囲んだ部分構造cは、グアニジンよりも高い塩基性をもつ。

■Approach■　シメチジンの構造と合成法に関する問題
■Explanation■

1　×　ピリジンとイミダゾールでは、sp^{2}混成軌道を占めている非共有電子対が塩基性を示す。イミダゾールは、π過剰の五員環構造であり、p軌道を占めた電子対が共鳴により塩基性窒素上の電子密度を高めるためピリジン環よりも塩基性が高い。
2　○　aの共役酸はアミン（pK_a約40）であり、塩基性官能基である。bの共役酸チオール（pK_a約10）は弱酸である。したがって、pK_aはbのほうが小さい。
3　×　求核置換反応求核剤として働いている。
4　×　窒素の電気陰性度が炭素よりも高いため、シアノ基は電子求引基である。
5　×　cはシアノ基の電子求引性によって、電子密度が低下し、塩基性が低下している。

Ans.　2

■Point■

医薬品はヒスタミンH$_2$受容体遮断薬シメチジンであり、ヒスタミンの構造を修飾し開発された医薬品である。ヒスタミンはアンモニウム構造になり受容体に結合する。グアニジノ基に電子求引基を結合することで塩基性を減少させ、陽イオン構造を取りにくくしている。

ピリジン　　イミダゾール　　aに対する共役酸　　bに対する共役酸
選択肢1の説明図　　　　　　選択肢2の説明図

選択肢3、4の説明図　　　　　c　　　　グアニジン
　　　　　　　　　　　　　　選択肢5の説明図

物理・化学・
生物

衛生

薬理

薬剤

病態・薬物
治療

法規・制度・
倫理

実務

問105　次の化合物のうち、カルボキシ基のバイオアイソスター（生物学的等価体）を含むのはどれか。**2つ選べ**。

1

2

3

及び鏡像異性体

4

5

▌Approach▐　カルボン酸のバイオアイソスターを問う問題

▌Explanation▐

1　×　イマチニブ：プロテインキナーゼ阻害薬。基質はATPとチロシン残基であり、ATPはカルボキシ基を含まないので、バイオアイソスターはない。

2　×　フルジアゼパム：ベンゾジアゼピン系医薬品で酸性を示す官能基を含まない。

3　○　カンデサルタンシレキセチル：アンジオテンシンII受容体アンタゴニストであり、テトラゾリル基がカルボン酸のバイオアイソスターである。アンジオテンシンIIはペプチドであり、C末端のカルボキシ基を模倣している。

4　×　キサナビル：HIVプロテアーゼ阻害薬。ペプチド系医薬品であるがC末端を模倣している官能基はアミドなので中性の官能基であることから、カルボン酸のバイオアイソスターではない。

5　○　オキサメタシン：非ステロイド系抗炎症薬インドメタシン誘導体。アラキドン酸のカルボン酸をヒドロキサム酸が模倣しており、これがカルボキシ基のバイオアイソスターである。

Ans.　3、5

▌Point▐

カルボン酸のバイオアイソスターは、酸性を示す官能基である。代表的なものとして以下がある。

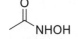

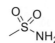

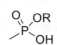

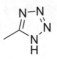

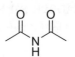

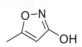

ヒドロキサム酸　　スルホンアミド　　リン酸モノエステル　　テトラゾール　　イミド　　ヒドロキシイソキサゾール

問106 β酸化による脂肪酸の代謝反応におけるβ-ヒドロキシアシル CoA からβ-ケトアシル CoA への変換過程を以下に示す。その変換過程について想定される反応機構に関する記述のうち、正しいのはどれか。2つ選べ。

HO　O
R　　　SCoA　　　　補酵素 ア　　　　　　　　　　O　O
β-ヒドロキシアシル CoA　　ヒドロキシアシル CoA　　R　　　　　SCoA
　　　　　　　　　　　　　　脱水素酵素　　　　　　β-ケトアシル CoA

ヒドロキシアシル CoA 脱水素酵素

170 Glu　　　158 アミノ酸残基 X

補酵素 ア

1　ヒドロキシアシル CoA 脱水素酵素の図中の 170 番のグルタミン酸残基は、158 番のアミノ酸残基 X の側鎖のイミダゾリル基の塩基性を高めている。
2　158 番のアミノ酸残基 X はヒスチジン残基である。
3　補酵素アは FAD である。
4　補酵素アはプロトン受容体として機能している。
5　補酵素アはピリミジン骨格をもつ。

■ Approach ■　ヒドロキシアシル CoA 脱水素酵素の反応機構に関する問題
■ Explanation ■
　1　○　イミダゾリル基は基質のヒドロキシ基に対し塩基として働いている。グルタミン酸塩はイミダゾリル基の水素を奪う働きをしているので、塩基性の窒素の塩基性を高めている。
　2　○　イミダゾリル基を含むアミノ酸はヒスチジンである。
　3　×　ニコチンアミドが入っているので NAD である。
　4　×　酸化型 NAD はヒドリドの受容体である。
　5　×　ピリジン骨格（ニコチンアミド）とプリン骨格（アデニン）を持つ。

Ans.　1、2

■ Point ■
　酵素反応におけるアミノ酸の触媒残基の組み合わせによるアルコールの活性化について理解する。

アルコールの酸化反応は酸化型 NAD⁺ によって触媒されるが、酵素はアルコールの還元性を高めるため、グルタミン酸で塩基性を高めたヒスチジンを利用している。アルコールは還元剤であるので、ヒドリド H⁻ が移動することになる。ヒスチジンからの水素の引き抜きが起こったとすれば、アルコールの酸素は陰イオンになり、アルコール部分の電子が豊富になるため還元性がより高まる。反応後は NAD は還元型の NADH となる。NADH はジヒドロピリジン型の構造を持つ。

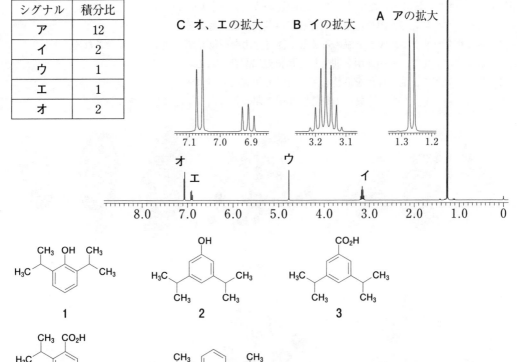

問 107　図は、ある化合物の ¹H–NMR スペクトル（400 MHz、CDCl₃、基準物質はテトラメチルシラン）を表したものである。この化合物の構造式として正しいのはどれか。1 つ選べ。なお、拡大図 A、B、C の拡大率はそれぞれ異なる。また、ウのシグナルは重水を添加することにより消失する。

表

シグナル	積分比
ア	12
イ	2
ウ	1
エ	1
オ	2

C　オ、エ の拡大　　　B　イ の拡大　　　A　ア の拡大

Approach　¹H–NMR スペクトルを用いる構造解析に関する問題

■Explanation■

　本スペクトルには、1.3 ppm 付近に 12H 分の二重線、3.2 ppm 付近に 2H 分の七重線が表れていることから、同様の化学シフトを示すイソプロピル基が 2 つあると推定できる。また 4.8 ppm 付近に 1H 分の一重線があることから、ヒドロキシ基−OH を有すると推定できる。6.9 ppm 付近に 1H 分の三重線および 7.1 ppm 付近に 2H 分の二重線のピークが表れていることから、三置換ベンゼンであることが推定できる。以上より、本化合物の構造は選択肢 1（プロポフォール）であると推定できる。

Ans.　1

■Point■

本化合物の構造式と ¹H−NMR スペクトルにおける化学シフト

構造式	H の種類	化学シフト (ppm)	プロトン数	分裂
	ア	約 1.3	12H	二重線
	イ	約 3.2	2H	七重線
	ウ	約 4.8	1H	一重線
	エ	約 6.9	1H	三重線
	オ	約 7.1	2H	二重線

問 108　写真 A〜E に示した生薬に関する記述のうち、正しいのはどれか。1 つ選べ。

1　A はキョウニンで、鎮咳作用を期待して麻黄湯に配合される。
2　B はサンショウで、腹部を温めることや健胃作用を期待して大建中湯に配合される。
3　C はサンシシで、利胆作用を期待して葛根湯に配合される。
4　D はハンゲで、瀉下作用を期待して半夏瀉心湯に配合される。
5　E はショウキョウで、鎮嘔作用や健胃作用を期待して六君子湯に配合される。

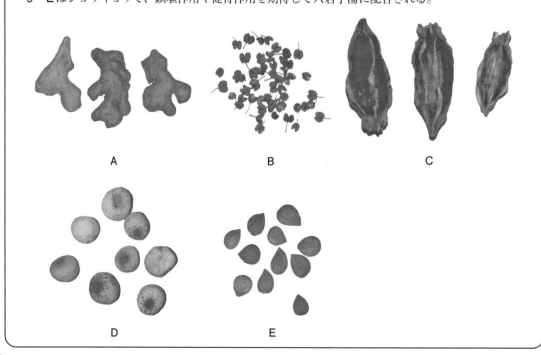

■Approach■　生薬の用途に関する問題

■Explanation■

1　×　写真 A はショウキョウである。ショウキョウは、漢方医学において発汗させ表位にある邪を排除する発汗解表薬として桂枝湯、葛根湯などに配合される。

2　○　写真 B はサンショウである。サンショウは、腹部を温めることや健胃作用を期待した漢方医学における温補薬として大建中湯などに配合される。

3　×　写真 C はサンシシである。サンシシは、漢方医学において寒・涼の性をもって体内の熱を冷ます清熱薬として黄連解毒湯などに配合される。

4　×　写真 D はハンゲである。ハンゲは、漢方医学において鎮咳去痰薬として半夏瀉心湯などに配合される。

5　×　生薬 E はキョウニンである。キョウニンは、漢方医学において鎮咳去痰薬として麻黄湯などに配合される。

Ans.　2

■Point■

　　生薬を理解するためには、まず生薬の外部形態を理解することがポイントである。文字情報だけではなく視覚情報を入れることで記憶が定着しやすくなる。例えば、キョウニンを漢字で書くと杏仁であり、種子を意味する仁が使われている。ショウキョウは基原植物のショウガの根茎であり、食用のショウガの乾燥した形を思い出すことができるとよい。その他、サンショウの薬用部位は果皮、サンシシの薬用部位は果実、ハンゲの薬用部位は塊茎であることも理解しておく必要がある。

　　また、生薬の作用には西洋医学の薬理的な作用と漢方医学の作用が複数存在する。作用の強い有効成分の明確な生薬の場合には西洋医学の薬理的な作用を中心に理解し、作用の弱い生薬の場合には漢方医学の作用を中心に理解すると良い。その際、代表的な漢方処方の構成生薬を理解することも重要である。

問 109　次の構造式で示す化合物 A に関する記述のうち、正しいのはどれか。2 つ選べ。

A

1　放線菌によって生産されるマクロライドである。
2　真菌によって生産される環状ペプチドである。
3　Z 配置の二重結合をもつ。
4　ピロール環をもつ。
5　ヘミアセタール構造をもつ。

■Approach■　微生物由来の生物活性物質に関する問題

生物・物理・化学・
衛生
薬理
薬剤
病態・薬物 治療
法規・制度・倫理
実務

■ Explanation ■

1　○　化合物 A は、筑波山の放線菌 *Streptomyces tsukubaensis* から単離されたマクロライドのタクロリムスである。タクロリムスは、肝臓、腎、骨髄移植後の免疫抑制薬として使われている。マクロライドは、12 〜 16 員環ラクトンを有していることが特徴である。

2　×　環状ペプチド抗生物質には、ポリミキシン B_1 などがある。ペプチド抗生物質は、ペプチド結合（−CONH−）を有していることが特徴である。

3　×　Z 配置の二重結合とは、優先順位の高い置換基が同じ側にあるものを指している。ちなみに反対側にあるものを E 配置という。

4　×　ピロールとは、分子式 C_4H_5N の 5 員環構造を持つ複素環化合物である。化合物 A の構造中にあるのは、ピペリジン骨格である。

5　○　ヘミアセタールとは、同一炭素に−OH 基とエーテル結合を 1 個ずつ含んだ構造のことである。

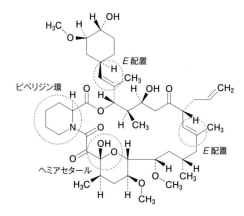

Ans.　1、5

■ Point ■

　　抗生物質を構造式から大まかに分類できることがポイントである。マクロライド系抗生物質以外には、β−ラクタム系抗生物質、アミノグリコシド系抗生物質、テトラサイクリン系抗生物質などがあるので、各特徴を理解する必要がある。また、抗生物質は分子量が大きく複雑な構造を持つものが多いが、各部位を見ると有機化学の基礎的な構造から構成されていることも理解する必要がある。

問 110　呼吸器系に関する記述のうち、正しいのはどれか。**2つ選べ。**

1　気管は、軟骨と平滑筋から構成される管で、副交感神経の興奮によって拡張する。

2　気道分泌液は、リゾチームなどの抗菌性物質や免疫グロブリンAを含んでおり、細菌感染を防ぐ役割をもつ。

3　肺胞壁内面にある表面活性物質（サーファクタント）は、肺胞内の表面張力を上昇させ、肺胞の萎縮を防ぐ。

4　呼吸調節中枢は延髄に存在し、呼息中枢の周期的な活動を円滑にする働きをもつ。

5　血中酸素分圧の低下は、頸動脈小体の化学受容器を刺激し、呼吸運動を促進する。

▌Approach▌　呼吸器系の構造と機能に関する問題

▌Explanation▌

1　×　気道は交感神経 β_2 受容体刺激で拡張し、副交感神経 M_3 受容体刺激では収縮する。β_2 受容体は気管から終末細気管支まで広範に分布し、Gs タンパク質→プロテインキナーゼ A 活性化による MLCK リン酸化を経て、MLCK 機能を抑制し、MLC 活性を低下させる。これにより、気道平滑筋拡張作用を示す。

2　○　気道分泌液のうち、主に気管支腺（粘膜下腺）由来の粘液には、分泌型 IgA、ラクトフェリン、リゾチームなどが含まれ、気道内表面の感染防御機構を形成している。

3　×　サーファクタントは肺胞の表面張力を低下させ、肺胞の萎縮を防止する。

4　×　呼吸中枢は、延髄背側呼吸群（吸息中枢）と延髄腹側呼吸群（呼息中枢）から成り、互いに拮抗しつつ呼吸リズムを作っている。吸息中枢のほうが優位である。呼吸調節中枢は橋にあって、優位な吸息中枢の興奮を周期的に抑制することで持続的吸息を中断させ、吸息と呼息の切り替えを円滑にしているとされる。

5　○　大動脈小体と頸動脈小体（末梢性化学受容器）は動脈血中の酸素分圧（PaO_2）をモニターしており、PaO_2 が低下すると大動脈小体の迷走神経の求心性経路と頸動脈小体の舌咽神経の求心性経路の興奮を介して延髄の呼吸中枢が刺激され、換気を促進させる。

Ans.　2、5

▌Point▌

1．平滑筋の興奮収縮連関と自律神経支配

平滑筋の興奮収縮のカギとなるミオシン軽鎖キナーゼ（MLCK）の活性化要因は主に Ca^{2+}、抑制要因はリン酸化である。交感神経 β_2 受容体刺激は cAMP → PKA 活性化→ MLCK リン酸化を経て弛緩に、副交感神経 M_3 受容体刺激は、PLC → IP_3・DAG 生成→細胞質〔Ca^{2+}〕上昇を経て MLCK 活性化による収縮を導く。

2．サーファクタントの機能

Laplace の法則によれば P ＝ 2T/r〔P：膨張内圧　T：表面張力　r：球体の半径〕が成立し、表面張力と膨張内圧は比例関係にある。Ⅱ型肺胞上皮細胞が産生するレシチン等を主成分とするサーファクタントは表面張力を低下させ、r の変化による P の変化増幅を円滑にして、伸縮しやすくすることで肺胞の虚脱（つぶれること）を防止する。

3．化学受容器反射

大動脈小体と頸動脈小体（末梢性化学受容器）のほかに、中枢にも化学受容器が存在し、主に脳脊髄液の二酸化炭素分圧（PCO_2）をモニターしている。なお、何らかの中枢障害があるとき、Cheyne-Stokes 呼吸という「周期的な無呼吸と過剰換気の反復」がみられることがあるが、これは末梢性の呼吸反射等によって呼吸が保たれている状態である。

問 111　下図はヒトの副交感神経節後線維終末を模式的に表したものである。図中の①〜④に関する
記述のうち、正しいのはどれか。2つ選べ。

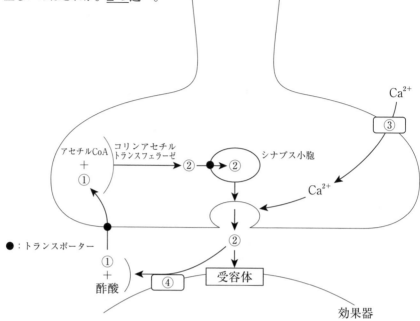

1　物質①は、モノアミントランスポーターによって神経終末に取り込まれる。

2　物質②は、分子内に4級アンモニウム基をもつ。

3　心臓の洞房結節細胞において、物質②に対する受容体が刺激されると、K^+チャネルが開口して、過分極が生じる。

4　膜タンパク質③は、アゴニスト刺激によって開口する Ca^{2+} チャネル内蔵型受容体で、シナプス小胞のエキソサイトーシスに関与する。

5　血漿中には膜タンパク質④と同じ活性をもつ酵素が存在し、その基質特異性は膜タンパク質④よりも高い。

■ Approach ■　副交感神経終末における化学伝達物質の放出─再取込機構に関する問題

■ Explanation ■

1　×　物質①は、アセチルコリンの細胞外分解物であるコリンと考えられる。副交感神経終末のようなコリン作動性神経には高親和性コリントランスポーター（CHT1）が内在し、神経活動時に CHT1 がシナプス小胞膜から細胞膜に移行することで、細胞外からのコリン輸送活性が上昇すると考えられている。

2　○　コリンは $HOCH_2CH_2N^+(CH_3)_3$ であらわされ、分子中に4級アンモニウム基を有するアルコールである。

3　○　心臓における副交感神経の分布は心房部分に多く、受容体ムスカリン M_2 受容体である。M_2 受容体が刺激されると、Gi タンパク質の $\beta\gamma$ ユニットの結合により、G タンパク質制御性 K^+ チャネルが開口し、K^+ の細胞外流出が起き、過分極が生じる。

4　×　膜タンパク質③は電位依存性 Ca^{2+} チャネルである。シナプス前細胞の細胞体からシナプス前終末に活動電位が到達すると、脱分極により電位依存性 Ca^{2+} チャネルが開き、Ca^{2+} が流入し、それが引き金となってシナプス小胞の膜融合、神経伝達物質が放出される。

5　×　膜タンパク質④はアセチルコリンエステラーゼである。一方、血漿中のコリンエステラー
　　　ゼはアセチルコリンに特異的なものではなく、非特異的又は偽性コリンエステラーゼ（主
　　　にブチリルコリンエステラーゼ）といわれる。

Ans.　2、3

▌Point▌

　　記述1について：アセチルコリンはカテコールアミンとは異なり、シナプス間隙で加水分解を
受けて、コリンのみがシナプス前細胞に再取込される。その再取り込み機構はモノアミントラン
スポーターではなく、コリンに特異的なコリントランスポーターである。

　　記述3について：洞房結節には M_2 受容体が存在し、M_2 受容体刺激により陰性変時、陰性変
伝導をきたす。

問112　真核細胞における転写に関する記述のうち、誤っているのはどれか。1つ選べ。
1　基本転写因子群とRNAポリメラーゼが結合するDNA領域をプロモーターという。
2　転写調節因子は特定のDNA配列に結合し、転写を調節する。
3　転写活性化因子は、ヒストンアセチル化酵素（HAT）を活性化して、クロマチンの凝縮を促進
　　する。
4　転写されたmRNAの5'末端にはキャップ構造が、3'末端にはポリアデニル酸がそれぞれ付加さ
　　れる。
5　mRNAの成熟過程で、イントロンが除去される。

▌Approach▌　真核細胞における転写に関する問題
▌Explanation▌

1　○　鋳型となるDNAには転写開始位置より上流側にプロモーターと呼ばれる部分が存在する。そ
　　　の部分の特異的な塩基配列を認識して、先ず基本転写因子群が結合し、続いてRNAポリメラー
　　　ゼが結合して転写開始複合体を形成する。

2　○　転写調節因子も鋳型DNA上の塩基配列を認識して結合するタンパク質因子であり、転写開
　　　始においては、基本転写因子とRNAポリメラーゼが結合した転写開始複合体を標的として、直
　　　接的または間接的に結合することで複合体の安定化や転写活性を様々に調節する。

3　×　クロマチンは通常、ヒストンタンパク質とヌクレオソーム（DNA）が形態的に非常に密に凝
　　　縮した構造をとっている。ヒストンアセチル化酵素の活性化により修飾を受けたヒストンタン
　　　パク質とDNA間の静電的結合は修飾前より弱くなる結果、クロマチン構造は弛緩して転写制
　　　御因子や基本転写因子が結合しやすくなり、遺伝子発現が促進される。逆に、アセチル化が取
　　　り除かれるとクロマチン構造は凝縮してより強固な結合になるため、遺伝子発現は抑制される。
　　　ヒストンはアセチル化以外にもメチル化、リン酸化、ユビキチン化などの修飾を受けてDNAと
　　　の親和性に変化を起こしている。

4　○　転写により生じるmRNAは、その合成過程でRNAヌクレアーゼからの分解を避けるために、
　　　両端を保護する意味で、5'末端にはキャップ構造、3'末端にはポリアデニル酸鎖が付加される。
　　　この両端の構造は真核細胞のmRNAに特徴的である。

5　○　鋳型DNAから転写されたmRNAにはエキソンとイントロンと呼ばれる塩基配列部分が存在
　　　している。エキソンはタンパク質のアミノ酸配列をコードする部分で、イントロンは介在配列
　　　とも呼ばれるコード情報の無い部分である。mRNAの成熟する過程でイントロンは除去されて
　　　いくことをスプライシング反応という。

Ans.　3

75

物理・化学・
生物
衛生
薬理
薬剤
病態・薬物治療
法規・制度・倫理
実務

■Point■

　　真核細胞における転写反応の特徴及び反応の流れをステップ毎にキーワードとなる用語とともに取り上げた設問である。

●転写反応は、転写の準備段階である転写開始前の段階、転写開始、伸長、終結の4つの過程から構成されている。

●選択肢3は、転写反応の変化をクロマチンレベルの制御で捉えたものであり、ヒストンやヌクレオソームの基本的構造について理解し、転写開始反応とも対応させておく。

問 113　検体中における、ある微生物の存在を調べるために、リアルタイム PCR 法を実施した。以下に示す測定手順で行い、測定した結果を図に示す。この実験に関する記述のうち、正しいのはどれか。2 つ選べ。

測定手順

　3 つの検体（試料 1 〜 3）をサンプルチューブに別々に採取し、それぞれに DNA 抽出用の試薬を加える。

　↓

　抽出した DNA を定量する。

　↓

　各検体から一定量の DNA を別々のチューブに取り、それぞれのチューブに二本鎖 DNA を検出する蛍光色素、デオキシヌクレオチド混合物、プライマー 1 組、酵素を含む反応液を加えて、PCR を開始する。

　↓

　蛍光強度を測定することで、反応産物が増幅されていく経過を追いながら、PCR を約 40 サイクルまで繰り返す。

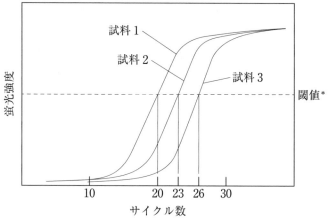

*閾値：設定したある蛍光強度の値

1　目的とする微生物の存在量が最も多かったのは、試料 3 である。

2　この測定手順で、細菌、DNA ウイルス及び RNA ウイルスの検出が可能である。

3　試料 1 と試料 3 に含まれる微生物の存在量は、約 10^6 倍異なると推定される。

4　各試料と 25 サイクルを超えるあたりから曲線が頭打ちになる主な原因は、デオキシヌクレオチドが枯渇するためである。

5　PCR 開始時に反応液に加える酵素には耐熱性のものを用いる。

■Approach■　リアルタイム PCR 法実験に関する問題

■Explanation■

1　×　グラフの蛍光強度を示す曲線は、PCRで増幅した目的のDNA量を現しており、グラフの立ち上がりが最も速い試料1が最も多かったことになる。

2　×　この実験では、検体中からDNA抽出をしているので、細菌やDNAウイルスの検出はできるが、RNAウイルスはDNAを含んでおらず、この手法のみでは検出できない。RNAウイルスをこの実験で検出するためには、この測定手順のDNA抽出の前に逆転写酵素を利用してRNAウイルスのmRNAからcDNAを作成し、DNAサンプルとする必要がある。

3　×　PCRで増幅されるDNA量は1サイクルごとにDNAが2倍、2倍…と指数関数的に増幅して、やがてプラトーに達する曲線を描く。閾値の点線に達するサイクル数を試料1と3で比較すると6サイクルの違いがあることから、元々試料に含まれていた微生物の存在量は約 2^6 倍異なると推定できる。

4　○　このPCR実験では、蛍光色素、デオキシヌクレオチド混合物、プライマー1組、酵素が用いられている。このうち、プライマーや酵素は再利用されているが、デオキシヌクレオチドはDNA合成に使用され、やがて枯渇することになる。

5　○　高度好熱菌（*Thermus aquaticus*）から得た Taq DNA ポリメラーゼは耐熱性であり、この酵素の利用によって PCR 反応を自動化できるようになった。

Ans.　4、5

■Point■

　PCR検査という用語が一般化した現在、PCR法の原理は基本から詳細に理解しておく必要がある。今回出題されたリアルタイムPCR法では、PCRで増幅されたDNA量をリアルタイムでモニターし解析する方法であり、従来のPCR法に比べて（1）DNAやRNA量を正確に定量できること、（2）電気泳動が不要なので迅速に解析できることなどの利点があり、遺伝子発現解析に幅広く用いられている。

DNA 熱変性による二本鎖分離（通常 94℃）

プライマーと DNA で相補鎖形成（アニーリング）（45 ～ 65℃）

TaqDNA ポリメラーゼ（*Thermus aquaticus* 高度好熱菌）による伸長反応（通常 72℃）

DNA 熱変性による二本鎖分離（通常 94℃）

（以下繰り返し）

　PCR反応の基本的流れは、このフローチャートのように、変性、アニーリング、伸長反応のサイクルを繰り返して目的のDNAを増幅する。これらの反応は温度変化で起きるため、通常のDNAポリメラーゼでは熱変性で失活する。そのため、サイクルの度に酵素を補充しなければならなかったが、耐熱性の酵素を用いることで、熱変性によって1本鎖にしたDNAとプライマーをハイブリダイゼーションから伸長反応に導き、温度変化熱変性を繰り返す反応の自動化が可能となった。

問114 Gタンパク質共役受容体（図中の「受容体」）に細胞外からアゴニストが結合し、続いて細胞内でGDP-GTP交換反応が起こった段階の、Gsタンパク質各サブユニット（α、β、γ）及び標的酵素（図中の「酵素」）の状態を最もよく表しているのはどれか。1つ選べ。

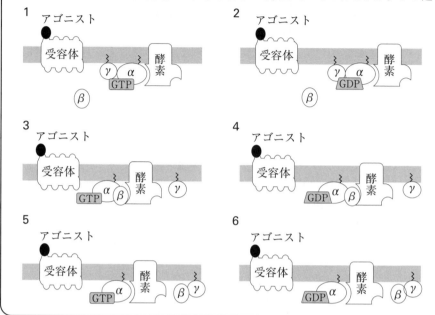

■ Approach ■　受容体刺激によるGsタンパク質の反応に関する問題
■ Explanation ■

　　膜受容体と共役するGタンパク質はα、β、γのサブユニットからなる三量体である。

　　αサブユニットには不活性状態ではGDPが結合しているが、シグナル刺激によってGDP/GTP交換反応が起き、GTP型となってβ、γサブユニットと解離する。

　　Gsタンパク質の場合、GTP型αサブユニットが標的酵素であるアデニル酸シクラーゼと結合してこれを活性化し、細胞内cAMP濃度を上昇させ、プロテインキナーゼA（PKA）の活性を亢進させる。

　　以上から、GTP型αサブユニットが単独で標的酵素と結合している状態を表している図5が正しい。

Ans.　5

■ Point ■

　　Gsタンパク質と限定されていることから、標的と結合して作用するのはGTP型αサブユニットのみと考えてよい。例えばアドレナリンβ受容体刺激の効果にはCa^{2+}チャネル開口があるが、結局PKAの作用によるものである。一方、Giタンパク質の反応では、αサブユニットの直接的な作用はアデニル酸シクラーゼの抑制であり、別に解離したβγサブユニットがGタンパク質制御性K^+チャネルを開口させる（問111解説参照）。

生物・化学・物理

衛生

薬理

薬剤

病態・薬物 治療

法規・制度・倫理

実務

問 115　糖及び糖鎖に関する記述のうち、正しいのはどれか。2 つ選べ。

1　グリコーゲンホスホリラーゼの触媒する反応により、グリコーゲンが加水分解されてグルコース 1-リン酸が生じる。

2　哺乳類の細胞表面の膜タンパク質において、N-結合型糖鎖は主としてリシン残基に付加される。

3　A 型インフルエンザウイルスは、宿主細胞膜上の糖鎖末端のシアル酸に結合する。

4　CHO 細胞（チャイニーズハムスター卵巣細胞）で産生させた遺伝子組換えモノクローナル抗体に付加する糖鎖は、一般的に均一なものとなる。

5　ヒアルロン酸やコンドロイチン硫酸は繰り返し構造をもったポリアニオンである。

▌Approach▐　糖及び糖鎖に関する問題

▌Explanation▐

1　×　グリコーゲンの分解は、無機リン酸を用いた加リン酸分解である。生じたグルコース 1-リン酸は、ホスホグルコムターゼによりグルコース 6-リン酸に変換される。

2　×　N-結合型糖鎖は、タンパク質を構成するアミノ酸のうち、アスパラギン残基の側鎖のアミド部分に付加される。付加する糖として N-アセチルグルコサミンがある。

3　○　宿主細胞への侵入は、インフルエンザウイルスの表層にある糖タンパク質（ヘマグルチニン、HA）と宿主細胞の細胞膜上にあるシアル酸との結合から始まる。

4　×　モノクローナル抗体の抗体分子種（タンパク質部分）は均一であるが、付加する糖鎖の構造は不均一である。

5　○　共にグリコサミノグリカンと呼ばれる長鎖の多糖であり、ウロン酸とアミノ糖の繰り返し構造を持つ。ヒアルロン酸は、D-グルクロン酸と D-N-アセチルグルコサミン、コンドロイチン硫酸は、主に D-グルクロン酸と N-アセチル-D-ガラクトサミンの繰り返しである。

Ans.　3、5

▌Point▐

　糖に関する幅広い内容であった。グリコーゲンの分解と合成、アミノ酸の特徴、インフルエンザウイルス、モノクローナル抗体、グリコサミノグリカンと各テーマはどれも国家試験によく出るので、それぞれについて今一度勉強しておく必要がある。

問116 輸血を必要としている患者（幼児）から採血し、単離した赤血球を用いて、図1（a）に示すような血液型判定の検査（ⅰ）、（ⅱ）を行ったところ、結果は図1（b）のようになった。さらに、確認試験として、患者の血清を用いて図2（a）に示す検査（ⅲ）を行った。患者は低ガンマグロブリン症などの疾患は有していない。患者の母親の血液型はA型Rh（－）型である。検査（ⅲ）の結果と、患者の父親の血液型に関する記述のうち、正しいのはどれか。**2つ選べ**。なお、血液型の遺伝は、メンデルの遺伝の法則に従うものとする。

図1 （a）方法

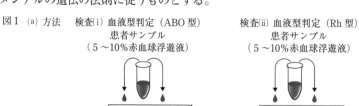

検査（ⅰ）血液型判定（ABO型）
患者サンプル
（5～10%赤血球浮遊液）
抗A血清　　抗B血清

検査（ⅱ）血液型判定（Rh型）
患者サンプル
（5～10%赤血球浮遊液）
抗D血清　Rhコントロール

> 患者から単離した赤血球（生理食塩水で希釈した5～10%浮遊液）を、スライドグラス上に広げた血清（検査（ⅰ）では抗A血清と抗B血清、検査（ⅱ）では抗D血清とRhコントロール）に垂らし、軽く混和し、凝集の有無を調べる。

（b）結果

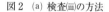

検査（ⅰ）		検査（ⅱ）	
抗A血清	抗B血清	抗D血清	Rhコントロール
凝集なし	凝集あり	凝集あり	凝集なし

図2 （a）検査（ⅲ）の方法

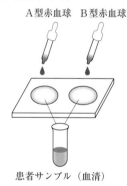

A型赤血球　B型赤血球

患者サンプル（血清）

（b）結果の可能性

	A型赤血球	B型赤血球
①	（＋）	（＋）
②	（－）	（＋）
③	（＋）	（－）
④	（－）	（－）

（＋）凝集あり　　（－）凝集なし

> 患者の血清をスライドグラス上の2ヶ所に広げ、そこにA型の赤血球、B型の赤血球を垂らし、軽く混和し、凝集の有無を調べる。

1　検査（ⅲ）の結果は、図2（b）の②となる。
2　検査（ⅲ）の結果は、図2（b）の③となる。
3　検査（ⅲ）の結果は、図2（b）の①又は④となる。
4　父親のABO血液型は、B型又はAB型である。
5　父親のABO血液型は、O型である。
6　父親のRh血液型は、Rh（－）型である。

■Approach■　ABO 型及び Rh 型判定血液検査の実際と血液型の遺伝について問う問題

■Explanation■

1　オモテ検査の結果、赤血球型は B 型（抗 A 血清で凝集－、抗 B 血清で凝集＋；A 型、O 型、AB 型は否定される）、Rh 型は（＋）である。

2　ここから想定されるウラ検査の結果は、抗 A 抗体の保有者と考えられるので、A 型赤血球添加で凝集＋、B 型赤血球添加で凝集－となる。

3　以上から結果の可能性としては③が適正と考えられる。⇒　記述 2 は正しい。

　また、血液型の遺伝形式がメンデルの法則に従うとした場合、本人が B 型・Rh（＋）、母親が A 型・Rh（－）であれば、少なくとも父親の赤血球型は、B 型、または AB 型でなければならない。⇒　記述 4 は正しい。

Ans.　2、4

■Point■

ABO 型および Rh 型判定血液検査の概要

　ABO 型および Rh 型判定血液検査は、抗原抗体反応を利用して行われる。

〈ABO 型判定血液検査〉

　赤血球表面には血液型に対応する「抗原」が存在するので、これに対応する「抗体」と出会うと凝集反応を起こす。なお、O 型の赤血球には表面抗原がないので抗 A、抗 B 抗体による凝集は起こさない（オモテ検査の原理）。

　一方、ある血液型のヒトの血漿には、その血液型（赤血球抗原）と反応しない自然抗体が含まれている。このヒトの血漿に別の血液型の血球を加えると凝集を起こす。O 型の血漿には抗 A、抗 B 抗体がともに含まれているで、A 型赤血球、B 型赤血球のいずれに対しても凝集を起こす（ウラ検査の原理）。

〈Rh 型判定血液検査〉

　Rh 式血液型判定は、ABO 式とは別の赤血球抗原を用いた判定法である。よく知られている Rh 抗原 5 種（D、E、C、c、e）のうち抗原性が最も強い D に着目し、被験者の赤血球に抗 Rh（D）抗体を含む血清を混合し、凝集すればその被験者の赤血球には Rh（D）抗原があるとして Rh（D）陽性、凝集しなければその被験者の赤血球には Rh（D）抗原がないとして Rh（D）陰性とする。Rh 型判定血液検査にはいわゆるウラ検査に相当する検査は設定されていない。

※ Rh 抗原：1940 年、Landsteiner と Wiener が発見したヒトの赤血球とアカゲザルとの共通血液型抗原。

　各赤血球型とオモテ検査、ウラ検査の結果を表で示す。

オモテ検査		ウラ検査			判定結果
赤血球の抗原		血清中の抗体			
抗 A	抗 B	A 血球	B 血球	O 血球	
＋	－	－	＋	－	A
－	＋	＋	－	－	B
－	－	＋	＋	－	O
＋	＋	－	－	－	AB

> **問 117** 免疫担当細胞に関する記述のうち、正しいのはどれか。2つ選べ。
>
> 1 B細胞は骨髄で発生・分化し、抗体の遺伝子再編成を経た後、二次リンパ器官に移動して、成熟B細胞となる。
> 2 樹状細胞は、マクロファージと異なり、MHCクラスⅡによる抗原提示をしない。
> 3 キラーT細胞は、MHCクラスⅡにより提示された抗原をT細胞受容体により認識し、細胞傷害活性を示す。
> 4 ナチュラルキラー細胞は自然免疫系で働くリンパ球で、細胞傷害活性を示すだけでなく、インターフェロンγ（IFN-γ）を産生する。
> 5 CD8分子を表面に有する成熟T細胞は、産生する特徴的なサイトカインの特性により、Th1細胞、Th2細胞、Th17細胞に分類される。

■Approach■ 免疫担当細胞の生成・成熟と機能的特徴に関する問題

■Explanation■

1 ○ B細胞は、骨髄において表面のH鎖及びL鎖の遺伝子再構成及び増殖過程を経て、IgM、IgDを細胞膜上に発現させ、分化を完成させる。のち、二次リンパ器官に移動して、樹状細胞などの抗原提示刺激を受け、Ig遺伝子の再構成を経て成熟する。

2 × MHC分子のうち、MHCクラスⅡ分子は細胞内に取り込まれて処理された外来性抗原を結合して提示する能力を持ち、B細胞・樹状細胞・マクロファージに発現している。

3 × キラーT細胞はCD8⁺T細胞で、MHCクラスⅠ分子と共に提示された異物の抗原ペプチドを認識するとともに共刺激分子からのシグナルを受けて、その抗原ペプチドを提示している生体細胞に対する特異的な傷害活性を発揮する。

4 ○ ナチュラルキラー細胞（NK細胞）は、自然免疫系の細胞傷害性リンパ球であり、抗原刺激に関係なく、活性化及び抑制性受容体の総合的なシグナル伝達のバランスで活性が調節されている。NK細胞はパーフォリン、グランザイムの合成分泌による細胞傷害性のみならず、IFN-γやTNF-αなどの分泌を通じて免疫細胞を調節・活性化する機能を有する。

5 × Th細胞は、CD4分子を細胞表面に発現させている（CD4⁺T細胞）。CD4はMHCクラスⅡ分子の特定領域に結合する補助受容体である。CD4⁺T細胞は、産生分泌するサイトカインによって、Th1、Th2およびTh17細胞に分類される。Th1細胞は感染部位でIFN-γを分泌し、マクロファージの機能を増強する。Th17はインターロイキン-17（IL-17）を産生する能力を持ち粘膜組織で上皮細胞からの抗菌ペプチド・レクチンの産生増大、及び好中球の活性化により粘膜感染防御に働く。Th2細胞は、二次リンパ組織で共刺激分子の発現やIL-4の分泌によって、抗原特異的なナイーブB細胞の活性化とクラススイッチを促す。

Ans. 1、4

■Point■

1. リンパ球の分化と成熟

B細胞は骨髄で一定の分化を完成させ、二次リンパ器官で成熟する。T細胞は前駆体で胸腺に入り、胸腺で分化・成熟する。

2. MHC分子

MHCクラスⅠ分子はほぼすべての有核細胞にあり、細胞内にある内在型の抗原（ウイルス成分など）を結合させ提示する。これにより、その細胞自体が「異常物」と認識され、細胞傷害性T細胞（CTL）のようなCD8⁺T細胞による細胞傷害の標的となる。MHCクラスⅡ分子

生物・物理・化学・

衛生

薬理

薬剤

病態・薬物治療

法規・制度・倫理

実務

はB細胞・樹状細胞・マクロファージなどの特異な免疫細胞に発現し、細胞内に取り込まれて処理された外来性抗原を結合して提示することにより、CD4$^+$T細胞などの免疫管制機能に関与する。なお、NK細胞にとってはMHC分子による抗原提示などは活性化要件ではなく、むしろ正常なMHC分子（異物と結合していない）はNK細胞の抑制要因であり、正常なMHC分子の異常減少（がん細胞などにみられる）が活性化要因となってその細胞を攻撃することが知られる。

3. Th17細胞

　解説にみるように好中球活性化などの作用を持つ一方で、IL−17などを通じて炎症惹起、ある種の自己免疫疾患の病態形成に関与することが知られる。

問 118　滅菌・殺菌・消毒に関する記述のうち、正しいのはどれか。**2つ**選べ。
1　結核菌で汚染された金属製医療機器を高周波の電磁波で滅菌する。
2　マイコプラズマを除去する目的で、液性製剤を孔径 0.45 μm のフィルターでろ過する。
3　輸液チューブを過酸化水素低温プラズマ滅菌処理する。
4　芽胞を形成している菌で汚染された内視鏡を、グルタラールで殺菌消毒する。
5　傷口や手術部位の皮膚の消毒のため、ポビドンヨードを用いる。

▌Approach▌　滅菌・殺菌・消毒に関する問題

▌Explanation▌
1　×　金属製医療機器は水分を含まないので、高周波では滅菌できない。金属製医療機器の滅菌には高圧蒸気滅菌法を用いる。
2　×　マイコプラズマは、細胞壁を持たないため孔径 0.2 μm のフィルターも通過できる。
3　×　輸液チューブはエチレンオキサイド（酸化エチレン）ガスで滅菌する。その場合、滅菌処理後の残留ガス除去が必要である。
4　○　芽胞形成菌の殺菌に有効なのは、高水準消毒薬のグルタラールである。ただし、皮膚や粘膜には使用できない。
5　○　消毒薬の使用領域として皮膚や粘膜に特徴的な消毒薬は、中水準消毒薬のポビドンヨードである。

Ans.　4、5

▌Point▌
　すべての細菌を死滅させる滅菌、特定の細菌を殺す殺菌、また細菌の活動を弱めることを消毒という。主な消毒薬の殺菌スペクトルや消毒薬の使用領域は必須である。また、物理的滅菌法について代表的なものは覚えておこう。

一般問題（薬学理論問題）【衛生】

問119 75歳以上のサルコペニア（加齢性筋肉減少症）の高齢者160名を対象に健康教育を行うとともに、4つのグループに無作為に分類して筋力トレーニング（筋トレ）、ロイシン高配合の必須アミノ酸のサプリメント摂取（サプリ摂取）を定期的に行いながら追跡調査を行った。3ヶ月後、膝関節伸展筋力を指標としてサルコペニアが改善した者と改善しなかった者に分けたところ、以下の表の結果となった。また、3ヶ月後の膝関節伸展筋力の変動（%）を調べて図に示した。

群	膝関節伸展筋力		合計（人）
	改善しない（人）	改善した（人）	
健康教育＋筋トレ＋サプリ摂取	28	12	40
健康教育＋筋トレ	33	7	40
健康教育＋サプリ摂取	35	5	40
健康教育のみ	37	3	40

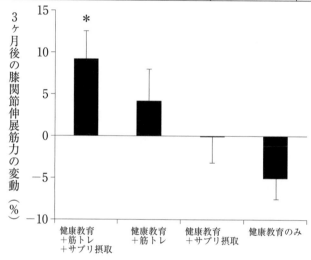

3ヶ月間の膝関節伸展筋力の変動（%）の平均 ± 標準偏差
＊は健康教育のみに比べて有意差あり
（日本老年医学会誌 49, 726-730, 2012 よりデータを一部改変）

サルコペニア及びこの疫学研究に関する記述のうち、正しいのはどれか。2つ選べ。

1 サルコペニアは、ロコモティブシンドローム（運動器症候群）と同様に、将来介護が必要となる要因の一つである。
2 「健康教育＋筋トレ」群よりも「健康教育＋サプリ摂取」群の方が、「健康教育のみ」群に対するサルコペニアの相対危険度は小さい。
3 「健康教育＋筋トレ＋サプリ摂取」群の、「健康教育のみ」群に対するサルコペニアの相対危険度は、約0.76である。
4 この図から、筋トレよりもサプリ摂取を行う方が、膝関節伸展筋力の改善効果が高いことがわかる。
5 この疫学研究方法は、コホート研究である。

▌Approach▌　介入研究に関する問題

▌Explanation▌

　　この研究は、サルコペニア（加齢性筋肉減少症）の高齢者（75歳以上）160名を無作為に4グループに分類して、健康教育、定期的な筋トレやサプリ摂取の影響を追跡調査した介入研究である。

1　○　超高齢社会では、高齢者のフレイル（加齢により筋力や認知機能等が低下した状態）による要介護者の増加が見込まれている。フレイルの要因は、身体的要因としてサルコペニアやロコモティブシンドローム（運動器症候群）、精神的要因としてうつ病や認知症、社会的要因として孤独や閉じこもりなどがある。

2　×　膝関節伸展筋力が改善しなかった率（罹患率）

　　　　　　「健康教育＋筋トレ＋サプリ摂取」群　　28（人）÷ 40（人）＝ 0.700

　　　　　　「健康教育＋筋トレ」群　　　　　　　　33（人）÷ 40（人）＝ 0.825

　　　　　　「健康教育＋サプリ摂取」群　　　　　　35（人）÷ 40（人）＝ 0.875

　　　　　　「健康教育のみ」群　　　　　　　　　　37（人）÷ 40（人）＝ 0.925

　　　「健康教育＋筋トレ」群の「健康教育のみ」群に対する相対危険度

　　　　　0.825 ÷ 0.925 ＝ 0.892

　　　「健康教育＋サプリ摂取」群の「健康教育のみ」群に対する相対危険度

　　　　　0.875 ÷ 0.925 ＝ 0.946

　　　「健康教育＋筋トレ」群（相対危険度0.892）よりも「健康教育＋サプリ摂取」群（相対危険度0.946）の方が、「健康教育のみ」群に対する相対危険度は大きい。

3　○　「健康教育＋筋トレ＋サプリ摂取」群の「健康教育のみ」群に対する相対危険度は、約0.76である。　0.700 ÷ 0.925 ＝ 0.757 ≒ 0.76　（設問2の解説参照）

4　×　図より、筋トレは有意ではないものの膝関節伸展筋力の改善傾向が見られる。筋トレにサプリ摂取を加えると、有意な改善が認められている。一方、サプリ摂取はほとんど改善効果を示していない。これらのことから、筋トレには膝関節伸展筋力の改善があることが言える。筋トレよりも筋サプリ摂取の方が、改善効果が高いとは言えない。

5　×　介入研究にあたる。

Ans.　1、3

▌Point▌

　　相対危険度は要因非曝露群の罹患率に対する要因曝露群の罹患率の比で求めるが、この罹患率を膝関節伸展筋力が改善しなかった率とすることに気づけば平易な問題である。また、健康寿命を延ばすためには、生活習慣病などの予防と治療だけでなく、高齢者のフレイルを予防することが重要であることを知っておきたい。

> **問 120** 「21 世紀における国民健康づくり運動（健康日本 21）」に関する記述のうち、誤っているのはどれか。1 つ選べ。
> 1 こころの健康づくりのため、メンタルヘルスに関する措置を受けられる職場の割合が増加することを目標としている。
> 2 健康増進法は、健康日本 21 の推進、健康づくり、生活習慣病の予防に対する施策を講じるために施行された。
> 3 栄養・食生活の改善のため、食塩摂取量の減少や野菜・果物摂取量の増加を目標としている。
> 4 2013 年から開始された健康日本 21（第二次）においては、感染性疾患の対策を講じることが追加された。
> 5 健康日本 21（第二次）では、健康寿命の延伸と健康格差の縮小が目標となっている。

▐Approach▐ 健康日本 21 および健康増進法に関する問題

▐Explanation▐

1 ○ こころの健康づくりのために、自殺者の減少、気分障害・不安障害に相当する心理的苦痛を感じている者の割合の減少、メンタルヘルスに関する措置を受けられる職場の割合の増加、小児人口 10 万人あたりの小児科医・児童精神科医の割合の増加を目標としている。

2 ○ 健康増進法は、栄養改善法（2003 年廃止）の内容を引き継ぎながら、国民保健の向上を目的として、健康日本 21 の推進、健康づくり、生活習慣病予防（栄養改善、運動、喫煙、飲酒などの生活習慣の改善）に対する施策を講じていくために、2003 年 5 月に施行された。

3 ○ 栄養・食生活の改善のため、適正体重を維持している者の増加（肥満、やせの減少）、適切な量と質の食事をとる者の増加、共食の増加（食事を 1 人で食べる子どもの割合の減少）、食品中の食塩や脂肪の低減に取り組む食品企業および飲食店の登録の増加、利用者に応じた食事の計画、調理および栄養の評価、改善を実施している特定給食施設の割合の増加などを目標としている。

4 × 健康日本 21（第二次）では、①健康寿命の延伸と健康格差の縮小、②主要な生活習慣病の発症予防と重症化予防、③社会生活を営むために必要な機能の維持及び向上、④健康を支え、守るための社会環境の整備、⑤栄養・食生活、身体活動・運動、休養、飲酒、喫煙及び歯・口腔の健康に関する生活習慣及び社会環境の改善を主な目標としており、この中に感染性疾患の対策は含まれていない。

5 ○ 記述の通り（設問 4 の解説参照）。

Ans. 4

▐Point▐

わが国の健康増進政策の歴史、健康日本 21 の最終評価で明らかになった達成項目と未達成項目を踏まえて、引き続き施行された健康日本 21（第二次）の目標をおさえておくことが必要である。

問 121　我が国における性感染症に関する記述のうち、正しいのはどれか。**2つ選べ。**
1　尖圭コンジローマは、ヒトパピローマウイルスによって引き起こされる。
2　定点把握報告の対象となっている性感染症のうち、膣カンジダ症が最も報告数が多い。
3　淋菌感染症の報告数は、公衆衛生の向上により減少し、平成25年以降は感染の報告がない。
4　B型肝炎は、母子感染に加え、性的接触によっても起こる。
5　感染症法*では、梅毒への対応として特定職種への就業が制限されている。
　*感染症の予防及び感染症の患者に対する医療に関する法律

■Approach■　性感染症と感染症法の対応・措置に関する問題
■Explanation■
1　○　尖圭コンジローマの病原体はヒトパピローマウイルス（HPV）である。尖圭コンジローマは、自覚症状は乏しいが、外陰部腫瘤の触知、違和感、帯下の増量、掻痒感、疼痛が初期症状として現れることが多く、淡紅色〜褐色角化した隆起性病変が特徴である。
2　×　定点把握疾患（五類感染症）の対象となっている性感染症には、性器クラミジア感染症、性器ヘルペスウイルス感染症、尖圭コンジローマ、淋菌感染症があり、これらの中で最も報告数が多いのは性器クラミジア感染症である。
3　×　定点把握疾患（五類感染症）の対象となっている性感染症はすべて、毎年感染者が報告されている。
4　○　B型肝炎持続感染者の約90%が健康キャリアであり、主に血液を介して感染するが、性行為や母子間での感染もある。
5　×　感染症法において、一類、二類、三類感染症、新型インフルエンザ等感染症、指定感染症および新感染症は特定職種への就業が制限される。

Ans.　1、4

■Point■
　感染症法において、性感染症は五類感染症に分類されている。そのうち、全数把握疾患は後天性免疫不全症候群（AIDS）、B型肝炎、梅毒、アメーバ赤痢、定点把握疾患は性器クラミジア感染症、性器ヘルペスウイルス感染症、尖圭コンジローマ、淋菌感染症である。また、感染症法における感染症の分類に加えて、それらの対応・措置についてもおさえておく必要がある。

問 122　表は、我が国の女性における胃、子宮、大腸、肝臓及び乳房の悪性新生物による死亡数の推移を表したものである。乳房に該当するのはどれか。1つ選べ。

（単位：人）

	昭和55年(1980)	平成2年(1990)	平成12年(2000)	平成22年(2010)	平成29年(2017)	平成30年(2018)
1	19,598	17,562	17,852	17,193	15,481	15,349
2	4,227	6,447	10,379	11,255	9,292	8,893
3	7,015	11,346	16,080	20,317	23,347	23,560
4	4,141	5,848	9,171	12,455	14,285	14,653
5	5,465	4,600	5,202	5,930	6,611	6,800

出典：人口動態統計（厚生労働省）

■ Approach ■　悪性新生物（がん）の部位別死亡数の年次推移に関する問題

■ Explanation ■

1　×　胃
2　×　肝臓
3　×　大腸
4　○　乳房
5　×　子宮

Ans.　4

■ Point ■

　　部位別の悪性新生物の指標としては、部位別死亡数、部位別死亡率、部位別年齢調整死亡率がある。男性および女性における主な悪性新生物の部位別死亡数、部位別死亡率、部位別年齢調整死亡率の年次推移と部位別死亡数（およその数値）を知っておくことが必要である。

問 123　母子感染に関する記述のうち、<u>誤っている</u>のはどれか。1 つ選べ。

1　風しんウイルスは、主に経胎盤感染で胎児に感染し、先天性風しん症候群を引き起こすことがある。
2　妊娠の初期に妊婦がトキソプラズマ原虫に感染した場合、経胎盤感染によって胎児に重篤な症状が引き起こされることがある。
3　先天梅毒は、梅毒トレポネーマを原因菌とし、産道感染を介して新生児に伝播する感染症である。
4　成人 T 細胞白血病の原因ウイルスであるヒト T 細胞白血病ウイルス−1 型（HTLV−1）に妊婦が感染している場合、出生後は人工乳を授乳する。
5　ヒト免疫不全ウイルス（HIV）の母子感染には、経胎盤感染、産道感染及び母乳感染がある。

■ Approach ■　母子感染に関する問題

■ Explanation ■

1　○　風しんウイルスは、主に経胎盤感染により胎児に感染する。妊娠早期（妊娠 8 週まで）に妊婦が罹患（感染）すると、90％の確率で先天性風しん症候群を引き起こす。胎児に現れる症状としては、白内障、心奇形、聴力障害、小頭症、知的障害などがある。風しんは一度罹患する、あるいは生ワクチンを接種すると終生免疫が得られる可能性が高いため、ワクチンを摂取することは重要な予防対策となる。

2　○　トキソプラズマ原虫は、主に経胎盤感染により胎児に感染する。妊婦の初感染で流産や死産、新生児に知的障害などが起こる。予防対策の 1 つとして、ネコやハトなどの糞便との接触を避けることがあげられる。特に、妊婦は動物との濃厚接触を避けることが重要である。

3　×　梅毒の病原体は梅毒トレポネーマであり、妊婦が感染すると、経胎盤感染により胎児に感染し、流産や死産、新生児に先天性梅毒の原因になる。

4　○　成人 T 細胞白血病の病原体であるヒト T 細胞白血病ウイルス−1 型 (HTLV−1) は、母親の母乳から新生児に感染する恐れがある。そのため、妊婦が感染している場合、出生後は母乳ではなく人工乳を授乳する。

5　○　ヒト免疫不全ウイルス (HIV) の母子感染経路は、経胎盤感染、経産道感染、経母乳感染である。

Ans.　3

■ Point ■

感染経路	疾患名	病原体
経胎盤感染	後天性免疫不全症候群（AIDS）	ヒト免疫不全ウイルス（HIV）
	B 型肝炎	B 型肝炎ウイルス（HBV）
	成人 T 細胞白血病（ATL）	成人 T 細胞白血病ウイルス（HTLV-1）
	トキソプラズマ感染症	トキソプラズマ原虫
	風しん	風しんウイルス
	梅毒	梅毒トレポネーマ
	サイトメガロウイルス感染症	ヒトサイトメガロウイルス（CMV）
	パルボウイルス感染症	パルボウイルス
経産道感染	後天性免疫不全症候群（AIDS）	ヒト免疫不全ウイルス（HIV）
	B 型肝炎	B 型肝炎ウイルス（HBV）
	サイトメガロウイルス感染症	ヒトサイトメガロウイルス（CMV）
	淋菌感染症	淋菌
	クラミジア感染症	クラミジア・トラコマチス
	単純疱しん	単純ヘルペスウイルス
	カンジダ感染症	カンジダ・アルビカンス
	B 群溶血性連鎖球菌感染症	B 群連鎖球菌
経母乳感染	後天性免疫不全症候群（AIDS）	ヒト免疫不全ウイルス（HIV）
	B 型肝炎	B 型肝炎ウイルス（HBV）
	成人 T 細胞白血病（ATL）	成人 T 細胞白血病ウイルス（HTLV-1）
	サイトメガロウイルス感染症	ヒトサイトメガロウイルス（CMV）

一般問題（薬学理論問題）【物理・化学・生物／衛生】■■■■■■■■■■■■■■■■

> 問 124-126　ビタミン K は正常な生理機能の維持に不可欠であり、通常は必要量を食品から摂取している。

> **問 124（衛生）**
> 　ビタミン K の摂取及び過不足に関する記述のうち、正しいのはどれか。**2つ**選べ。
> 1　緑色野菜などのビタミン K を多く含む食品の摂り過ぎによる過剰症が知られている。
> 2　肝・胆道疾患では、腸管からの吸収が低下すると、不足しやすい。
> 3　過剰摂取により、頭蓋内出血や消化管出血が起こることがある。
> 4　母乳中に多く含まれるため、母乳を授乳される新生児には不足は起こりにくい。
> 5　発酵食品である納豆は、ビタミン K_2（メナキノン類）を多く含むので、食品からのビタミン K の供給源の一つである。

■Approach■　ビタミン K の特性に関する問題

■Explanation■

1　×　ビタミン K は医薬品としての投与量でも毒性が認められておらず、食事からの摂取で過剰症が生じることはないと考えられる。

2　○　食餌性のビタミン K は、胆汁酸とミセルを形成し、コレステロール吸収にも関係する Niemann-PickC1-like1（NPC1L1）等のトランスポーターを介して小腸上皮細胞に取り込まれる。したがって肝・胆道疾患で胆汁酸の分泌が低下すると、ビタミン K の吸収量も低下する。

3　×　頭蓋内出血や消化管出血はビタミン K の欠乏による血液凝固障害の結果発生する。

4　×　ビタミン K は脂溶性ビタミンではあるが胎盤関門透過性が低く、また母乳中への分泌も少ない。加えて胎児の腸内細菌叢も未発達であることから、新生児はビタミン K 欠乏状態で出生する。新生児のビタミン K 不足による出血（消化管であれば新生児メレナ）を防止する目的で出生直後の新生児にビタミン K を含むシロップ投与が行われる。

5　○　ビタミン K 類縁体のうち、フィロキノン（ビタミン K_1）は黄緑色野菜、海藻類、豆類などに多く含まれ、メナキノン（ビタミン K_2）は食肉、鶏卵、乳製品のほか、特に納豆に豊富に含まれる。納豆菌がビタミン K_2 を産生するためである。ワルファリンを使用する患者については、黄緑色野菜や納豆の多食を控えるなどの注意が求められる。

Ans.　2、5

■Point■

1．一般に脂溶性ビタミンは体内に蓄積されて毒性を生じやすく、また胎盤関門透過性や乳汁への移行性も高いが、ビタミン K は例外である。その一方で、肝臓などで凝固系タンパク質生合成の補因子として作用する場合には、再生・再利用のシステムがあるという代謝上の特質がある。ビタミン K には通常の生理条件下では過剰症は知られておらず、欠乏による出血、骨代謝への影響などが問題視されている。

2．ビタミン K 活性は、フィロキノンよりもメナキノンのほうが高いとされる。しかし生理的摂取量の 90％はフィロキノンである。生体内にはフィロキノンからメナキノンへの変換機構があり、フィロキノンからメナジオン様中間体を経て各組織においてビタミン K 変換酵素（UBIAD1）によってメナキノン-4 に変換されると考えられている。

問 125（物理・化学・生物）

ビタミン K の一種であるビタミン K$_2$（メナテトレノン）に関する記述のうち、誤っているのはどれか。1 つ選べ。

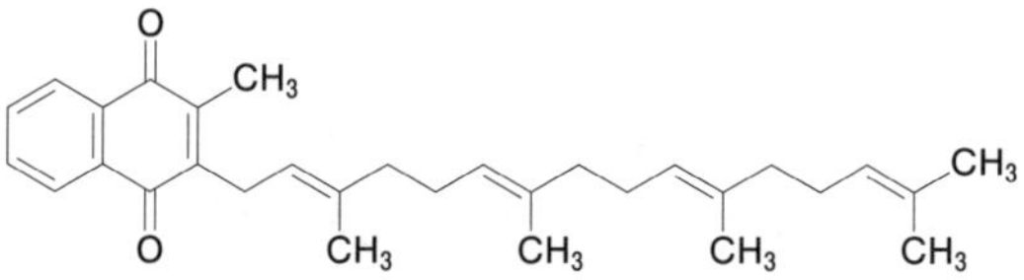

ビタミン K$_2$（メナテトレノン）

1 ヘキサンには極めて溶けやすいが、水にはほとんど溶けない。
2 光によって分解し、着色が強くなる。
3 還元されるとヒドロキノン型になる。
4 赤外吸収スペクトルにおいて、1500 cm^{-1} 付近にカルボニル基に由来する吸収を示す。
5 2-メチル-1,4-ナフトキノンにイソプレン単位で構成されるプレニル基が結合している。

Approach ビタミン K の構造と物性に関する問題

Explanation

1 ○ ビタミン K は脂溶性のビタミンであり、水に溶けにくく有機溶媒に溶けやすい。ゲラニルゲラニル（C20）基のように脂溶性の高い構造があり、脂質に取り込まれやすい。
2 ○ ナフトキノン部分は光に敏感な官能基であるので、分解しやすく、着色しやすい。
3 ○ 下図参照。ナフトキノン部にベンゼン-1,4-ジオール（ヒドロキノン）構造をもつ。
4 × 一般には、カルボニルの吸収位置は 1700 cm^{-1} 付近である。共鳴により C=O 結合が伸びるため低波数側にシフトし、1680 cm^{-1} 付近にカルボニルの吸収帯が現れる。1500 cm^{-1} はかなり低波数である。ベンゼン環の C=C 結合に由来するシグナルがこの辺りにあらわれる。
5 ○ プレニル基が 4 個結合したゲラニルゲラニル基が結合している。

Ans. 4

Point

本品はビタミン K$_2$ メナテトレノンである。以下のゲラニルゲラニル基は炭化水素であり、脂溶性の高い基である。そのため、ヘキサンなどの非極性溶媒に溶けやすい。C10 ユニットをゲラニル基、C15 ユニットをファルネシル基という。一方、ナフトキノンが還元されると以下のヒドロキノン（還元型）となる。

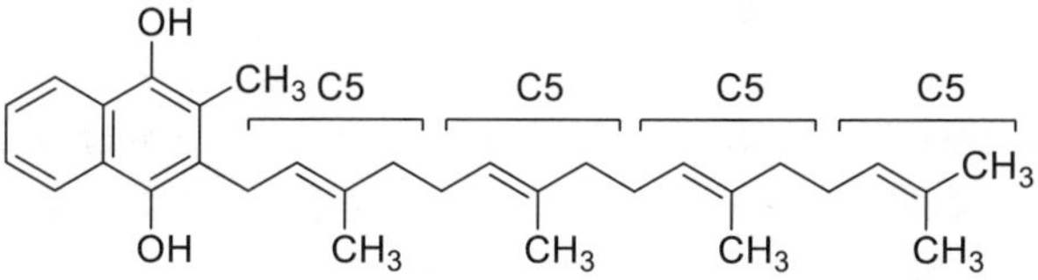

問 126（物理・化学・生物）

ビタミン K の生理作用に関する記述のうち、正しいのはどれか。**2 つ**選べ。

1 ビタミン K は、プロトロンビンの生成に関与する。
2 ワルファリンによりビタミン K 依存性凝固因子の生成が促進される。
3 ビタミン K は、タンパク質のグルタミン酸残基の修飾に関与する。
4 ビタミン K は、デヒドロゲナーゼの補酵素として働く
5 ビタミン K は、骨基質タンパク質オステオカルシンの分解を促進する。

┃Approach┃ ビタミン K の生理作用に関する問題

┃Explanation┃

1 ○ ビタミン K は、肝臓のプロトロンビン生成系において、翻訳後修飾反応に関わっている。具体的にはプロトロンビン前駆体の特定位置にあるグルタミン酸残基を γ-カルボキシルグルタミン酸（Gla）とする反応（Gla 化反応）の補因子として作用する。

2 × ビタミン K は通常肝臓における代謝サイクルが完成されていて、選択肢 1 の解説のような反応系で利用されても再生する。しかしワルファリンはこのビタミン K 代謝サイクルのビタミン K エポキシドレダクターゼ（VKORC1）とビタミン K キノンレダクターゼの両酵素活性を非可逆的に阻害するため、ビタミン K が不足し正常な血液凝固因子の生成が妨げられ、不完全な凝固因子（protein induced by vitamin K absence：PIVKA）のままにすることで抗凝固作用を発揮する。

3 ○ 選択肢 1 の解説参照。

4 × ビタミン K は γ-グルタミルカルボキシラーゼ（ビタミン K 依存的カルボキシラーゼ：GGCX）の補因子である。

5 × オステオカルシンは骨芽細胞の γ-グルタミルカルボキシラーゼにより、ビタミン K 依存性に Gla 化され、活性化される。

Ans. 1、3

┃Point┃

1．γ-グルタミルカルボキシラーゼ（GGCX）のビタミン K 依存性 Gla 化反応の概要
①ビタミン K エポキシド還元酵素（VKOR）の還元作用によるビタミン K のヒドロキノン化
②GGCX がビタミン K ヒドロキノンをビタミン K エポキシドに酸化、同時にタンパク質中の特定のグルタミン酸残基をカルボキシグルタミン酸に修飾する。
③ビタミン K エポキシドは VKOR によってビタミン K に再生される。
※ Gla 化されたタンパク質は Ca^{2+} とキレート形成が可能になる。

2．ワルファリンの作用
　選択肢 2 の解説に示すように、Gla 化反応に関わるビタミン K の再生サイクルを妨げることによってビタミン K 依存性に生成する血液凝固因子の正常な生成を妨害する。ビタミン K の欠乏状態で生成する異常な血液凝固因子は、凝固活性を持たない。
　肝臓でビタミン K 依存性に生成する血液凝固因子：第Ⅱ因子（プロトロンビン）、第Ⅶ因子、第Ⅸ因子、第Ⅹ因子
　肝臓でビタミン K 依存性に生成する生理的凝固抑制因子：protein C、protein S

3．骨代謝とビタミン K
　骨組織における Gla 化タンパク質は、オステオカルシンとマトリックス Gla タンパク質に代表され、カルシウムの恒常性保持に関わっているとされる。

一般問題（薬学理論問題）【衛生】

> 問 127　エネルギー代謝に関する記述のうち、正しいのはどれか。2つ選べ。
> 1　呼吸商とは、二酸化炭素排出量から酸素消費量を差し引いた値である。
> 2　Atwater 係数は、糖質、脂質、タンパク質の物理的燃焼値、消化吸収率及び未利用エネルギーをもとに設定された値である。
> 3　非タンパク質呼吸商は、尿中に排泄される窒素量に窒素係数 6.25 を乗じて求められる。
> 4　基礎代謝基準値は、男女ともに 10 代で最大となる。
> 5　成人の推定エネルギー必要量は、基礎代謝量に身体活動レベルを乗じて求められる。

▌Approach▌　食品のエネルギー代謝に関する問題

▌Explanation▌
1　×　呼吸商とは、二酸化炭素排出量を酸素消費量で除した（割った）値である。除算（割り算）の結果を「商」という。
2　○　Atwater 係数はそれぞれの栄養素が生理的な燃焼で生み出すエネルギーの値であり、物理的燃焼値に消化吸収効率が加味された値である。タンパク質の窒素原子が酸素と結合してエネルギーを生み出す代謝経路はないため、タンパク質の Atwater 係数は未利用エネルギーも考慮された値ということになる。
3　×　非タンパク質呼吸商は、糖質と脂質の燃焼に着目した呼吸商である。尿中に排泄される窒素量に窒素係数 6.25 を乗じることで、体内で燃焼されたタンパク質の量を推定する。
4　×　基礎代謝基準値は体重 1 kg あたりの基礎代謝量のことで、1 歳の乳児が最大である。これに体重を乗じて求められる基礎代謝量は、男性で 10 代後半、女性で 10 代前半が最大となる。
5　○　基礎代謝量は消化管の活動や姿勢制御に関するエネルギーが含まれないため、実際の推定エネルギー必要量を求めるには、基礎代謝量に身体活動レベルという係数を乗じる。身体活動レベルは運動量の少ない人で 1.5、運動量が普通の人で 1.75、激しく運動している人で 2.0 程度である。

Ans.　2、5

▌Point▌
　　尿中に排泄された窒素量から非タンパク質呼吸商を求めさせる問題は出題されていないが、非タンパク質呼吸商は第 100 回問 121 で、その計算に用いる窒素係数は第 99 回問 121 で出題されている。

物理・化学・生物
衛生
薬理
薬剤
病態・薬物　治療
法規・制度・倫理
実務

問 128　図は、体重 70 kg の男性がグルコース 100 g を摂取後に絶食した場合の血中グルコース濃度に基づいた理論的なグルコース消費量の経時変化を示している。図の縦軸はグルコース消費量を、横軸はグルコース摂取後の時間経過をステージⅠ～Ⅳに分けて示している。 A 及び B は血中グルコースの供給源を示す。この図に関する記述のうち、誤っているのはどれか。1 つ選べ。

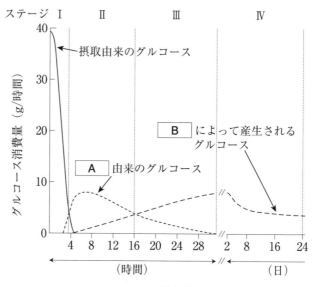

グルコース摂取後の時間経過

Ruderman NB, Annu. Rev. Med. 26:245-258（1975）

1　 A は、グリコーゲンである。
2　 B は、糖新生であり、ステージⅡ、Ⅲでは筋肉においてタンパク質が分解されて生じたアラニンが肝臓に運ばれて起こる。
3　ステージⅢ、Ⅳでは、脂肪組織中のトリアシルグリセロールが血中に放出され、血中トリアシルグリセロール濃度が上昇する。
4　ステージⅣでは、脳でケトン体がエネルギーとして利用される。
5　ステージⅣでは、肝臓だけでなく腎臓においても糖新生が亢進する。

▊Approach▊　飢餓状態における生体エネルギー代謝に関する問題
▊Explanation▊

1　○　摂食由来のグルコースは門脈から肝臓に入り、40％以上が肝臓に取り込まれ、いったんグリコーゲンとして蓄えられたのち、血糖値の状況に応じて徐々に分解され、放出される。

2　○　飢餓状態初期には全身へのグルコース供給は肝グリコーゲンに依存するが、貯蔵量が少なく十数時間内に枯渇する。そのため、骨格筋や赤血球・白血球の解糖系で生じた乳酸やピルビン酸を利用して肝で糖新生が亢進する（Cori cycle）が、全身の糖需要を満たすことができないため、やがて筋肉を中心とした体タンパク質の分解によって生じたアラニンが糖新生に利用されるようになる（グルコース－アラニンサイクル）。

3　×　ステージⅢ、Ⅳ（飢餓状態進行）時期には、エネルギー基質として脂肪が使われるようになる。血中インスリンレベルが低下し、グルカゴン、カテコールアミンレベルが上昇することにより、

脂肪組織のホルモン感受性リパーゼ（Hormone-Sensitive Lipase; HSL）が活性化し、脂肪（トリアシルグリセロール）分解と分解生成物である脂肪酸、グリセロールの血中放出が亢進する。すなわち、血中のトリアシルグリセロールレベルが上がるのではなく、遊離脂肪酸、グリセロール濃度が上がる。

4　○　脳は、血糖がコンスタントに供給される状態では、グルコースの好気的代謝に依存するが、グルコースが欠乏している状態では、ケトン体を利用するようになる。脳は脂肪酸を直接に代謝する能力が低いため、肝臓で合成されて血液中に放出されたケトン体（3-ヒドロキシ酪酸）をアセチル CoA に変換し、好気的代謝系でエネルギー基質として用いる。

5　○　長期の飢餓時には肝に加え腎も糖新生の主要臓器となるが、腎では主にグルタミンやグルタミン酸を基質とした糖新生が行われる。

Ans.　3

‖Point‖

1．肝臓は、血糖調節システムとして機能する。肝臓の糖の取り込みは主に GLUT2 によるので、血中の糖濃度に依存した取り込みと放出が行われる。要時、肝臓のグリコーゲンはホスホリラーゼで加リン酸分解され、最終的にグルコース-6-ホスファターゼの作用で、free グルコースとなって、血中に放出される。

2．骨格筋は最大のグリコーゲン貯蔵臓器であるが、グルコース-6-ホスファターゼを欠くため、直接にグルコースを血糖として放出することはできない。骨格筋のグリコーゲン分解最終産物はグルコース6リン酸であり、解糖系でピルビン酸や乳酸を生成し、肝の糖新生基質として供給する（Cori cycle）。さらに飢餓が深刻化すると骨格筋等でタンパク分解が亢進し、アラニン等のアミノ酸を糖新生基質として用いるようになる。

3．エネルギー基質としての脂肪酸の利用：飢餓が長期化した場合、体タンパクの保持、機能維持のため、エネルギー基質として脂肪酸が利用されるようになる。1分子のトリアシルグリセロールには3分子の脂肪酸が含まれ、1分子のグルコースに比べて大量のアセチル CoA を生成できる。ただし、TCA サイクルの回転速度は遅いので、大量のアセチル CoA を処理しきれず、残余分はケトン体となり、ケトン体は飢餓時の脳、心臓等で利用される。なお、脂肪分解で生じたグリセロールは糖新生に用いられる。

生物・化学・物理

衛生

薬理

薬剤

病態・薬物　治療

法規・制度・倫理

実務

問 129 食品に含まれる有害物質A〜Eに関する記述のうち、正しいのはどれか。1つ選べ。

A   B   C

D   E

1　Aは、魚肉や魚卵に含まれるジメチルアミンが胃内で亜硝酸と反応することにより生成する。

2　Bは、肉や魚の加熱により生成し、シトクロム P450 及びアセチルトランスフェラーゼにより
　代謝されて変異原性を示す。

3　Cは、輸入ピーナツに付着した *Aspergillus flavus* が産生する発がん物質である。

4　Dは、神経毒性を有し、じゃがいもを高温で加熱調理することで生成する。

5　Eは、魚のくん製に含まれる発がん物質である。

■ Approach ■　食品中の汚染物質に関する問題

■ Explanation ■

1　×　Aはアクリルアミドモノマーである。神経毒性を有し、じゃがいもを高温で加熱調理することで生成する。アスパラギン酸と糖（カルボニル化合物）の反応で生じる。

2　○　Bは複素環アミン（ヘテロサイクリックアミン）の一種である Trp−P2 であり、肉や魚の加熱により生成し、シトクロム P450 およびアセチルトランスフェラーゼにより代謝されて変異原性を示す。

3　×　Cは多環芳香族炭化水素の一種であるベンゾ [*a*] ピレンであり、魚のくん製やタバコの煙などに含まれる発がん物質である。

4　×　Dはジメチル *N*−ニトロソアミンであり、魚肉や魚卵に含まれるジメチルアミンが胃内で亜硝酸と反応することにより生成する。

5　×　Eはアフラトキシン B_1 であり、輸入ピーナッツその他の熱帯産の穀物に付着した *Aspergillus flavus* が産生する発がん物質である。

Ans.　2

■ Point ■

　　構造式を見分けるポイントを解説する。

　化合物A：構造式左側のエチレン構造は、塩化ビニルなど合成樹脂のモノマーに多い。構造式右側のアミノ基が付いていないものをアクリル酸といい、アクリル酸のアミドであるのでアクリルアミドという。エチレン部分が重合することでアクリル樹脂が作られる。アクリル樹脂の食器からアクリルアミドモノマーが溶出するとは考えにくいが、アクリルアミドモノマーはジャガイモの高温加熱で生成するため、食品分野でも重要である。

　化合物B：複素環アミン（ヘテロサイクリックアミン）の「複素環（ヘテロサイクリック）」とは、

炭素原子と水素原子の他の元素（具体的には窒素原子）を含んだ環状化合物であることを示す。Trp−P2 は食品が加熱される際にトリプトファンからメイラード反応を含む複雑な機構を介して生じる。その他にも Glu−P2 など数種の物質があるが、構造式の細かい点は判別できなくてよい。発がん性の原因になっているのは複素環であることよりも、芳香族アミンであることに起因する（詳しくは毒性学の項目および複素環アミンではないが芳香族アミンの発がん機構について出題された問 135 選択肢 1 を参照のこと）。

化合物 C：多環芳香族炭化水素はベンゼン環が多数接続した構造をしている。なかでもよく知られているのがベンゾ[a]ピレンである。ベンゾ[a]ピレンでなくても、同様の機構で発がん性を有する。

化合物 D：−NO₂ をニトロ基というように、−NO をニトロソ基という。亜硝酸（HNO_2 すなわち H−O−N=O）がアミンの N 原子と反応することで、アミンの N 原子上にニトロソ基がついた構造を「N−ニトロソアミン」と表す。

化合物 E：アフラトキシンは構造式左側の酸素原子を含む五角形構造（フラン）が 2 つつながっていること（ビスフラン構造）が特徴的である。

問 130 「食の安全性」を確保するための法制度に関する記述のうち、正しいのはどれか。2 つ選べ。
1 食品安全基本法において、消費者は食の安全性に積極的役割を果たすことが求められている。
2 食品衛生法において、食品に触れる器具、容器包装、洗浄剤、及び乳幼児が口にするおもちゃは規制・措置の対象とはならない。
3 HACCP とは、食品製造における最終製品の抜き取り検査による衛生管理の方法である。
4 食品表示法において、厚生労働大臣により食品に関する表示の基準が定められている。
5 食品表示法において、食物アレルギーの発症数が多い、あるいは症状が重篤となる 7 品目を特定原材料と定め、表示を義務付けている。

▌Approach▐ 食の安全を守る法制度に関する問題
▌Explanation▐
1 ○ 食品安全基本法では、国、自治体、事業者に加えて消費者も積極的役割を果たすことが求められている。
2 × 食品衛生法では食品に触れる器具・容器包装等についても規制の対象であり、ガラス製食器や陶磁器製食器に含有される金属元素や缶詰からの金属の溶出、プラスチック製食器の成分等についても規定がある。
3 × HACCP（ハサップ）は危害要因分析重要管理点と訳される。食品製造工程で食中毒を防止するために、最終製品の管理に加えて、工程のうちの重要点も管理の対象に含めるという衛生管理の方法である。
4 × 食品表示法において食品に関する表示の基準が定められているが、担当は厚生労働省ではなく消費者庁である。
5 ○ 乳、卵、小麦、蕎麦、落花生、エビ、カニの 7 品目を特定原材料と定めて、表示を義務付けている。他に「特定原材料に準じるもの」として表示を推奨している品目もある。

Ans. 1、5

▌Point▐

　　HACCP は、国連食糧農業機関（FAO）と世界保健機関（WHO）の合同機関である食品規格委員会（Codex 委員会）から発表され、各国にその採用を推奨している国際的に認められた衛生管理の手法であり、2020 年 6 月から原則として全ての食品事業者に HACCP が義務化された（1 年間の猶予期間が設けられ、2021 年 6 月に完全義務化）。最終製品の品質を管理することに加えて、製造工程も管理することで、最終製品の品質を確実にする。ただし、製造工程の全てを管理するのはコストがかかりすぎるため、食中毒の原因を解析（hazard analysis；HA）し、重要な工程（critical control point；CCP）を管理するという仕組みである。

問 131　化学物質の主な有害作用に関する記述のうち、正しいのはどれか。2 つ選べ。
1　塩化ビニルモノマーは、膀胱がんを引き起こす。
2　フェニトロチオンは、近位尿細管細胞に蓄積して腎障害を引き起こす。
3　アスベストは、肺がんや悪性中皮腫の原因となる。
4　ベンジジンは、造血機能障害を引き起こす。
5　シアン化水素は、シトクロムオキシダーゼを阻害して細胞呼吸を停止させる。

▌Approach▐　化学物質の有害作用に関する問題

▌Explanation▐

　1　×　塩化ビニルモノマーはシトクロム P450 により代謝されエポキシドとなり、肝血管肉腫を引き起こす。

　2　×　フェニトロチオンは有機リン系殺虫剤で、シトクロム P450 によりオクソン体となりアセチルコリンエステラーゼを阻害する。軽症急性中毒では消化器症状などムスカリン症状、重症では筋線維束性れん縮などニコチン症状が生じる。

　3　○　断熱材や絶縁材に用いられたアスベストのばく露は、長期にわたる潜伏期間の後に、肺がんや悪性中皮腫を引き起こす。

　4　×　染料に用いられたベンジジンは代表的な発がん性芳香族アミンで、シトクロム P450 による *N*–水酸化とそれに引き続く *O*–アシル化（アセチル化、硫酸化）さらに *N*–アシル化により生じる不安定物質が分解して反応性のニトレニウムイオンが生じ、DNA を修飾する。ベンジジンは膀胱がんや肝がんを引き起こす。

　5　○　シアン化水素はミトコンドリア電子伝達系の複合体Ⅳを構成するシトクロムオキシダーゼを阻害して、呼吸鎖を停止させる。

Ans.　3、5

▌Point▐

　　有害性化学物質とその特徴的な標的臓器を次に示す。

標的臓器	有害化学物質	代謝活性化	毒性代謝物	臓器障害
肝臓	アセトアミノフェン	CYP による N-水酸化反応	N-アセチル-p-キノンイミン体	中毒性肝障害
	四塩化炭素	CYP による還元反応	トリクロロメチルラジカル	中毒性肝障害
	ハロタン	CYP による還元反応	ラジカル代謝物	中毒性肝障害（軽症）
		CYP によるアルキル水酸化反応	トリフルオロ酢酸	劇症肝炎（アレルギー性肝障害）
	ブロモベンゼン	CYP によるエポキシ化	エポキシ体	中毒性肝障害
	塩化ビニル	CYP によるエポキシ化	エポキシ体	肝血管肉腫
	アフラトキシン B$_1$	CYP によるエポキシ化	エポキシ体	肝がん
	ジメチルニトロソアミン	CYP による N-脱メチル化	メチルカチオン	肝がん
胆管	1,2-ジクロロプロパン	グルタチオン抱合（胆管上皮）	エピスルホニウムイオン	胆管がん
骨髄	ベンゼン	CYP による水酸化（肝）、ミエロペルオキシダーゼによる還元（骨髄）	ベンゾキノンラジカル	再生不良性貧血、白血病
腎臓	カドミウム	近位尿細管上皮細胞への蓄積	代謝活性化なし	近位尿細管壊死
	ヘキサクロロブタ-1,3-ジエン	グルタチオン抱合	活性チオール体	近位尿細管壊死
	エチレングリコール	アルコール脱水素酵素、アルデヒド脱水素酵素	シュウ酸カルシウム	腎後障害（遠位尿細管で析出）
膀胱	発がん性芳香族アミン（ベンジジン、o-トルイジンなど）	CYP による N-水酸化、NAT あるいは SULT によるアセチル抱合、硫酸抱合	ニトレニウムイオン	膀胱がん（物質により肝がんが生じる場合もある）
肺	パラコート	一電子還元反応	パラコートラジカル	肺線維症
眼	メタノール	アルコール脱水素酵素、アルデヒド脱水素酵素	ギ酸	網膜細胞、視神経細胞障害（失明）

衛生

問 132 覚醒剤に関する記述のうち、誤っているのはどれか。1 つ選べ。

1 メタンフェタミンは、アンフェタミンのアミノ基がメチル化されたものである。

2 摂取を中断しても、摂取時と同様の精神症状が現れるフラッシュバックがみられることがある。

3 摂取を中断すると、身体依存性が強く現れる。

4 中枢神経を興奮させ、発汗、悪心、けいれんなどの症状が現れる。

5 摂取の確認には、尿や毛髪中の未変化体を調べる。

■ Approach ■ 覚醒剤に関する問題

■ Explanation ■

1 ○ メタンフェタミンの IUPAC 名は N-メチル-1-フェニルプロパン-2-アミンで、アンフェタミン（1-フェニルプロパン-2-アミン）の N-メチル体である。

2 ○ 覚醒剤の長期乱用者では、中断後にしばしばフラッシュバックが生じる。

3 × 覚醒剤は典型的な精神興奮薬で、精神依存性は非常に強いが身体依存性は比較的弱い。一方、モルヒネに代表される精神抑制薬は精神依存性だけでなく身体依存性も強い。

4 ○ 覚醒剤は主にシナプスからのモノアミンの放出を促進し、前膜での再取り込みを阻害することにより間隙中のモノアミン量を増加させ、中枢興奮作用を引き起こす。

5 ○ 日本で乱用される覚醒剤は主にメタンフェタミンである。メタンフェタミンは一部アンフェタミンや芳香環水酸化体に代謝されるが、多くは未変化体として尿中に排泄される。また、毛髪に移行するため、毛髪は過去の覚せい剤使用を証明する目的で用いられている。

Ans. 3

■ Point ■

わが国の薬物事犯に占める覚醒剤事犯の検挙人数は大麻や麻薬・向精神薬事犯と比べて依然高く、覚醒剤が大きな社会問題となっている構図は変わっていない。最近の薬物事犯検挙人数の推移を表した図1からは、一見、覚醒剤事犯の人数が減少しているようにもみえるが、薬物押収量は最近急速に増加しており（図2）、広く覚醒剤が違法薬物市場に流通していることをうかがわせる。覚醒剤事犯の検挙者は中高年層が大半を占めており、再犯が目立つ。また、大麻事犯の検挙人数は、ここ5年ほど一貫して増加しており（図1）、特に若年層の乱用が目立っている。さらに、これまでほとんど目立っていなかったコカイン押収量が急速に伸びており（図2）、今後注意が必要である。

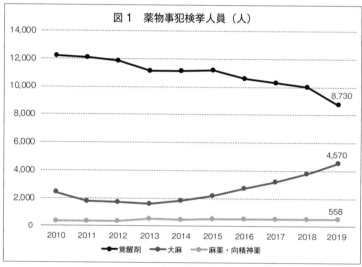

（厚生労働省ホームページ内「薬物乱用対策」資料より作成）

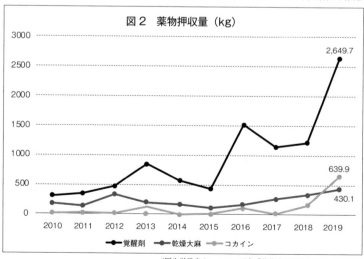

（厚生労働省ホームページ内「薬物乱用対策」資料より作成）

■生物・化学・
衛生
薬理
薬剤
病態・薬物　治療
法規・制度・　倫理
実務

問 133　毒性試験に関する記述のうち、誤っているのはどれか。1 つ選べ。
1　一般毒性試験は、単回投与毒性試験と反復投与毒性試験に大別される。
2　反復投与毒性試験は、50%致死量（LD_{50}）を求めるのに利用される。
3　遺伝毒性試験のうち、小核試験では染色体異常を検出する。
4　催奇形性試験では、被験物質を妊娠中の母動物に投与した時の胎仔の発生及び発育に対する影響を観察する。
5　発がん性試験では、動物に被験物質を長期にわたって連続投与し、悪性腫瘍の発生の有無を観察する。

■Approach■　毒性試験に関する問題
■Explanation■
1　○　毒性試験には一般毒性試験と特殊毒性試験があり、一般毒性試験は単回投与毒性試験と反復投与毒性試験からなる。また、特殊毒性試験には、生殖・発生毒性試験、がん原性試験、遺伝毒性試験、依存性試験などがある。
2　×　LD_{50} を求めるのに利用されるのは単回投与毒性試験である。
3　○　遺伝毒性試験には、DNA 損傷性、遺伝子突然変異誘発性、染色体異常誘発性を検出する試験がある。DNA 損傷性を指標とする試験にはさらに DNA 損傷自体を検出するコメットアッセイ、DNA 修復異常を検出する rec アッセイなどがある。遺伝子突然変異誘発性の代表的な試験として Ames 試験がある。染色体異常誘発性を検出する試験には、小核試験の他に染色体異常試験などがある。
4　○　生殖・発生毒性試験では、妊娠前後の期間、器官形成期、周産・授乳期に被験薬を投与し、妊娠の成立、胎児の生育、催奇形性の有無、生後の発育などを調べる。このうち、妊娠中、特に器官形成期に投与して発生や発育に対する影響を観察する試験を催奇形性試験という。
5　○　反復投与毒性試験、遺伝毒性試験で発がん性が疑われるものや臨床で長期、大量に使用される場合には、発がん性試験（がん原性試験）が実施される。

Ans.　2

■Point■
　反復投与毒性試験では無毒性量（NOAEL）が求められ、それをもとにヒトでの安全量である許容 1 日摂取量（ADI）が設定される。
　　ADI ＝ NOAEL ÷ 100（安全係数：種差 10 ×個体差 10）
　一方、農薬ではヒトが被検物質を経口摂取した場合に、24 時間以内に悪影響を示さないと推定される摂取量として急性参照用量（ARfD）が設定される。ARfD は単回投与毒性試験から求めた NOAEL をヒトに外挿して算出される。
　　ARfD ＝ NOAEL（単回投与毒性試験）÷ 100（安全係数）
　農薬の残留基準値は、ADI と ARfD を考慮して決定される。

問 134 「化学物質の審査及び製造等の規制に関する法律（化審法）」の第一種特定化学物質はどれか。
2 つ選べ。

1
Cl$_m$　Cl$_n$

2
Cl$_m$　Cl$_n$

3
Cl$_m$　Cl$_n$

4
Cl
Cl
Cl
O
NO$_2$

5
Cl$_m$　Cl$_n$

m, n は塩素の数を表す。

■ Approach ■　化審法に関する問題

■ Explanation ■

1　×　ポリ塩化ジベンゾジオキシンは非意図的生成物質で、化審法の対象になっていない。

2　×　ポリ塩化ジベンゾフランはダイオキシン類であり、ポリ塩化ジベンゾジオキシン同様に化審法の対象外である。

3　○　ポリ塩化ビフェニル（PCB）はかつて絶縁油などとして用いられ、カネミ油症を引き起こした。この問題が契機となって、化審法が制定された。PCB 類似の物理化学的性質（難分解性、高蓄積性）を持ち、ヒトへの長期毒性や生態毒性を示す物質が化審法第 1 種特定化学物質として指定されている。

4　×　ジフェニルエーテル系除草剤のクロルニトロフェンは、かつて田畑に大量に用いられた化学物質で、不純物としてダイオキシン類を含有していた。化審法で指定を受けていない一般化学物質である。

5　○　ポリ塩化ナフタレンはかつて機械油などとして用いられた化学物質で、化審法第 1 種特定化学物質に指定されている。

Ans.　3、5

■ Point ■

代表的な化審法第 1 種特定化学物質を以下にまとめる。

物質名	過去の用途	代表的な化学構造
ポリ塩化ビフェニル（PCB）	絶縁油	(Cl)m　(Cl)n
ポリ塩化ナフタレン（PCN）	機械油	(Cl)m　(Cl)n
ヘキサクロロベンゼン（HCB）	殺虫剤等原料	

アルドリン・ディルドリン・エンドリン	殺虫剤	
DDT	殺虫剤	
クロルデン・ヘプタクロル	白アリ駆除剤	
ビス（トリブチルスズ）オキシド（TBTO）	船底塗料等	
2,4,6-トリ-*tert*-ブチルフェノール	酸化防止剤	
ヘキサクロロシクロヘキサン	殺虫剤	
ヘキサクロロブタ-1,3-ジエン	溶媒	
ペンタクロロフェノール（PCP）	除草剤、木材保護材	

物理・化学・生物

衛生

薬理

薬剤

病態・薬物治療

法規・制度・倫理

実務

> **問 135** 発がん物質の代謝活性化に関する記述のうち、正しいのはどれか。<u>2つ選べ</u>。
> 1 *o*-トルイジンは、シトクロム P450 によりヒドロキシルアミン体となり、さらにアセチル化反応により活性化される。
> 2 サイカシンは、ベンジルアルコール型代謝物のエステルに活性化される。
> 3 スチレンは、シトクロム P450 によりスチレンオキシドに活性化される。
> 4 ビス（クロロメチル）エーテルは、グルタチオン抱合により活性化される。
> 5 ナイトロジェンマスタードは、酸化的代謝反応で生じるアルキルジアゾヒドロキシドに活性化される。

■ Approach ■ 発がん物質の代謝活性化に関する問題

■ Explanation ■

1 ○ *o*-トルイジンは発がん性芳香族アミンで、シトクロム P450 による *N*-水酸化と引き続くアセチル抱合または硫酸抱合により活性化される。

2 × サイカシンはソテツに含まれる発がん性配糖体で、腸内細菌の *β*-グリコシダーゼにより加水分解されてメチルアゾキシメタノールとなり、さらにメチルジアゾヒドロキシドを経てメチルカチオンとなって DNA をメチル化する。

3 ○ スチレンは国際がん研究機関（IARC）で 2A（ヒトに対しておそらく発がん性を示す）に指定されている。シトクロム P450 によりスチレンオキシドとなり活性化される。

4 × ビス（クロロメチル）エーテルは、代謝活性化を必要としない 1 次発がん物質である。

5 × ナイトロジェンマスタードは代表的な 1 次発がん物質である。代謝によりアルキルジアゾヒドロキシドが生成するものとしては、ジメチルニトロソアミンとサイカシンがある。

Ans. 1、3

■ Point ■

発がん物質の代謝活性化のパターン

発がん物質	代謝酵素	活性本態
塩化ビニルモノマー	シトクロム P450	エポキシド
アフラトキシン B_1	シトクロム P450	エポキシド
ベンゾ［*a*］ピレン	シトクロム P450 エポキシドヒドロラーゼ	7, 8-ジオール-9, 10-エポキシド
ジメチルニトロソアミン	シトクロム P450	メチルカチオン
サイカシン	シトクロム P450	メチルカチオン
発がん性芳香族アミン、芳香族ニトロ化合物（2-ナフチルアミン、ベンジジン、アミノフルオレン、Trp-P-1、1-ニトロピレンなど）	シトクロム P450 *N*-アセチル転移酵素 硫酸転移酵素	ニトレニウムイオン

問 136 電離放射線の防御に関する記述のうち、正しいのはどれか。**2つ選べ。**

1 防御の3原則である「時間」、「距離」、「遮へい」は、内部被曝の低減を目的としている。
2 α線はX線やγ線に比べて電離作用が強いので、外部被曝の危険性が高い。
3 ^{32}P から放出されるエネルギーの強い β⁻線を遮へいする場合は、鉛板や鉛ブロックを用いる。
4 安定ヨウ素剤は、甲状腺への ^{131}I の蓄積を防ぐために投与される。
5 放射性同位体を摂取した後、体内の放射線量が半分になるまでの期間を有効半減期という。

▐ Approach ▐ 電離放射線を防御する方法に関する問題

▐ Explanation ▐

1 ×　放射線防護の3原則、すなわち（1）線源と人体の間に遮へいを置く、（2）線源と人体の間に距離をとる、（3）被曝する時間を短くする、というのは外部被曝を低減することを目的としている。

2 ×　α線は強いプラスの電気を帯び電離作用が強いが、透過作用はX線やγ線に比べて低い。α線は紙1枚程度で遮断できるため、外部被曝の危険性は低い。

3 ×　β線はアルミ箔などの薄い金属膜や金属板、プラスチック板などで遮断できる。鉛板や鉛ブロックで遮へいする必要があるのはγ線である。

4 ○　安定ヨウ素剤は、放射能をもたないヨウ素（ヨウ化カリウム）を含む薬剤である。^{131}I の摂取が予測される24時間前、または曝露後であっても4時間以内に服用し、甲状腺にヨウ素を蓄積させておくことで、曝露された ^{131}I のほとんどを体外へ排出させる効果がある。

5 ○　体内に取り込まれた放射性物質からの放射能が半分になるまでに要する時間は有効半減期または実効半減期（Te）と呼ばれ、物理学的半減期（Tp）と生物学的半減期（Tb）が関与する。Te、Tp、Tb の間には　$1/Te = 1/Tp + 1/Tb$　の関係が成り立つ。

Ans. 4、5

▐ Point ▐

衛生の領域では、毎年1～2問、電離放射線に関する内容が出題されている。α線・β線・γ線の透過性、単位の違い、実効（有効）半減期・物理学的半減期・生物学的半減期の各定義とともに、外部・内部被ばくにおける影響と防御方法、確定的影響と確率的影響、急性障害と晩発性障害などの生体影響に関係した内容は頻出事項である。

問 137 化学物質の環境内動態に関する記述のうち、正しいのはどれか。**2つ選べ。**

1 生物濃縮の程度を示す指標である濃縮係数は、化学物質の環境中濃度と生体内濃度の差で表される。
2 1-オクタノール / 水分配係数が小さい化学物質ほど、生物濃縮されやすい。
3 生物濃縮には、直接濃縮と間接濃縮があり、後者は食物連鎖によって引き起こされる。
4 直鎖型アルキルベンゼンスルホン酸は、分岐型のものに比べ環境中の微生物による分解を受けにくい。
5 DDT（ジクロロジフェニルトリクロロエタン）及びその代謝物は、動物の脂肪組織に残留しやすい。

▐ Approach ▐ 化学物質の環境内動態に関する問題

■ Explanation ■

1　×　生物濃縮の程度を示す濃縮係数は、化学物質の生体内濃度を環境中濃度で除した値で表される。

2　×　1-オクタノール / 水分配係数が大きい化学物質ほど、生物濃縮されやすい。

3　○　間接濃縮は、食物連鎖などを通じてエサの摂取により栄養素や化学物質が濃縮されることをさす。

4　×　直鎖型アルキルベンゼンスルホン酸は、分岐型のものに比べて環境中の微生物によって分解されやすい。

5　○　DDT、PCB、ダイオキシンなど脂溶性が高い物質は、動物の脂肪組織に蓄積されやすい。

Ans.　3、5

■ Point ■

　1-オクタノール / 水分配係数が大きい脂溶性物質は、生体内に蓄積されやすく、濃縮係数が高い。このような物質は食物連鎖を通じて生物濃縮を起こしやすい。海洋性の藻類では臭素、ヨウ素、クロムなどを濃縮することが知られているほか、DDT、PCB、ダイオキシンなどの化学物質も高濃度の濃縮が起こる。食物連鎖の高次に位置する生物でより高濃度に濃縮（数千倍から数万倍）され、その生物に影響を及ぼす。

問 138　地球環境問題とそれに対する国際的な取組の組合せとして、正しいのはどれか。2つ選べ。

	地球環境問題		国際的な取組
1	オゾン層の破壊	・・・	ロンドン条約
2	地球温暖化	・・・	パリ協定
3	水銀による汚染	・・・	水俣条約
4	海洋汚染	・・・	京都議定書
5	酸性雨	・・・	ストックホルム条約

■ Approach ■　地球環境の保全に関する国際的な取組に関する問題

■ Explanation ■

1　×　オゾン層の保護を目的として、ウィーン条約、モントリオール議定書がある。ロンドン条約は、海洋の汚染を防止することを目的として、陸上発生廃棄物の海洋投棄や、洋上での焼却処分などを規制するための国際条約である。

2　○　国連気候変動枠組条約に基づき 2016 年に発効したパリ協定は、京都議定書に代わる、2020年以降の温室効果ガス排出削減等のための新たな国際枠組である。開発途上国も含めた世界共通の長期目標として、産業革命以前に比べた温度上昇を 2℃と目標設定し、1.5℃に抑える努力を追求することを掲げている。

3　○　水俣条約は、水銀及び水銀化合物の人為的な排出から人の健康及び環境を保護することを目的として、2017 年に発効した。

4　×　1の解説参照。京都議定書は地球温暖化対策を目的とする。

5　×　酸性雨の対策として長距離越境大気汚染条約などがある。ストックホルム条約は、残留性有機汚染物質から人の健康と環境を保護することを目的とする。

Ans.　2、3

▌Point▌

主な国際的な取組	キーワード
気候変動枠組条約、京都議定書、パリ協定	地球温暖化対策
ロンドン条約	海洋汚染防止
モントリオール議定書、ウィーン条約	オゾン層破壊防止
長距離越境大気汚染条約	大気汚染物質の排出抑制（酸性雨対策含む）
ストックホルム条約	残留性有機汚染物質の規制
バーゼル条約	有害廃棄物の越境移動の規制
生物多様性条約、カルタヘナ議定書	生物多様性保全、遺伝子組み換え生物の規制
水俣条約	水銀及び水銀化合物の排出からの保護

問 139 大気汚染物質に関する法規制と環境基準に関する記述のうち、誤っているのはどれか。1つ選べ。

1　二酸化硫黄と微小粒子状物質には、環境基準が設定されている。

2　ばい煙の発生施設ごとに国が定める一般排出基準が設定されている。

3　窒素酸化物に対して、有効煙突高さに応じて K 値規制が設定されている。

4　大気中のダイオキシン類に対して、環境基準が設定されている。

5　自動車交通による大気汚染状況に対応するため、特定地域において自動車からの窒素酸化物と粒子状物質の排出量削減が行われている。

▌Approach▌　大気汚染物質の法規制と環境基準に関する問題

▌Explanation▌

1　○　二酸化硫黄、一酸化炭素、微小粒子状物質、浮遊粒子状物質、二酸化窒素、光化学オキシダントは大気汚染に係る環境基準が定められている。

2　○　大気汚染防止法において定められる一般排出基準は、ばい煙発生施設ごとに国が定める基準である。

3　×　有効煙突高さに応じて K 値規制が設定されているのは硫黄酸化物である。大気汚染防止法において、工場・事業場に対する硫黄酸化物規制に用いられ、K 値は地域の大気汚染の状況に基づいて決められる係数であり、この値が小さいほど規制が厳しくなる。

4　○　ダイオキシン類対策特別措置法に基づき、ダイオキシン類による大気の汚染、水質の汚濁（水底の底質の汚染を含む）及び土壌の汚染に係る環境基準が設定されている。

5　○　自動車 NOx・PM 法は、自動車から排出される窒素酸化物及び粒子状物質の特定地域における総量の削減等に関する特別措置法である。

Ans.　3

▌Point▌

　大気汚染に係る環境基準として、二酸化硫黄、一酸化炭素、微小粒子状物質、浮遊粒子状物質、二酸化窒素、光化学オキシダント、ベンゼン、ジクロロメタン、トリクロロエチレン、テトラクロロエチレン、ダイオキシン類が設定されている。大気汚染防止法では、大気汚染に関して、国民の健康を保護するとともに生活環境を保全することを目的として、「工場及び事業場における事業活動並びに建築物等の解体等に伴うばい煙の規制」、「揮発性有機化合物及び粉じんの排出規制」、「有害大気汚染物質対策の推進」、「自動車排出ガスに係る許容限度」などが定められている。

物理・化学・生物

衛生

薬理

薬剤

病態・薬物治療

法規・制度・倫理

実務

問 140 床面積 36 m²、高さ 2.2 m の部屋がある。1 時間あたり 2 回の換気が行われる場合、この部屋に在室可能な人数は、最大で何名か。1 つ選べ。ただし、1 人あたり 30 m³/h の必要換気量を確保することとする。
1　2
2　3
3　4
4　5
5　6

▌Approach▌　必要換気量の計算に関する問題
▌Explanation▌

　　在室可能な人数を x 人とする。1 人あたり 30 [m³/h] の換気量を確保する場合、必要換気量は $30x$ [m³/h] となる。床面積 36 m²、高さ 2.2 m の部屋の容積は 79.2 [m³] なので、必要換気回数 2 回 /h の場合、必要換気量は 79.2 × 2 = 158.4 [m³/h] となる。

　　したがって、$30x$ = 158.4。これを解くと、$x ≒ 5.2$ [人]

　　最大 5.2 人を収容可能なので、これよりも少ない整数として 5 人となる。

Ans.　4

▌Point▌

　　必要換気量は、部屋の大きさ（容積）や在室人数により異なる。学校環境衛生の基準の二酸化炭素濃度の判定基準（1,500 ppm）に基づいた必要換気量は次式で算出することができる。

　　必要換気量 [m³/h] ＝ 教室の収容人数 [人] × 1 人あたりの必要換気量 [m³/h/ 人]

　　　1 人あたりの必要換気量＝ $C_t － C_0$ 相当の M × 100

　　　M：1 人あたりの二酸化炭素呼出量 [m³/h/ 人]

　　　C_t：二酸化炭素濃度の判定基準（1,500 ppm）

　　　C_0：外気の二酸化炭素濃度 [ppm]　※通常、約 400 ppm

一般問題（薬学理論問題）【法規・制度・倫理】

問 141　過去に重篤な副作用で問題となった医薬品成分のうち、適切な安全対策などを施すことで別の適応症で承認を受けたものがいくつかある。その組合せとして適切なのはどれか。1つ選べ。

	医薬品成分	副作用	別の適応症
1	サリドマイド	四肢奇形	多発性骨髄腫
2	クロロキン	網膜症	髄膜炎
3	ソリブジン	ウイルス性肝炎	帯状疱疹
4	キノホルム	自閉症	アルツハイマー病
5	ゲフィチニブ	間質性肺炎	インフルエンザ

▌Approach▌ 薬害の原因の医薬品成分のドラッグリポジショニングに関する問題

▌Explanation▌

1　○　サリドマイド（グルタミン酸誘導体）は、催眠・鎮静薬として妊婦にも多用された結果、児の四肢奇形（アザラシ肢症）等の障害や死産が報告され、販売中止に至ったが、『適切な安全対策を施すことを条件として、「再発又は難治性の多発性骨髄腫」(2008 年)、「らい結節性紅斑」(2012 年) の適応で承認』された（ドラッグリポジショニング：既存薬の新たな薬効を見出すこと。既承認医薬品の効能追加に該当する）。

2　×　クロロキン（抗マラリア薬、関節リウマチ治療薬）は、誤った慢性腎炎の適応追加（1958 年）の結果、腎疾患者の長期使用による重篤な網膜症（クロロキン網膜症）が発現し、1974 年に製造（現「製造販売」）が中止された。現在、髄膜炎治療薬として承認されている事実はない。なお、構造が類似しているヒドロキシクロロキン硫酸塩が皮膚・全身性エリテマトーデスに適用されているが、網膜症を警戒して眼科医との連携、定期的眼科検査を要するとされる。

3　×　ソリブジン（抗ウイルス薬：チミジンアナログ、帯状疱疹治療薬）は 1993 年 9 月の販売後 1 か月程度で重篤な骨髄抑制 23 例（うち 15 例が死亡）が報告され、同年 11 月に自主回収、1995 年に承認取り下げに至った。この副作用はウイルス性肝炎によるものではなく抗悪性腫瘍薬-FU との薬物相互作用（ソリブジンの代謝産物が 5-FU の代謝酵素を阻害し、5-FU の血中濃度が上昇）によるものである。

4　×　キノホルムは本来外用の消毒薬であったが、整腸剤／下痢止めとして長期内服服用者が増え、1963 年～ 1971 年に 1,100 人以上の健康被害（亜急性脊髄・視神経・抹消障害。SMON）が発生し、販売が中止された。現在、アルツハイマー病治療薬として承認されている事実はない。

5　×　ゲフィチニブは「手術不能又は再発した非小細胞肺癌」の治療薬として 2002 年 7 月に承認された。殺細胞性の抗悪性腫瘍薬ではないとされ、また内服薬であることから安易に使用され、経過中の緊急安全性情報の発出、添付文書の警告欄の改訂等にもかかわらず、間質性肺炎等の肺障害による副作用死亡例が多発した（2002 年～ 2010 年の副作用報告：2,150 例、死亡例 810 例；厚生労働省発表）。その後の治験の実施により、適応が「EGFR 遺伝子変異陽性の手術不能又は再発した非小細胞肺癌」(2011 年 1 月) に変更されている（ドラッグリポジショニングとは異なる）。

Ans.　1

▌Point▌

　薬害等により、どのような安全対策等が講じられたかを理解しておこう。サリドマイド事件により新薬の開発における安全性に関する非臨床試験の成績の重要性と市販後安全対策の重要性が認識された。ソリブジン事件を機に、添付文書の記載順（警告・禁忌が本文の最初）や相互作用

に関する記載内容等が変更された。SMON 事件を契機とし、薬事法（現医薬品医療機器等法）の改正と医薬品副作用被害救済制度が創設された。ゲフィチニブ事件により、本邦ではそれまでは不要であった抗悪性腫瘍薬の第Ⅲ試験(生存期間の延長を主要評価項目)を実施することになった。

問 142 医療者が患者に悪い知らせを伝える際のコミュニケーションスキルとして SPIKES モデル^(注)がある。薬剤師が抗がん剤の副作用について説明をする場面に関する記述のうち、SPIKES モデルの「Invitation」に該当するのはどれか。1 つ選べ。

1　患者が何を具体的に知りたいと思っているか確認した。
2　プライバシーが守られ、落ち着いて話せる面談室を用意した。
3　抗がん剤治療について患者が受けた説明内容を確認した。
4　副作用が起きたときの対応について十分に説明した。
5　副作用に対する患者の不安な気持ちに寄り添う対応をした。

　（注）SPIKES：Setting（面談の設定）、Perception（患者認識の評価）、Invitation（患者からの求めの確認）、Knowledge（知識や情報の提供）、Empathy（感情への共感的対応）、Strategy & Summary（方針とまとめ）

■ Approach ■　医療従事者のコミュニケーションスキルに関する問題
■ Explanation ■

1　○　Invitation に該当する。この段階は、患者が情報を聴くための心の準備の状況を推認しつつ、患者が把握している情報と、知りたいと希望している情報を確認し、情報共有について患者の意思を明確にしていく過程である。

2　×　Setting「場の設定」の段階である。プライバシーの保護、静穏な環境、対話者の適切な距離感、必要に応じた同席者の配慮などが求められる。

3　×　Perception「患者の病状認識の確認」の段階である。患者自身の言葉で病状認識や病気に対する考えなどを語ってもらい、現実との差があるかを把握する。家族構成や職業歴などの情報も把握する。

4　×　Knowledge「情報の共有」の段階である。これまで確認した患者の病状認識と希望する情報などを踏まえて、患者の認識と現実とのギャップを埋めるような言葉かけを行い、明確に、かつ患者の理解力や語彙力に応じて説明を行う。説明は少しずつ患者の理解度を確認しながら進める。

5　×　Emotion / Exploration / Empathy「感情への対処」の段階である。悪い知らせを伝えられた患者の感情を探索し、思いやりと共感をもって対応することが求められる。

Ans.　1

■ Point ■

SPIKES の意義

　SPIKES には「悪い知らせ」を適切に伝えるための手順が、6 段階にまとめられている。SPIKES はコミュニケーションの構造に基づいて組み立てられているので、医療者にも有益な局面に限定されないスキルである。日常の患者への対応を客観的に振り返ることができる、問題点や課題などを明確化できる、あるいは患者に対する医療従事者自身の感情のありかたを自覚し振り返ることができるなどが考えられる。

　SPIKES の最後の S は Strategy/Summary「戦略とまとめ」といわれ、単に情報の共有を行うだけでなく、「悪い知らせ」を受けたとしても必ず「未来」が存在することを共有し、患者の理解度を確認しつつ、患者の意向を把握し、意思決定を支援する重要な段階である。

問 143　薬局開設者が、患者の同意なしでも薬剤服用歴等の患者の個人情報を第三者に提供可能な場合はどれか。1 つ選べ。

1　先発医薬品の製造販売業者から、後発医薬品の使用状況についての開示を求められた場合
2　厚生労働大臣に対して、医薬品の副作用報告を行う場合
3　患者の勤務会社から、健康診断のために、患者の薬剤服用歴等について情報提供を求められた場合
4　患者が通う学校の教員から、患者の健康状態の把握のために、患者の薬剤服用歴等について情報提供を求められた場合
5　健康食品のマーケティング会社に対して、営利目的で生活習慣病の患者情報一覧を販売する場合

║Approach║　患者個人情報の第三者提供に関する問題
║Explanation║
　個人情報の保護に関する法律；本人の同意なしに情報の第三者提供ができる場合
(1) 個人情報の第三者提供について、本人の同意を求めるのが不合理な場合
　ⅰ　法令に基づく場合
　ⅱ　人の生命、身体又は財産の保護のため（かつ本人の同意を得ることが困難）
　ⅲ　公衆衛生・児童の健全な育成のため（かつ本人の同意を得ることが困難）
　ⅳ　国や地方公共団体等への協力
(2) オプトアウトの手続きをとっている場合

1　×　薬局における患者個人情報は、本来、第三者開示を前提として収集された情報ではなく（＝オプトアウト規定にはなじまない）、また上記の (1) のいずれにも該当しないので、本人の同意なく個人情報の提供はできない。
2　○　一般に上記「法令に基づく場合」に該当するとされる。
3、4　×　1 と同様に、本人（未成年の場合責任ある保護者等を含む）の同意なく提供することはできない。
5　×　薬局における患者個人情報は、本来第三者提供を目的に収集された情報ではない。営利目的の名簿化及びその販売を企図する場合、まず利用目的を変更し、その変更について、またその変更に基づいて名簿化することについてそれぞれ患者から同意を得なければならない。

Ans.　2

║Point║
　オプトイン・オプトアウトについて
● オプトイン：個人情報の保護に関する法律の基本的な考え方。原則的に保有する個人情報を第三者に提供する時には本人の同意が必要であるとしつつ、例外的に本人の同意取得が不合理な場合を具体的に設定し、限定的に本人の同意なく第三者提供を可能とするしくみ。
● オプトアウト：一定の要件と前提を設定し、これをあらかじめ開示することで原則的に本人の同意がなくても個人データの第三者提供ができるとしつつ、本人からクレームが入った場合は提供できなくなるしくみ。
　〈オプトアウトの要件〉
　1．本人の求めに応じて第三者提供を中止すること
　2．以下を本人に通知、又は簡単に知り得る状態とすること
　　①個人情報の第三者提供を利用目的とすること　②提供される情報項目　③第三者への提供方法　④本人の求めにより提供を中止すること　⑤本人の求めの受付方法
　3．①〜⑤までを個人情報保護委員会に届け出ること

> **問 144** 医薬品の再審査制度に関する記述のうち、適切なのはどれか。1つ選べ。
> 1 再審査制度は、特許期間の終了前に医薬品の有効性及び安全性を再確認する制度である。
> 2 再審査のための調査や試験に必要な期間を再審査期間として、製造販売業者が厚生労働大臣に届出を行う。
> 3 再審査申請書には、医薬品の使用成績調査に関する資料の添付が必要である。
> 4 再審査期間中の副作用報告は、製造販売業者のみに対し義務づけられている。
> 5 後発医薬品は、再審査の対象となっている。

■Approach■ 医薬品の市販後（製造販売後）安全対策のうち再審査制度に関する問題

■Explanation■

1 × 医薬品の再審査制度（医薬品医療機器等法施行規則第57条） 新医薬品につき、承認時までの臨床試験等で得られた知見の限界（Five Toos※）を補うため、製造販売業者が上市後一定期間（再審査期間）にわたり使用成績等の調査を行い、その期間経過後に調査データに基づき行政が製品の安全性等の再確認を行う制度。再審査期間と特許期間は関係がない。

2 × 再審査期間（同法施行規則第57条） 再審査のための調査や試験に必要な期間として、承認時に医薬品ごとに決められる。

3 ○ 新医薬品の再審査申請書には、①医薬品の使用成績に関する資料、②安全性定期報告の際に提出した資料、③効能又は効果及び安全性に関し、製造販売後に得られた研究報告に関する資料等を添付する。（同法施行規則第59条）

4 × 医薬品の再審査期間中の副作用の報告義務（同法第68条の10）を負う者 ①製造販売業者又は外国特例承認取得者、②薬局開設者、病院、診療所若しくは飼育動物診療施設の開設者又は医師、歯科医師、薬剤師、登録販売者、獣医師その他の医薬関係者

5 × 後発医薬品（ジェネリック医薬品）は、先発医薬品の再審査期間及び特許期間が満了した後に、先発医薬品と生物学的に同等な製剤として製造販売承認されたものであるため、再審査の対象ではない。

※ Five Toos：① Too Few：症例数が少ない、② Too narrow：腎機能・肝機能障害、妊婦などの特殊な患者は除外されている、③ Too median-aged：高齢者や小児は除外されている、④ Too simple：投与方法が単純で、併用薬などが使われていない、⑤ Too brief：投与期間が短く、長期投与の結果が不明である。

Ans. 3

■Point■

再審査制度の目的、承認申請区分により異なる再審査期間、再審査制度の対象に後発医薬品が含まれない理由を理解しておくこと。また、再審査制度と再評価制度との違いも確認しておこう。以下に承認申請区分と再審査期間についてまとめた。

	承認申請区分		期 間
1	希少疾病用医薬品		10年（新投与経路医薬品、新医療用配合剤に該当する場合：6年超え8年以下で厚生労働大臣が指定）
2	薬剤疫学的手法を用いて行う必要がある新医薬品		10年
3	新有効成分含有医薬品		8年
4	新医療用配合剤		6年（新規性が低い場合は4年の場合あり）
5	新投与経路医薬品		6年
6	特定用途医薬品		4年以上6年未満で厚生労働大臣が指定
7	新効能医薬品	①先駆的医薬品	6年以上8年以下で厚生労働大臣が指定
		②既存効能が希少疾病用医薬品の場合	5年10か月
8	新用量医薬品		4年

注：新医薬品の再審査期間中に承認される同一性を有する医薬品：再審査期間は最初の新医薬品の再審査機関の残存期間（延長された場合は延長後の期間）

> **問 145** 医薬品の研究開発から製造販売に至る業務のうち、原則として薬剤師が行うこととされているのはどれか。1 つ選べ。
> 1　GLP 省令における試験施設の試験責任者の業務
> 2　GCP 省令における治験実施医療機関の治験協力者の業務
> 3　GQP 省令における医薬品製造販売業の品質保証責任者の業務
> 4　GVP 省令における医薬品製造販売業の安全管理責任者の業務
> 5　GMP 省令における医薬品製造所（生物由来製品を除く）の製造管理者の業務

▌Approach▐　医薬品開発に係る規制と原則として薬剤師が行う業務に関する問題

▌Explanation▐

1　×　GLP 省令における試験施設の試験責任者（GLP 省令第 6 条）とは、「試験ごとに、試験に従事する者のうち、当該試験の実施、記録、報告等について責任を有する者であって、GLP 教育を受け、当該試験をプロトコール及び標準業務手順書（SOP）に従って適切に実施できる能力を有し、GLP 組織のトップである運営管理者により指名された者」とされ、薬剤師に限定されたものではない。

2　×　GCP 省令における治験実施医療機関の治験協力者：CRC（GCP 省令第 2 条）とは、「実施医療機関において、治験責任医師又は治験分担医師の指導の下にこれらの者の治験に係る業務に協力する薬剤師、看護師その他の医療関係者」である。

3　×　GQP 省令における医薬品製造販売業の品質保証責任者（GQP 省令第 4 条第 3 項）は、以下①〜⑤を全て満たす者であり、薬剤師に限定されない。①品質保証部門の責任者、②品質管理業務その他これに類する業務に 3 年以上従事した者、③品質管理業務を適正かつ円滑に遂行しうる能力を有する者、④医薬品等又は医療機器の販売に係る部門に属する者でない、⑤その他品質管理業務の適正かつ円滑な遂行に支障を及ぼすおそれがない者。

4　×　GVP 省令における医薬品製造販売業の安全管理責任者（GVP 省令第 4 条第 2 項）とは「安全確保業務の責任者であり、製造販売後安全管理に関する業務のうち、安全管理情報の収集、検討及びその結果に基づく必要な措置を主たる業務とする。」者で、以下①〜⑤をすべて満たす者である。①安全管理統括部門の責任者、②安全確保業務その他これに類する業務に 3 年以上従事した者、③安全確保業務を適正かつ円滑に遂行しうる能力を有する者、④医薬品等の販売に係る部門に属する者でない、⑤その他安全確保業務の適正かつ円滑な遂行に支障を及ぼすおそれがない者。したがって薬剤師に限定されない。

5　○　GMP 省令における医薬品製造所（生物由来製品を除く）の製造管理者は、医薬品医療機器等法第 17 条第 3 号の規定により、原則として薬剤師であることとされている。

Ans.　5

▌Point▐

1．GXP（X = L、C、Q、V、M）省令の意味
・GLP 省令（医薬品の安全性に関する非臨床試験の実施の基準に関する省令）
・GCP 省令（医薬品の臨床試験の実施の基準に関する省令）
・GQP 省令（医薬品、医薬部外品、化粧品及び再生医療等製品の品質管理の基準に関する省令）
・GVP 省令（医薬品、医薬部外品、化粧品、医療機器及び再生医療等製品の製造販売後安全管理の基準に関する省令）
・GMP 省令（医薬品及び医薬部外品の製造管理及び品質管理の基準に関する省令）

2．開発から製造販売後までの薬剤師の関わりについて、①薬剤師でなければならない業務、②原則薬剤師でなければならない業務、③薬剤師であれば従事できる業務、④薬剤師である必要はないが薬剤師が関与することで業務の質や効率が上がると考えられる業務を整理しておくこと。

> **問 146** 医薬品の製造販売業及び製造業に関する記述のうち、正しいのはどれか。**2つ選べ。**
> 1 第一種医薬品製造販売業の許可を受ければ、処方箋医薬品の製造販売を行うことができる。
> 2 製造販売業者が自社製品を製造する自社の製造所は、製造業の許可を受けているものとみなされる。
> 3 製造販売業者が、自ら輸入した医薬品を薬局開設者に販売する場合には、医薬品販売業の許可を必要としない。
> 4 製造業者が、自ら製造した医薬品を店舗販売業者に販売する場合には、医薬品販売業の許可を必要としない。
> 5 製造業者は、製造しようとする医薬品の品目ごとに許可を受けなければならない。

■ Approach ■ 医薬品の製造販売業及び製造業に関する問題
■ Explanation ■

1 ○ 医薬品製造販売業許可には医薬品の種別区分があり、処方箋医薬品の製造販売を行うためには第一種医薬品製造販売業許可が必要である。(医薬品医療機器等法第12条)

処方箋医薬品以外の医薬品については（薬局製造販売医薬品及び体外診断用医薬品を除く）には「第2種医薬品製造販売業許可」、薬局製造販売医薬品については「薬局製造販売医薬品の製造販売に係る許可」が必要である。

2 × 製造販売業者が自社製品を製造する場合であっても、別途製造業許可を受け、かつその製造所が当該製品の製造販売承認の際の許可要件である GMP 適合確認を受けた製造所（当該製造販売取得後5年ごとの調査も必要）であることが必要である。(同法第13条)

3 ○ 製造販売業者は、輸入した医薬品についても国内製造販売承認を受けた場合と同様に販売業の許可を受けずに、薬局開設者、販売業者、他の製造販売業者に販売することができる。ただし、医療機関、一般人には医薬品の販売業許可がない場合は販売できない。

4 × 医薬品の製造業の権利責任の範囲は、医薬品を実際に製造すること、製造した医薬品を製造販売業者、他の製造業者に販売することまでである。医薬品販売業の許可を受けていない場合は、薬局、医薬品販売業者（医薬品卸売販売業、店舗販売業、配置販売業）、医療機関及び一般人には販売できない。(同法第13条及び第24条)

5 × 製造業の許可は、当該製造所で製造する製品区分又は製造工程に応じた区分に従い、製造所ごとに与えるものとされ、品目ごとの許可ではない。(同法第13条)

区分は、①生物学的製剤等（生物学的製剤、国家検定品、遺伝子組換技術を応用して製造される医薬品とその製造管理又は品質管理に特別の注意を要するもので厚生労働大臣が指定した医薬品）、②放射性医薬品、③無菌医薬品、④その他の医薬品（①及び②以外の医薬品、薬局製造販売医薬品）、⑤包装・表示・保管のみの5種類である。

Ans. 1、3

■ Point ■

1. 製造販売業及び製造業の許可の要件、それぞれの業の範囲、それぞれの業許可の種類と許可を与える者（許可権者）、許可の有効期間を確認しておくこと。

2. 製造販売業の許可要件は、ある品目の製造販売の承認の前提となることを理解すること。

例えば、第二種医薬品製造販売業の許可のみを持つ製造販売業者は、第一種医薬品区分に該当する医薬品の製造販売承認を受けることはできない。他に製造販売承認を受けようとするときには、当該製造販売業者の業の許可要件（①申請に係る医薬品等の品質管理の方法が GQP に適合していること、②製造後安全管理の方法が GVP に適合していること、③申請者が薬局の申請者の欠格事由に該当しないこと）のうち、①、②が重要視される。

> **問 147**　医薬品の添付文書等（医薬品に添付する文書又はその容器若しくは被包）に関する記述の
> うち、正しいのはどれか。**2 つ**選べ。
> 1　製造販売業者は、添付文書等記載事項について、法令で定められた方法によって公表しなければならない。
> 2　添付文書等記載事項は、薬価改定にあわせて変更しなければならない。
> 3　添付文書等記載事項は、医薬品に関する最新の論文その他により得られた知見に基づき、記載されていなければならない。
> 4　製造販売業者は、厚生労働大臣が指定する医薬品の添付文書等記載事項の内容について、あらかじめ厚生労働大臣の許可を受けなければならない。
> 5　添付文書等に承認を受けていない効能又は効果を記載するためには、承認を受けていない旨を注記しなければならない。

▌Approach▌　医薬品の添付文書等（添付文書又はその容器又は被包）に関する問題

▌Explanation▌
1　○　医薬品医療機器等法第 52 条の 2
　　①製造販売業者による添付文書等（容器、被包の記載を含む）記載事項**届出**義務
　　　医療用医薬品の製造販売に際して、あらかじめ添付文書等の記載事項を医薬品医療機器等法施行規則で定める『書面又は電磁的方法』により、厚生労働大臣に届け出る（変更の場合も同様）。
　　②製造販売業者による添付文書等（容器、被包の記載を含む）記載事項**公表**義務
　　　上記の届出をした場合は、直ちに当該添付文書等記載事項について、『電磁情報処理組織を使用する方法その他の情報通信の技術を利用する方法』で、厚生労働省令で定めるもの（＝PMDA の HP を使用する方法）により公表しなければならない。
2　×　薬価とは、当該医薬品が保険医療で使用される場合の評価価格であり、添付文書等記載事項ではないので、薬価改定が添付文書変更の理由にはならない。
3　○　添付文書等には、当該医薬品に関する最新の論文その他により得られた知見に基づき、用法、用量その他使用及び取扱い上の必要な注意等、厚生労働省令で定める事項を記載されていなければならない。（同法第 52 条第 1 項）
4　×　1 の解説①参照。同法第 52 条の 2 における添付文書等記載事項の届出義務は、厚生労働大臣の指定する医薬品についても適用される。
5　×　添付文書等には、承認を受けていない効能又は効果、用法及び用量を記載してならない。なお、承認を要しない医薬品にあっては、医学薬学上認められた範囲内の効能又は効果、用法及び用量を記載する。

Ans.　1、3

▌Point▌
　法でいう医薬品（医薬品医療機器等法第 2 条第 1 項第 1 号～第 3 号）のうち第 1 号（**問 148** 参照）を除くものは、物質と品質・有効性・安全性に関する情報からなる。添付文書等は法的根拠のある唯一の、かつ最も信頼性のある医薬品情報であり、総合的に患者の安全を確保し、適正な使用を図るために必須である。なお、医療用医薬品は最新の情報が必要であるため、その添付文書は電子媒体で「注意事項等情報」として提供される（2021 年 8 月施行予定。OTC 薬は従前どおり）。

生物・物理・化学・

衛生

薬理

薬剤

病態・薬物／治療

法規・制度・倫理

実務

問 148　日本薬局方に関する記述のうち、誤っているのはどれか。1 つ選べ。
1　厚生労働大臣が薬事・食品衛生審議会の意見を聴いて定めた医薬品の規格基準書である。
2　通則、生薬総則、製剤総則、一般試験法及び医薬品各条から構成される。
3　「日本薬局方に収められている物」は、医薬品医療機器等法において医薬品と定義されている。
4　薬局方は我が国独特の規格基準書であり、米国や欧州に同様のものは存在しない。
5　少なくとも 10 年ごとに全面にわたって見直されなければならない。

▌Approach▐　医薬品の品質に関する規制のうち「日本薬局方」に関する問題
▌Explanation▐

1　○　日本薬局方は厚生労働大臣が薬事食品衛生審議会の意見を聴いて定める医薬品の規格基準書であり、その目的は医薬品の性状及び品質の適正を図ることにある。また日本薬局方を定めたときは、公示される。(医薬品医療機器等法第 41 条第 1 項)

2　○　第 17 改正日本薬局方(平成 28 年 3 月 7 日厚生労働省告示第 64 号)では、①通則、②生薬総則、③製剤総則(製剤全般に共通する事項、投与経路及び適用部位別に分類した剤形に関する事項等)、④一般試験法(化学的試験法、物理的試験法、粉体物性測定法、生物学的試験法 / 生化学的試験法 / 微生物学的試験法、生薬試験法、製剤試験法等)、⑤医薬品各条(化学的医薬品、生薬等。名称、製法、確認試験、純度試験、定量法、貯法)

3　○　医薬品の定義 (医薬品医療機器等法第 2 条第 1 項第 1 号から第 3 号) のうち第 1 号は「日本薬局方に収められている物」とされるが、日本薬局方の目的から、第 1 号医薬品には薬理作用を示さないものも含まれる。

4　×　薬局方 (Pharmacopoeia) は日本だけではなく、米国、欧州をはじめ世界各国に同様の主旨のものがある。

5　○　少なくとも 10 年ごとに全面にわたって見直すとされているが (医薬品医療機器等法第 41 条第 2 項)、科学の進歩や医薬品の開発速度に対応するため、現在は 5 年ごとに改定される (すでに第 18 改正薬局方の案が作成されている)。

Ans.　4

▌Point▐

1．日本薬局方収載医薬品の添付文書記載事項：「日本薬局方」の文字、「日本薬局方に記載された名称」及び「販売名」が記載される。そのほか、容器・被包等の記載にもこれに準じた記載が必要である。

2．日本薬局方以外の医薬品基準 (同法第 42 条)：保健衛生上特別の注意を要する医薬品の場合はその製法、性状、品質、貯法等に関して、厚生労働大臣は基準を設けることができ、①生物学的製剤基準、②放射性医薬品基準、③血液型判定用抗体基準が定められている。

3．その他の医薬品の品質に関する規定
「検定」(同法第 43 条)。生物由来原料基準 (同法第 68 条の 19)。

4．医薬部外品、化粧品又は医療機器についてもその性状、品質、性能等に関し、必要な基準を設けることができるとされ、化粧品基準、人工血管基準が定められている。

> **問 149**　毒物及び劇物取締法に関する記述のうち、正しいのはどれか。<u>2 つ選べ。</u>
> 1　毒物劇物営業者は、毒物又は劇物を直接に取り扱う製造所、営業所又は店舗ごとに、原則として、専任の毒物劇物取扱責任者を置かなければならない。
> 2　毒物劇物取扱責任者は、薬剤師でなければならない。
> 3　毒物又は劇物の製造業の登録及び販売業の登録は、毎年、更新を受けなければその効力を失う。
> 4　毒物又は劇物の製造業の登録は、製造しようとする品目を登録しなければならない。
> 5　毒物又は劇物の製造業の登録を行えば、登録品目と同じ毒物又は劇物の輸入を行うこともできる。

▌Approach ▌　毒物劇物営業者の登録、要件等に関する問題

▌Explanation ▌

1　○　毒物劇物営業者（毒物又は劇物の製造業者、輸入業者、販売業者）は、毒物又は劇物を直接取り扱う施設（製造所、営業所、店舗）ごとに、専任の毒物劇物取扱責任者を置かなければならない（自らが毒物劇物取扱責任者となる場合を除く）。ただし、毒物又は劇物を直接取り扱わない施設に関しては、責任者を置かなくてよい。（毒物及び劇物取締法第 7 条）

2　×　毒物劇物取扱責任者の要件　以下の①～③のいずれかであること
①薬剤師、②厚生労働省令で定める学校で、応用化学に関する学課を修了した者、③都道府県知事が行う毒物劇物取扱者試験に合格した者
毒物劇物取扱責任者の欠格事由：以下のいずれかに該当した場合
ⅰ）18 歳未満の者、ⅱ）心身の障害により毒物劇物取扱責任者の業務を適正に行えない者として厚生労働省令で定める者、ⅲ）麻薬、大麻、あへん又は覚醒剤の中毒者、ⅳ）毒物若しくは劇物又は薬事に関する罪を犯し、罰金以上の刑に処せられ、その執行を終わり、又は執行を受けることがなくなった日から起算して 3 年を経過していない者（同法第 8 条）

3　×　毒物劇物営業者のうち製造業又は輸入業の登録権者は営業所の所在地の都道府県知事であり、登録の有効期間は 5 年である。販売業者の登録権者は登録店舗の所在地の都道府県知事、保健所を設置する市では市長、特別区では区長であり、登録の有効期間は 6 年である。（同法第 4 条）

4　○　毒物又は劇物の製造業並びに輸入業の登録事項の 1 つとして、製造又は輸入しようとする毒物又は劇物の品目がある。（同法第 6 条）
なお、販売業については、取り扱い品目の登録ではなく、業種の登録（一般販売業、農業用品目販売業、特定品目販売業）を行う必要があり、業種によって取扱品目が制限されている。（同法第 4 条の 3）

5　×　毒物劇物取締法では、毒物又は劇物の製造業と輸入業は異なる登録業種とされている。（同法第 3 条、第 4 条第 2 項）

Ans.　1、4

▌Point ▌

1．毒物劇物取締法に規定されている「毒物又は劇物」と医薬品医療機器等法に規定されている「毒薬又は劇薬」について、その保管、譲渡（販売又は授与）、交付の制限、表示及び廃棄等の違いを確認しておくこと。

2．薬局で毒物又は劇物を販売しようとする場合
毒物又は劇物の販売業の登録を受けなければ、①毒物又は劇物の販売又は授与、②販売もしくは授与の目的での貯蔵、運搬、もしくは陳列はできない。なお、毒薬・劇薬は、薬局の開設許可を受けていれば取り扱うことができる。

問 150　医療保険制度上、後発医薬品の使用促進のために、これまで国が実施してきた政策として、<u>誤っている</u>のはどれか。1 つ選べ。

1　処方箋の様式を変更して、医師への照会なしで薬剤師が処方された医薬品を後発医薬品に変更できるようにした。
2　薬剤師に対し、患者へ後発医薬品に関する説明を適切に行う義務を課して、患者が後発医薬品について正しく理解できるようにした。
3　初めて先発医薬品から後発医薬品に変更して調剤するときは、投与日数を分割して調剤できるようにして、患者が後発医薬品を短期間試せるようにした。
4　後発医薬品の調剤数量の割合が多い薬局については、調剤報酬で評価できるようにした。
5　後発医薬品を調剤した場合の調剤技術料を減額して、患者の自己負担額を減らした。

▌Approach▐　医療保険制度における後発医薬品使用推進政策に関する問題

▌Explanation▐

1　○　平成 24 年の保険改定時、保険処方箋様式を変更し、処方薬ごとに後発医薬品への変更の可否を明示することとした。また、一般名処方加算を導入し、一般名で記載されている場合、薬剤師の裁量で適切な後発医薬品を採用することができるようになった。

2　○　平成 22 年度より、厚生労働省令などに基づき、保険薬剤師による後発医薬品に関する患者への説明義務及び調剤に関する努力義務、保険医による後発医薬品使用に関する患者への意向確認等の対応上の努力義務などが導入された。

3　○　調剤報酬点数表の調剤基本料「後発医薬品の分割調剤」の項目では、長期投薬や医師の指示を前提とせずに、後発医薬品を初めて使用する場合の特例的分割調剤が認められている。

4　○　調剤報酬点数表の調剤基本料「後発医薬品調剤体制加算 1、2、3」の項目では、後発医薬品の規格数量割合が多いほど調剤基本料の評価が高く設定されている。

5　×　保険医療における患者の利益とは、実績のある標準的治療を公平公正に受けることができるところにある。後発医薬品の使用推進もそこから外れることはない。したがって、調剤技術料の評価を下げることが、後発医薬品の使用推進に益するかは不明であり、むしろ保険医療制度としての適正性には欠ける。

Ans.　5

▌Point▐

医療保険制度と後発医薬品使用推進政策

　　近時の医療を取り巻く環境の大きな変化の中、必要な医療を確保しつつ、人口構造の変化に対応できる持続可能なシステムを作ることが急務である。必要な医療の確保と、効率化という命題に応えることのできる 1 つの方策が後発医薬品（GE）の使用推進である。医療の質を落とすことなく、医療の効率化（医療費の削減）を図るためには、GE の信頼性の確保と、患者の安全・安心を図ることが最も重要であり、GE 使用推進の水際に位置する保険薬局・保険薬剤師の責務は大きい。「後発医薬品調剤体制加算」は薬局に対して、GE に高い知見と豊富な経験をも有し、所属する薬剤師の質もそれに見合うものであるという「薬局としての実質的体制」を求めるものである。また、保険薬剤師には患者の安全や安心を確保するために、薬剤情報提供文書を活用した後発医薬品に関する情報提供を行うこと、初めて GE を使用する場合にあっては分割調剤による試用期間を設けてもよいこと、患者のために最良の GE を選択できるように考察し指導するための裁量権限（一般名処方による処方箋の導入）などが規定されている。こうした医療保険制度における権限と義務を患者のために適正に果たしていくことが薬局・薬剤師双方に求められている。

【薬理、薬剤、病態・薬物治療】

◎指示があるまで開いてはいけません。

注　意　事　項

1　試験問題の数は、**問151**から**問195**までの**45問**。
　15時50分から**17時45分**までの**115分以内**で解答すること。

2　解答方法は次のとおりである。

⑴　一般問題（薬学理論問題）の各問題の正答数は、**問題文中に指示されている**。
　問題の選択肢の中から答えを選び、次の例にならって答案用紙に記入すること。
　なお、問題文中に指示された正答数と**異なる数を解答すると、誤りになる**から
　注意すること。

　（例）**問500**　次の物質中、常温かつ常圧下で液体のものはどれか。**2つ**選べ。

　　　1　塩化ナトリウム　　　2　プロパン　　　　　3　ベンゼン
　　　4　エタノール　　　　　5　炭酸カルシウム

　正しい答えは「3」と「4」であるから、答案用紙の

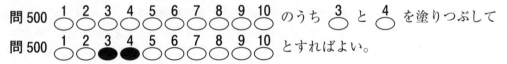

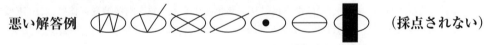

⑵　解答は、◯の中全体をＨＢの鉛筆で濃く塗りつぶすこと。塗りつぶしが薄い
　場合は、解答したことにならないから注意すること。

悪い解答例　（採点されない）

⑶　解答を修正する場合は、必ず「消しゴム」で跡が残らないように完全に消すこと。
　鉛筆の跡が残ったり、「　　　」のような消し方などをした場合は、修正又は解
　答したことにならないから注意すること。

⑷　答案用紙は、折り曲げたり汚したりしないよう、特に注意すること。

3　設問中の科学用語そのものやその外国語表示（化合物名、人名、学名など）には
　誤りはないものとして解答すること。ただし、設問が科学用語そのもの又は外国語
　の意味の正誤の判断を求めている場合を除く。

4　問題の内容については質問しないこと。

一般問題（薬学理論問題）【薬理】

> 問 151　細胞膜受容体に関する記述のうち、正しいのはどれか。**2つ選べ**。
>
> 1　グリシン受容体は、7回膜貫通型で、受容体の刺激によりアデニル酸シクラーゼを抑制する。
> 2　ATP P2X受容体は、イオンチャネル内蔵型で、ATPが結合すると細胞内にNa^+とCa^{2+}が流入する。
> 3　ニコチン性アセチルコリン受容体は、Gタンパク質共役型で、アセチルコリンが結合すると、イノシトール代謝回転が促進される。
> 4　上皮増殖因子（EGF）受容体は、1回膜貫通型で、活性化されるとチロシン残基の自己リン酸化が起こる。
> 5　アンジオテンシンⅡ AT_1 受容体は、イオンチャネル内蔵型で、アンジオテンシンが結合すると細胞内にCl^-が流入する。

▌Approach▌　受容体と細胞内情報伝達に関する問題

▌Explanation▌

1　×　グリシン受容体は、ストリキニーネ感受性と非感受性に大別されるが、いずれもイオンチャネル内蔵型である。ストリキニーネ感受性グリシン受容体が開口すると、細胞内にCl^-が流入する。また、ストリキニーネ非感受性グリシン受容体が開口すると、細胞内にCa^{2+}が流入する。7回膜貫通型で、受容体の刺激によりアデニル酸シクラーゼを抑制するのはGiタンパク質共役型受容体（α_2受容体、M_2受容体、D_2受容体など）である。

2　○　ATP受容体は、イオンチャネル内蔵型のP2X受容体とGタンパク質共役型のP2Y受容体に大別される。細胞外ATPがP2X受容体に結合すると、イオンチャネルが開口して細胞内にNa^+やCa^{2+}が流入する。

3　×　ニコチン性アセチルコリン受容体はイオンチャネル内蔵型で、アセチルコリンが受容体に結合すると、イオンチャネルが開口してNa^+やCa^{2+}が細胞内に流入する。Gタンパク質共役型で、受容体刺激によりホスホリパーゼCが活性化し、イノシトール代謝回転が促進するのは、ムスカリン性アセチルコリン受容体のM_1およびM_3受容体、アンジオテンシンⅡ AT_1受容体などである。

4　○　上皮増殖因子（EGF）受容体は細胞膜を1回貫通するタンパク質で、細胞外にEGF結合領域をもち、細胞内にチロシンキナーゼを内蔵する。EGFがEGF受容体に結合すると、受容体が2量体化し、チロシンキナーゼによる自己リン酸化が生じる。酵素内蔵型受容体には、EGF受容体、インスリン受容体、心房性ナトリウム利尿ペプチド受容体、サイトカイン受容体などがある。

5　×　選択肢1および選択肢3の解説を参照。

Ans.　2、4

▌Point▌

　代表的な神経伝達物質（アセチルコリン、ノルアドレナリン、グルタミン酸、グリシン、ドパミン）、ホルモン（インスリン、糖質コルチコイド）、オータコイド（ヒスタミン、セロトニン）、サイトカインなどの受容体の細胞内情報伝達機構は、表にまとめて覚えよう。

　プリン受容体は、P1（アデノシン受容体）とP2（ATP受容体）に大別される。ATPは、細胞内ではエネルギー源として重要な役割を担っているが、細胞外ではP2（ATP）受容体を介して細胞間情報伝達物質としても働く。

　薬剤師国家試験で、P2X受容体と細胞内情報伝達に関する問題（選択肢2）が初めて出題された。現在、P2X受容体に作用する有力な治療薬は存在しないが、上記の解説程度の内容は知っておくとよい。

> 問152　副交感神経系に作用する薬物に関する記述のうち、正しいのはどれか。<u>2つ</u>選べ。
> 1　ジスチグミンは、コリンエステラーゼを阻害して瞳孔括約筋を弛緩させる。
> 2　セビメリンは、アセチルコリン M_2 受容体を刺激して心収縮力を増大させる。
> 3　ベタネコールは、アセチルコリン M_3 受容体を刺激して胃腸蠕動運動を亢進させる。
> 4　メペンゾラートは、アセチルコリン M_1 受容体を選択的に刺激して胃酸分泌を抑制する。
> 5　プロピベリンは、アセチルコリン M_3 受容体と Ca^{2+} チャネルを遮断して膀胱排尿筋の収縮を抑制する。

▌Approach▌　副交感神経系に作用する薬物に関する問題

▌Explanation▌

1　×　ジスチグミンは、可逆的にコリンエステラーゼを阻害し、アセチルコリンの分解を抑制する。その結果、瞳孔括約筋のアセチルコリン M_3 受容体を刺激して瞳孔括約筋を収縮させる。

2　×　セビメリンは唾液腺に存在する M_3 受容体を刺激して唾液分泌を促進する。心臓に存在する M_2 受容体が刺激されると、心抑制が生じる。

3　○　ベタネコールは合成コリンエステル類で、ムスカリン受容体を刺激するため、胃や腸の平滑筋に存在する M_3 受容体を刺激して胃腸の蠕動運動を亢進させる。また、コリンエステラーゼで分解されにくく、ニコチン様作用も少ない。

4　×　メペンゾラートは合成アトロピン様化合物で、ムスカリン受容体を遮断する。M_1 受容体刺激は胃酸分泌亢進をもたらす。選択的に M_1 受容体を遮断して胃酸分泌を抑制する薬物としてピレンゼピンがある。

5　○　プロピベリンは合成アトロピン様化合物で、膀胱排尿筋に存在する M_3 受容体を遮断して膀胱排尿筋を弛緩させることで、排尿を抑制する。また、Ca 拮抗作用も有するため、膀胱平滑筋を弛緩させて膀胱の収縮を抑制する作用も示す。

Ans.　3、5

▌Point▌

　　副交感神経系の各器官に対する効果（瞳孔括約筋の収縮、膀胱排尿筋の収縮、心筋収縮力や心拍数の増減、胃腸運動の亢進、胃酸や唾液の分泌）、各器官における受容体サブタイプの分布（M_1、M_2、M_3 など）を表にまとめて整理したうえで、各薬物の作用機序を覚えよう。

　　シェーグレン症候群は、唾液腺や涙腺の分泌腺の障害による口腔・眼の乾燥症状を主徴とする自己免疫疾患である。セビメリン（選択肢2）は、キヌクリジン環を基本構造とするアセチルコリン類似のラセミ体化合物であり、当初はアルツハイマー病の記憶・学習障害を改善することを期待して開発されたが、一般薬理試験や第Ⅰ相臨床試験で唾液分泌の促進が認められ、シェーグレン症候群患者の口腔乾燥症状治療へ適用されるようになった。

一般問題（薬学理論問題）【薬理／病態・薬物治療】

問 153-154　26歳女性。以下の処方箋を持って来局した。患者からの聞き取りによると、「会社の部署の異動により、寝付けなくなった。眠りにつくことができれば朝まで眠れるが、寝付けないときには、ついスマートフォンで動画を見てしまう。寝坊するのが怖くて眠れない日もある。他に病気はない。」という。

（処方）

ラメルテオン錠 8 mg	1回1錠（1日1錠）
	1日1回　就寝前　14日分

問 153（薬理）

　処方されたラメルテオンに関する記述のうち、正しいのはどれか。1つ選べ。

1　視交叉上核のオレキシン受容体を遮断して、睡眠覚醒のリズムのずれを改善する。
2　Gs タンパク質と共役する受容体を刺激して、細胞内サイクリック AMP（cAMP）レベルを増加させる。
3　Cl^- チャネルを内蔵する受容体を刺激して、Cl^- を細胞内に流入させる。
4　メラトニン MT_1 及び MT_2 受容体を刺激する。
5　上行性脳幹網様体賦活系に作用して覚醒レベルを引き下げる。

■ Approach ■　催眠薬の作用機序に関する問題

■ Explanation ■

1　×　神経ペプチドであるオレキシンは、オレキシン受容体（OX1R、OX2R）を介して覚醒の安定化および睡眠の抑制を担当している。スボレキサントやレンボレキサントは、オレキシン受容体を可逆的かつ競合的に遮断して、脳を覚醒状態から睡眠状態へ移行させ、睡眠を誘発する。

2　×　メラトニン受容体は Gi タンパク質共役型でアデニル酸シクラーゼの酵素活性を抑制することで cAMP 産生を阻害する。

3　×　Cl^- チャネル内臓型 $GABA_A$ 受容体機能を促進して大脳辺縁系を抑制し、催眠、鎮静、抗不安作用などを示すのはベンゾジアゼピン（BDZ）系薬物である。

4　○　メラトニンは、睡眠覚醒リズムに関与するメラトニン受容体（MT_1 および MT_2 受容体）に作用し、睡眠中枢を優位に導くことで睡眠を誘発し、副交感神経を優位に保つことにより自律神経を抑制する。ラメルテオンは視交叉上核にある MT_1 および MT_2 受容体に対する高い親和性を有するアゴニストで、睡眠−覚醒リズムに働きかけ、鎮静作用や抗不安作用によらない睡眠をもたらす。

5　×　上行性網様体賦活系（覚醒系）を抑制して睡眠をもたらすのはバルビツレート系薬物である。

Ans.　4

■ Point ■

　従来、睡眠薬として繁用されてきた BDZ 系薬物の作用機序は $GABA_A$ 受容体刺激である。$GABA_A$ 受容体は GABA 結合部位、BDZ 結合部位、バルビツール結合部位をもち、さまざまなサブユニットの 5 量体からなる。脳内では $\alpha : \beta : \gamma = 2 : 2 : 1$ の組合せがいちばん多い。α サブユニットは $\alpha_1 \sim \alpha_6$ があるが、α_1、α_2、α_3 は催眠作用に関係し、α_2、α_3、α_5 は筋弛緩作用に関係するといわれている。クアゼパムやゾルピデムは α_1 サブユニットの親和性が強く、他の α サブユニットに対する親和性は低いため、抗けいれん作用はない。

問 154（病態・薬物治療）

この患者の睡眠障害の型として考えられるのはどれか。1 つ選べ。

1　入眠障害
2　中途覚醒
3　熟眠障害
4　早朝覚醒
5　過眠障害

▌Approach▌　睡眠薬の選択に関する問題

▌Explanation▌

1　○　ラメルテオンは血中半減期が未変化体で1時間、活性代謝物で2時間と短く、「不眠症における入眠困難の改善」に用いられる。効果は若干弱く、高齢者や身体疾患患者、睡眠相のずれなどに効果が期待できる。

2　×　Point の表を参照。

3　×　熟眠障害とは、深いノンレム睡眠（徐波睡眠）がうまく作り出せないため、熟睡できない、ぐっすり眠った実感がない、というような状態のことである。体内時計を調節する働きのあるメラトニンの受容体を刺激するラメルテオンにも効果が期待できるが、現時点では適応外である。

4　×　Point の表を参照。

5　×　過眠障害とは、夜の睡眠に異常がなく、十分な時間眠れているにも関わらず、日中ずっと眠気があって、仕事や学業などの日常生活に支障を来す状態のことである。

Ans.　1

▌Point▌

睡眠薬は構造上の特徴から、ベンゾジアゼピン（BDZ）系、非 BDZ 系、バルビツール酸系、非バルビツール酸系に分類され、また、血中半減期および持続時間から、超短時間型、短時間型、中間型、長時間型に分類され、使い方が異なる。

不眠のタイプ		推奨される薬物
入眠困難	超短時間型〔BDZ 系〕	トリアゾラム
	〔非 BDZ 系〕	ゾルピデム、ゾピクロン、エスゾピクロン、ラメルテオン（睡眠相のずれ）
	短時間型〔BDZ 系〕	ブロチゾラム、ロルメタゼパム、エチゾラム、リルマザホン
中途覚醒・早期覚醒	中間型〔BDZ 系〕	ニトラゼパム、フルニトラゼパム、エスタゾラム
	〔非 BDZ 系〕	スボレキサント
	長時間型〔BDZ 系〕	フルラゼパム、クアゼパム

※レンボレキサントは入眠困難、睡眠維持困難のいずれにも使用可能

一般問題（薬学理論問題）【薬理】

> **問 155** 脳血管障害とその後遺症の治療に用いられる薬物に関する記述のうち、正しいのはどれか。1つ選べ。
>
> 1 バクロフェンは、γ−アミノ酪酸 GABA_A 受容体を刺激することで、脳血管障害に伴う筋痙縮を抑制する。
>
> 2 ファスジルは、Rho キナーゼを阻害してミオシン軽鎖の脱リン酸化を阻害することで、くも膜下出血術後の脳血管れん縮を抑制する。
>
> 3 オザグレルは、プロスタノイド TP 受容体を遮断することで、脳血流量の低下を抑制する。
>
> 4 イフェンプロジルは、アドレナリン α 受容体を刺激することで、脳梗塞後遺症に伴うめまいを改善する。
>
> 5 エダラボンは、フリーラジカルを消去して脂質過酸化を抑制することで、脳梗塞急性期において脳保護作用を示す。

▌Approach▌ 脳血管障害とその後遺症に用いられる薬物の作用機序に関する問題

▌Explanation▌

1 × バクロフェンは、γ−アミノ酪酸（GABA）の誘導体で、GABA_B 受容体を刺激して脊髄の単シナプスおよび多シナプス反射の両方を抑制し、γ−運動ニューロンの活性を低下させることにより、脳血管障害や脳性麻痺などによる筋痙縮を抑制する。

2 × ファスジルは Rho キナーゼを阻害してミオシン軽鎖の脱リン酸化を促進することにより、くも膜下出血後の脳血管れん縮を抑制する。

3 × オザグレルはトロンボキサン合成酵素を阻害してトロンボキサン A_2 の生成を抑制する。その結果、トロンボキサン A_2 による血小板凝集や血管収縮を抑制し、脳血流を改善する。

4 × イフェンプロジルは血管平滑筋に対する直接弛緩作用を示すとともに、アドレナリン α_1 受容体遮断作用も示し、脳血管を拡張させる。その結果、脳梗塞後遺症や脳出血後遺症に伴うめまいを改善する。

5 ○ 脳梗塞の急性期においては、虚血に伴いフリーラジカルが増大して細胞膜脂質を過酸化し、脳機能障害を引き起こす。エダラボンはフリーラジカルを消去することで脂質過酸化を抑制し、脳保護作用を発揮する。

Ans. 5

▌Point▌

　高齢化に伴い、脳内出血や脳梗塞に関連する治療薬の需要が高まっている。脳血管障害の病態を理解したうえで、脳循環改善薬（脳血管拡張薬）、脳神経賦活薬、脳保護薬等に分類して各薬物の作用機序と特徴を覚えよう。

　脳血管障害の後遺症のひとつに、痙縮と呼ばれる運動障害がある。痙縮とは、筋肉がつっぱり、手足が動かしにくくなったり、勝手に動いてしまう状態のことで、その治療には中枢性筋弛緩薬であるバクロフェンなどが用いられる。

一般問題（薬学理論問題）【薬理／病態・薬物治療】

問 156-157　40歳女性。3年前に多発性関節炎を認め外来受診したところ、関節リウマチと診断された。メトトレキサートとプレドニゾロンによる治療が開始され、徐々に増量することにより症状の改善を認めていたが、最近、関節痛が再燃した。

問 156（薬理）
関節リウマチ治療薬に関する記述のうち、正しいのはどれか。2つ選べ。
1　サラゾスルファピリジンは、T細胞における炎症性サイトカインの産生を抑制する。
2　ペニシラミンは、分子内に2個のSH基を有し、リウマトイド因子のジスルフィド結合の解離を抑制する。
3　エタネルセプトは、ヤヌスキナーゼを阻害して、サイトカイン受容体を介した細胞内情報伝達を阻害する。
4　インフリキシマブは、キメラ型抗ヒトTNF-αモノクローナル抗体で、TNF-αの受容体への結合を阻害する。
5　トシリズマブは、ヒト型可溶性TNF II型受容体-Fc融合タンパク質で、TNFの作用を抑制する。

Approach　関節リウマチ（RA）治療薬の作用機序に関する問題

Explanation
1　○　サラゾスルファピリジンは、T細胞やマクロファージに作用し、それらの細胞からのサイトカイン(IL-1、2および6)産生を抑制し、RA患者の異常な抗体産生を抑制する。メトトレキサートと並んでDMARDsの標準治療薬である。
2　×　ペニシラミンは分子内に1個のSH基を有し、リウマトイド因子をはじめ免疫複合体の分子内S-S結合を解離する。ブシラミンは分子内に2個のSH基を有する。
3　×　エタネルセプトはヒトTNF II型受容体の細胞外ドメインとIgGのFc領域の融合タンパクで、おとり（デコイ）受容体として作用し、TNF-αとTNF-βを阻害する。RAに用いられるJAK阻害薬に関しては下表参照。
4　○　インフリキシマブはキメラ抗体薬で、マウス成分を25%含むため、中和抗体が産生されやすい。中和抗体の産生を抑制し、中和抗体による効果減弱予防のため、メトトレキサートとの併用が必須である。潰瘍性大腸炎やクローン病にも用いられる。
5　×　エタネルセプトに関する記述である。トシリズマブは抗IL-6受容体抗体薬で、可溶性および膜結合性IL-6受容体に結合してIL-6の生物活性の発現を抑制する。

Ans.　1、4

Point
RAに用いられる分子標的薬は以下の通りである。

TNF-α阻害薬	モノクロール抗体	インフリキシマブ、アダリムマブ、ゴリムマブ、セルトリズマブ ペゴル
	おとり受容体	エタネルセプト
IL-6阻害薬		トシリズマブ、サリルマブ
IL-1阻害薬		カナキヌマブ
T細胞刺激調節薬		アバタセプト
JAK阻害薬		トファシチニブ、バリシチニブ、ペフィシチニブ、ウパダシチニブ、フィルゴチニブ

> **問 157（病態・薬物治療）**
>
> 　再燃時に、値が上昇していると考えられる検査項目はどれか。2つ選べ。
>
> 1　CEA
> 2　CPK
> 3　KL-6
> 4　MMP3
> 5　白血球数

▌Approach▌　RA における検査値の変動に関する問題

▌Explanation▌

　1　×　CEA はがん胎児性抗原で、主に腺がんの腫瘍マーカーである。消化器がんや肺がんでは有用である。

　2　×　CPK（CK）はクレアチンホスホキナーゼで、3 タイプに分類され、CK-BB は脳や平滑筋、CK-MB は心臓、CK-MM は骨格筋に多く存在する。これらの組織がダメージを受けると血液中に逸脱するが、関節リウマチで上昇することはない。

　3　×　KL-6 はシアル化糖鎖抗原で、間質性肺炎では高値を示す症例が多い。特に活動期では非活動期に比べて有意に高値を示す。

　4　○　MMP-3 はマトリックスメタロプロテアーゼ-3 で、RA では増殖した滑膜細胞から産生されるため、関節破壊を良く反映する。MMP-3 は早期から滑膜増殖を反映するため、早期 RA（発症 1 年未満）でも高値を示す。薬物療法が奏効すると低下するため、治療効果の判定にも有用である。

　5　○　RA は多発関節炎を特徴とする全身炎症性疾患なので、非特異的な炎症反応のマーカーとなる赤沈は亢進し、血清中 C 反応性タンパク（CRP）は増加し、白血球数も増加する。

Ans.　4、5

▌Point▌

　RA では、診断に有用な自己抗体としてリウマトイド因子（RF）、抗 CCP（環状シトルリン化ペプチド）抗体が重要である。前者は感度が高いものの特異性は低く、後者は早期に出現し、RF と比較すると感度が低いものの特異度は高い。

一般問題（薬学理論問題）【薬理】

> **問 158**　骨粗しょう症治療薬に関する記述のうち、正しいのはどれか。**2つ選べ。**
> 1　テリパラチドは、遺伝子組換えヒト副甲状腺ホルモン（1−34）製剤であり、間欠投与で破骨細胞による骨吸収を抑制する。
> 2　リセドロン酸は、メバロン酸経路のファルネシルピロリン酸合成酵素を阻害することで、破骨細胞による骨吸収を抑制する。
> 3　ラロキシフェンは、骨組織のエストロゲン受容体を遮断することで、閉経後の骨代謝回転を改善する。
> 4　エルカトニンは、骨芽細胞の副甲状腺ホルモン受容体を刺激することで、骨芽細胞による骨形成を促進する。
> 5　デノスマブは、RANKL（NF−κB 活性化受容体リガンド）を標的とするヒト型 IgG2 モノクローナル抗体で、RANKL による破骨細胞の形成を抑制する。

▌Approach▐　骨粗しょう症治療薬の作用機序に関する問題

▌Explanation▐

1　×　テリパラチドは、アミノ酸 84 個からなるヒト副甲状腺ホルモンの活性本体（1−34）で、1 日 1 回の間欠的投与によって骨形成促進作用が現れる。これは、骨芽細胞が活性化され、破骨細胞の機能を上回るためであり、破骨細胞を抑制するためではない。

2　○　リセドロン酸は、破骨細胞のメバロン酸経路においてファルネシルピロリン酸合成酵素を阻害する。その結果、破骨細胞の機能障害やアポトーシスが誘導され、破骨細胞による骨吸収が抑制される。

3　×　ラロキシフェンは骨組織のエストロゲン受容体を刺激することで、破骨細胞の活性を抑制し、閉経後の骨代謝回転を改善する。

4　×　エルカトニンは、セロトニンによる下行性痛覚抑制系の賦活化を介した鎮痛作用を示し、骨粗しょう症の疼痛緩和に有効である。エルカトニンには、破骨細胞のカルシトニン受容体を刺激して骨吸収を抑制する作用も報告されているが、作用は弱く、臨床における寄与は少ないとされる。骨芽細胞の副甲状腺ホルモン受容体を刺激することで、骨芽細胞による骨形成を促進するのは、テリパラチドである。

5　○　デノスマブは、特異的にヒト RANKL（NF−κB 活性化受容体リガンド）に結合するヒト型 IgG2 モノクローナル抗体で、膜結合型または可溶型として存在する RANKL に特異的に結合することにより、破骨細胞の表面に存在する RANKL 受容体（RANK）と RANKL との結合を阻害する。その結果、RANK 活性化による破骨細胞の骨吸収が抑制される。

Ans.　2、5

▌Point▐

　骨代謝と血清 Ca^{2+} の調節に関わるホルモン（カルシトニン、エストロゲン、パラトルモン）ならびにビタミン（ビタミン D_3、ビタミン K）の作用を理解したうえで、作用機序別に（骨吸収抑制薬、骨形成促進薬）整理して、各薬物を覚えよう。

　破骨細胞の活性を抑える標的分子（ファルネシルピロリン酸合成酵素、RANKL）についても確実に理解しておきたい。

問 159　心不全治療薬に関する記述のうち、正しいのはどれか。2つ選べ。

1　メチルジゴキシンは、Na$^+$, K$^+$-ATPase を阻害して、心筋細胞内 Ca^{2+}濃度を上昇させて陽性変力作用を示す。

2　リシノプリルは、アンジオテンシンⅡの分解を阻害して、心筋のリモデリングを抑制する。

3　コルホルシンダロパートは、サイクリック AMP（cAMP）誘導体で、細胞内で cAMP に変換されて心筋収縮力を増強する。

4　ピモベンダンは、トロポニン C の Ca^{2+}感受性を増大させるとともに、ホスホジエステラーゼⅢを阻害して、強心作用を示す。

5　カルペリチドは、グアニル酸シクラーゼ内蔵型受容体を遮断して、心臓の前負荷及び後負荷を軽減させる。

■Approach■　心不全治療薬の作用機序に関する問題

■Explanation■

1　○　メチルジゴキシンは心筋細胞膜上の Na$^+$, K$^+$-ATPase（Na-K ポンプ）を阻害し、細胞内 Na$^+$濃度を上昇させる。その結果、Na$^+$-Ca^{2+}交換系を介した細胞外への Na$^+$流出ならびに細胞内への Ca^{2+}流入が起こり、心筋収縮力の増大（陽性変力作用）を示す。

2　×　リシノプリルはアンジオテンシン変換酵素を阻害することにより、アンジオテンシンⅡの生成を阻害して、アンジオテンシンⅡを介した血管収縮反応を抑制し、心負荷を軽減する。また、レニン－アンジオテンシン系の亢進は心不全を悪化させ、心臓の肥大や機能低下、線維化（心筋リモデリング）を起こすが、アンジオテンシン変換酵素阻害薬はレニン－アンジオテンシン系を抑制するので、心筋リモデリング抑制にも有効である。

3　×　コルホルシンダロパートは心筋のアデニル酸シクラーゼ（Ⅴ型）を直接活性化し、細胞内 cAMP を増大させ、心筋収縮力を増大させる。cAMP の誘導体で、細胞内で cAMP に変換されて心筋収縮力を増大させるのは、ブクラデシンである。

4　○　心筋細胞内の Ca^{2+}と筋原線維のトロポニン C が結合すると、アクチンとミオシンの相互作用が生じて心筋収縮が起こる。ピモベンダンはトロポニン C の Ca^{2+}感受性を増大させることで心筋収縮力を増大させる。さらに、ピモベンダンはホスホジエステラーゼⅢ阻害作用も有するので、細胞内 cAMP も増大させて心筋収縮力を増大させる。

5　×　カルペリチドはα型ヒト心房性ナトリウム利尿ペプチド（ANP）製剤で、ANP 受容体を刺激することで膜結合型グアニル酸シクラーゼを活性化し、細胞内 cGMP を増大させて利尿作用と血管拡張作用を発揮する。静脈還流量の低下により、心臓の前負荷を軽減すると共に、末梢動脈の拡張により、心臓の後負荷も軽減する。

Ans.　1、4

■Point■

　まず、心臓血管系の基礎知識（自律神経支配、受容体との細胞内応報伝達機構など）については、自律神経系の分野の学習とリンクさせて確実に理解すること。さらに、急性心不全および慢性心不全の病態（レニン－アンジオテンシン系の亢進など）を理解したうえで、各薬物の作用機序と特徴を覚えよう。

一般問題（薬学理論問題）【薬理／病態・薬物治療】

問 160-161　53歳男性。身長 170 cm、体重 90 kg。喫煙歴あり（15 本 / 日）、機会飲酒。数年前から健康診断で血圧が高いことを指摘され、本人も自覚していたが放置していた。最近、軽度のめまい感が頻発するので受診した。来院時の血圧は 150/95 mmHg、心電図検査の胸部誘導で SV_1 + RV_5 = 4.0 mV。胸部 X 線検査で心胸郭比（CTR）56%。血漿レニン活性、血漿アルドステロン濃度、血中カテコールアミン濃度はいずれも正常、HbA1c 5.8%（NGSP 値）、TG（トリグリセリド）140 mg/dL、LDL-C 160 mg/dL、HDL-C 40 mg/dL、尿タンパク（−）であった。2 回目の受診時にシルニジピンとフルバスタチンによる治療が開始された。

問 160（薬理）

　シルニジピンに関する記述として正しいのはどれか。<u>2 つ選べ。</u>
1　アンジオテンシンⅡ AT_1 受容体を遮断して、血圧を低下させる。
2　N 型 Ca^{2+} チャネルを遮断して、交感神経終末からのノルアドレナリンの遊離を抑制する。
3　L 型 Ca^{2+} チャネルを遮断して、血管平滑筋を弛緩させる。
4　アドレナリン α_1 受容体を遮断して、末梢血管抵抗を低下させる。
5　アドレナリン β_1 受容体を遮断して、レニン分泌を抑制する。

▌Approach▌　ジヒドロピリジン系 Ca 拮抗薬であるシルニジピンの作用機序に関する問題

▌Explanation▌
1　×　血圧を低下させるので「高血圧症」に適応を有するが、AT_1 受容体遮断作用はない。
2　○　シルニジピンは、N 型 Ca^{2+} チャネルを用量依存的に遮断し、交感神経興奮が引き起こすノルアドレナリンの過剰放出を抑制することにより、心拍数増加やストレス性昇圧の抑制および腎細動脈の拡張作用を示す。
3　○　シルニジピンは、電位依存性の L 型 Ca^{2+} チャネルを遮断して Ca^{2+} 流入を抑制し、血管平滑筋を弛緩、拡張させることにより降圧作用を発現する。
4　×　シルニジピンに α_1 受容体遮断作用はない。
5　×　シルニジピンに β_1 受容体遮断作用はない。

Ans.　2、3

▌Point▌
　Ca^{2+} チャネルには L 型、T 型、N 型、P 型などの多数のサブタイプが知られているが、現在臨床で使用されている Ca 拮抗薬は主に L 型 Ca^{2+} チャネルを介した Ca^{2+} 流入阻止を作用機序としている。L 型以外では、ベニジピンが T・N 型、アゼルニジピン、ニルバジピン、エホニジピンが T 型、シルニジピンが N 型チャネルを抑制するとされる。

> **問 161（病態・薬物治療）**
>
> 　この患者の病態に関する記述のうち、正しいのはどれか。<u>2 つ選べ</u>。
>
> 1　家庭では、血圧が正常である。
> 2　脂質異常症による二次性高血圧である。
> 3　病態の改善には肥満度を下げることが推奨される。
> 4　病態の改善にはカリウム制限を厳密に行う必要がある。
> 5　心肥大がある。

▋Approach▋　脂質異常症と高血圧を合併した患者の病態に関する問題

▋Explanation▋

　基準値は、HbA1c（NGSP 値）；4.6 〜 6.2 ％、TG；30 〜 150 mg/dL、LDL-C；70 〜 140 mg/dL、HDL-C；（男）40 〜 70 mg/dL、（正常値）$SV_1 + RV_5 < 35$ mm（3.5 mV）である。

1　×　2 回目の受診時に降圧薬が処方されたことから、家庭血圧も高いことが予想される。

2　×　この患者では LDL-C が基準値上限を超えているが、薬物療法の適応を考慮する LDL-C の基準が 180 mg/dL なので、これが原因で高血圧になるとは考えにくい。

3　○　この患者の BMI は、$90 \div 1.7^2 \fallingdotseq 31.1$ であり、明らかに肥満である。血圧を下げ、LDL-C 値を下げるために、生活習慣の改善が推奨される。

4　×　血漿レニン活性や血漿アルドステロン濃度が正常なので、カリウム制限は必要ないと考えられる。

5　○　心胸郭比とは、胸郭横径に対する心横径の比率を百分率で表した数値で、心拡大の程度を知ることができる。健常者成人では 50％以下が適正とされ、50％以上だと心拡大と判断されることが多い。

Ans.　3、5

▋Point▋

　腎血管性高血圧、原発性アルドステロン症、Cushing 症候群、褐色細胞腫、慢性腎盂腎炎、多発性嚢胞腎などの二次性高血圧症診断のポイントは確実におさえておきたい。二次性高血圧症は、若年発症（< 35 歳）、複数の降圧薬に抵抗性の高血圧などで疑われる。

一般問題（薬学理論問題）【薬理】

問 162　抗血栓薬に関する記述のうち、正しいのはどれか。**2つ選べ**。
1　ダルテパリンは、アンチトロンビンと複合体を形成して第 Xa 因子よりもトロンビンを強く阻害する。
2　アルガトロバンは、アンチトロンビン非依存的にトロンビンのセリンプロテアーゼ活性を可逆的に阻害する。
3　ウロキナーゼは、フィブリンに対する親和性が高く、血栓上でプラスミノーゲンをプラスミンに変換する。
4　トロンボモデュリン アルファは、プロトロンビンに結合してプロテイン C を活性化する。
5　チカグレロルは、ADP 結合部位とは異なる部位に結合して ADP $P2Y_{12}$ 受容体を選択的かつ可逆的に遮断する。

‖Approach‖　抗血栓薬の作用機序に関する問題

‖Explanation‖

1　×　ダルテパリンはヘパリンを化学的に分解して得られた低分子ヘパリン製剤で、ヘパリンと同様にアンチトロンビンと複合体を形成して抗凝固作用を発揮する。トロンビンよりも第 Xa 因子を強く阻害する。

2　○　合成アルギニン誘導体であるアルガトロバンはトロンビンに可逆的に結合して、トロンビン活性を阻害する。アルガトロバンの抗凝固作用はアンチトロンビンには依存しない。

3　×　ウロキナーゼはヒト尿から濃縮した u-PA（尿性プラスミノーゲン活性化因子）製剤で、フィブリンに対する親和性が低いため、血漿中のプラスミノーゲンに作用してプラスミンに変換する。フィブリンに対する親和性が高く、血栓上でプラスミンを生成するのは、アルテプラーゼなどの t-PA（組織プラスミノーゲン活性化因子）製剤である。

4　×　トロンボモデュリン アルファはトロンビンと結合して、トロンビンの基質特異性をフィブリノーゲンからプロテイン C へと変化させる。トロンボモデュリンと結合したトロンビンは、フィブリノーゲンを基質として認識しなくなるため、フィブリン生成が抑制される。また、トロンボモデュリン－トロンビン複合体はプロテイン C を活性化し、Va 因子やⅧ a 因子を不活性化するため、血液凝固因子の連鎖反応によるフィブリン形成が抑制される。

5　○　チカグレロルはアデノシン二リン酸（ADP）受容体である $P2Y_{12}$ 受容体に対する選択的かつ可逆的な遮断薬で、$P2Y_{12}$ 受容体の ADP 結合部位とは異なる部位に結合して、血小板の $P2Y_{12}$ 受容体のシグナル伝達を遮断することにより、ADP によって誘発される血小板凝集を抑える。

Ans.　2、5

‖Point‖

血液凝固系、線溶系、血小板凝集の仕組みを理解したうえで、各薬物の作用機序を覚えよう。抗凝固作用はアンチトロンビン依存性かどうか、トロンビンと Xa 因子のどちらをより強く阻害するか、フィブリンに対する親和性が高いか低いかなどは頻出なので、確実に得点したい。

チカグレロルは薬剤師国家試験に初出題である。オザグレルやクロピドグレルなど従来の $P2Y_{12}$ 受容体遮断薬は不可逆的に受容体を遮断したが、チカグレロルは $P2Y_{12}$ 受容体の ADP 結合部位とは異なる部位に結合して、受容体を可逆的に遮断するという特徴があるので、ぜひ覚えておこう。

物理・化学・生物

衛生

薬理

薬剤

病態・薬物 治療

法規・制度・倫理

実務

> **問163** 呼吸器系に作用する薬物に関する記述のうち、正しいのはどれか。<u>2つ選べ。</u>
>
> 1 オキシメテバノールは、アドレナリン β_2 受容体を刺激することで、気管支平滑筋を弛緩させる。
> 2 カルボシステインは、ムコタンパク質中のジスルフィド（S-S）結合を開裂することで、痰の粘性を低下させる。
> 3 ジメモルファンは、延髄の咳中枢を抑制することで、咳反射を抑制する。
> 4 ブロムヘキシンは、アンブロキソールの活性代謝産物で、肺サーファクタントの分泌を促進する。
> 5 ジプロフィリンは、ホスホジエステラーゼを阻害してサイクリック AMP（cAMP）濃度を増加させることで、気管支平滑筋を弛緩させる。

■Approach■　呼吸器系に作用する薬物の作用機序に関する問題

■Explanation■

1　×　オキシメテバノールは麻薬性鎮咳薬で、延髄の咳中枢を抑制することにより咳反射を抑える。アドレナリン β_2 受容体を刺激することで、気管支平滑筋を弛緩させるのは、インダカテロールなどである。

2　×　カルボシステインは、気道分泌物のシアル酸とフコースの構成比を正常化させる（シアロムチンを増加させ、フコムチンを減少させる）ことにより、粘液の粘稠度を低下させる。システイン誘導体であるが、遊離 SH 基を持たないので、ジスルフィド結合（S-S）を開裂させる作用はない。ムコタンパク質のジスルフィド結合を開裂させるのは、アセチルシステインなどである。

3　○　ジメモルファンはデキストロメトルファンの誘導体の1つで、デキストロメトルファンよりも強力な非麻薬性鎮咳薬である。咳中枢を抑制することにより咳反射を抑える。

4　×　アンブロキソールはブロムヘキシンの活性代謝産物で、Ⅱ型肺胞上皮細胞からの肺サーファクタント（表面活性物質）の分泌を促進し、気道粘膜と気道分泌物の粘着を抑制する。なお、ブロムヘキシンは粘液溶解作用により、痰の喀出を容易にする。

5　○　ジプロフィリンはキサンチン誘導体で、cAMP の分解酵素であるホスホジエステラーゼを阻害して、細胞内 cAMP 濃度を増やすことで、気管支平滑筋を弛緩させる。

Ans.　3、5

■Point■

　咳の基礎生理を理解したうえで、作用機序別に中枢性鎮咳薬（延髄咳中枢の抑制）と末梢性鎮咳薬（β_2 受容体刺激による気管支拡張）に整理して各薬物名を覚えよう。

　気道分泌物・痰の基礎生理と役割を理解したうえで、作用機序別に去痰薬を分類し、各薬物名と特徴を覚えよう。とくにカルボシステイン、アンブロキソール、ブロムヘキシンなどは頻出なので確実に得点したい。

問 164　消化器系に作用する薬物に関する記述のうち、正しいのはどれか。2つ選べ。
1　ナファモスタットは、外分泌腺から分泌された消化酵素を阻害して、膵臓の自己消化を抑制する。
2　ウルソデオキシコール酸は、カテコール-O-メチルトランスフェラーゼ（COMT）を阻害して、Oddi 括約筋を弛緩させ、胆汁分泌を抑制する。
3　アスナプレビルは、C 型肝炎ウイルスの NS5A 複製複合体を阻害して、抗ウイルス活性を示す。
4　ペグインターフェロン アルファ-2a は、免疫細胞を活性化して、ウイルス感染細胞を傷害する作用により、B 型及び C 型肝炎ウイルスの増殖を抑制する。
5　エンテカビルは、ウイルスの増殖に必要な NS3/4A プロテアーゼを阻害して、B 型肝炎ウイルスの増殖を抑制する。

Approach　消化器系に作用する薬物の作用機序に関する問題

Explanation
1　○　ナファモスタットはセリンプロテアーゼを阻害することにより、トロンビン、血液凝固第 Xa 因子、トリプシン、プラスミン、カリクレイン等の活性を阻害する。膵炎では、外分泌腺から過量に分泌されたトリプシンが膵臓の自己消化を起こすので、ナファモスタットのトリプシン阻害作用が有効と考えられている。
2　×　ウルソデオキシコール酸は胆汁分泌促進作用（利胆作用）により、胆汁うっ滞を改善する。また、比較的高用量（600 mg/ 日）で、胆石溶解作用も示す。COMT を阻害してカテコールアミン濃度を高め、β_2 作用を介して Oddi 括約筋を弛緩させるのは、フロプロピオンがある。
3　×　アスナプレビルは、C 型肝炎ウイルスの増殖に必要な NS3/4A プロテアーゼに共有結合することで、NS3/4A プロテアーゼを阻害する。C 型肝炎ウイルスの NS5A 複製複合体を阻害して、C 型肝炎ウイルスの複製や細胞内シグナル伝達を阻害するのは、ダクラタスビルなどである。
4　○　ペグインターフェロン（IFN）アルファ-2a は、インターフェロン α 受容体に結合し、非受容体型チロシンキナーゼであるヤヌスキナーゼ（JAK）1 を活性化し、抗ウイルス作用や免疫調節作用を発揮する。IFN 製剤は B 型および C 型慢性肝炎に適用されるが、DNA ウイルスである B 型肝炎ウイルスよりも、RNA ウイルスである C 型肝炎ウイルスにより有効である。
5　×　選択肢 3 の解説参照。なお、エンテカビルはグアノシンと類似の構造の核酸アナログ製剤で、細胞内でリン酸化されて活性体（エンテカビル三リン酸）となった後、B 型肝炎ウイルスの逆転写酵素（RNA 依存性 DNA ポリメラーゼ）を阻害する。

Ans.　1、4

Point
　胆汁の生理の基礎を理解したうえで、作用機序別に整理して利胆薬（ウルソデオキシコール酸など）、Oddi 括約筋作用薬（フロプロピオンなど）、胆石溶解薬（ウルソデオキシコール酸など）を覚えよう。
　代表的な肝臓疾患（C 型肝炎など）や膵臓疾患（急性膵炎など）の原因・病態を理解したうえで、各薬物の作用機序と特徴を覚えよう。C 型肝炎ウイルスの増殖・生存に関わる分子（RNA 依存性 RNA ポリメラーゼ、NS3/4A セリンプロテアーゼなど）に作用する薬物に関する出題は頻出である。確実に得点したい。

問 165　高尿酸血症及び痛風の治療に用いられる薬物に関する記述のうち、正しいのはどれか。2 つ選べ。

1　トピロキソスタットは、プリン骨格を有し、競合的にキサンチンオキシダーゼを阻害する。

2　ブコロームは、尿酸排泄促進作用と抗炎症作用を併せもつ。

3　クエン酸カリウム・クエン酸ナトリウム配合剤は、尿の pH を上昇させることで尿路結石の形成を抑制する。

4　ベンズブロマロンは、尿細管における尿酸の再吸収と分泌の両方を阻害することで、尿酸排泄を抑制する。

5　コルヒチンは、尿酸オキシダーゼを活性化することで、尿酸の分解を促進する。

■ Approach ■　高尿酸血症および痛風の治療薬の作用機序に関する問題

■ Explanation ■

1　×　トピロキソスタットはプリン骨格を持たず、他のプリン・ピリミジン代謝酵素を阻害しない選択的なキサンチンオキシダーゼ阻害薬で、尿酸合成に関わるキサンチンオキシダーゼを競合的に阻害することにより、尿酸の生成を抑制する。トピロキソスタットは、キサンチンオキシダーゼの活性中心に存在するモリブデン原子と共有結合する。

2　○　ブコロームは NSAIDs の開発研究の過程で発見された化合物で、優れた抗炎症効果に加え、尿酸再吸収抑制による尿酸排泄促進作用も有する。

3　○　尿酸排泄促進薬の服用時には、尿細管へと排泄される尿酸が増加して酸性尿となる。尿酸は酸性条件下で析出・結晶化しやすいので、尿路結石を起こしやすくなる。そのため、尿酸排泄促進薬服用時には、クエン酸カリウム・クエン酸ナトリウム配合剤を併用し、尿をアルカリ化する。

4　×　ベンズブロマロンは、遠位尿細管における尿酸の再吸収を抑制し、尿酸の排泄を促進する。尿中への尿酸分泌は阻害しないので、強力な尿酸排泄促進作用がある。尿細管における尿酸の分泌と再吸収の両方を阻害し、結果として尿酸排泄を促進するのは、プロベネシドである。

5　×　コルヒチンは、チューブリンの重合を抑制して微小管形成を抑え、白血球の遊走を低下させることにより、痛風発作による急性関節炎を改善する。遺伝子組み換え型の尿酸オキシダーゼ製剤で、血中の尿酸を水溶性の高いアラントインに変換して尿中へ排泄させるのは、ラスブリカーゼである。

Ans.　2、3

■ Point ■

　高尿酸血症は、尿酸産生過剰型（代謝障害が原因）、尿酸排泄低下型（腎機能障害が原因）、尿酸産生過剰と排泄低下の混合型に分類できる。尿酸合成の基礎生理（今回の国家試験では、複合問題の問 221 でも出題された）を確実に理解したうえで、治療目的別（例えば、尿酸合成を抑えるのか、尿酸排泄を促進するのか、痛風発作における鎮痛目的か、尿路結石をおさえるためかなど）に各薬物名とその特徴を覚えよう。

一般問題（薬学理論問題）【薬理／病態・薬物治療】

問 166-167　35 歳男性。身長 173 cm、体重 85 kg。父親が糖尿病。既往歴なし。喫煙歴なし。機会飲酒。会社事務職で日頃より運動不足であり、毎日 1 L 以上の甘い清涼飲料水を飲用していた。この 1 年間で体重が 3 kg 増加したが、ここ数ヶ月は体重の減少を自覚している。7 日前より全身倦怠感、口渇及び多尿を認めたため外来受診した。受診時の意識は清明であり、血糖値 480 mg/dL、HbA1c 11.0%（NGSP 値）、尿糖（4 +）、尿蛋白（－）、尿中ケトン体（3 +）であった。

問 166（薬理）

血糖降下作用を有する薬物の作用機序に関する記述のうち、正しいのはどれか。2 つ選べ。

1　メトホルミンは、ジペプチジルペプチダーゼ-4（DPP-4）を阻害することで、血中インクレチン濃度を上昇させる。
2　カナグリフロジンは、ナトリウム－グルコース共輸送体 2（SGLT2）を阻害することで、腎尿細管におけるグルコースの再吸収を抑制する。
3　アログリプチンは、AMP 活性化プロテインキナーゼ（AMPK）を活性化することで、肝臓での糖新生を抑制する。
4　インスリン デグルデクは、骨格筋や脂肪組織におけるグルコースの細胞内取り込みを促進する。
5　リキシセナチドは、グルカゴン様ペプチド-1（GLP-1）受容体を刺激することで、インスリン及びグルカゴン分泌を促進する。

▌Approach▌　血糖降下薬の作用機序に関する問題
▌Explanation▌

1　×　メトホルミンにインスリン分泌作用はなく、AMP キナーゼを活性化して肝の糖新生抑制、糖吸収抑制、末梢糖利用促進などの膵外作用により血糖降下作用を発現する。DPP-4 を阻害するのは、グリプチン製剤である。
2　○　記述の通り。
3　×　ビグアナイド系薬物に関する記述である。アログリプチンは、インクレチン分解酵素である DPP-4 を阻害し、インクレチン濃度を上昇させて、インスリン分泌促進・グルカゴン分泌抑制を示す。
4　○　インスリン デグルデクは、製剤中ではダイヘキサマーとして存在するが、投与後、皮下組織において会合して安定なマルチヘキサマーを形成し、一時的に注射部位皮下組織にとどまる。マルチヘキサマーから徐々に解離したモノマーが投与部位から緩徐かつ持続的に血中に吸収されるため、長時間作用する。
5　×　リキシセナチドは DPP-4 で分解されない GLP-1 アナログで、GLP-1 受容体を刺激してインスリン分泌を促進する一方、グルカゴン分泌を抑制する。

Ans.　2、4

▌Point▌

SGLT は GLUT と同じ糖輸送タンパクの 1 つで、腎尿細管や腸管などで糖の輸送を担当している。SGLT1 は小腸で糖吸収を担っているが、SGLT2 は小腸に存在しない。近位尿細管再吸収の約 90% は SGLT2、約 10% を SGLT1 が担当している。尿細管の管腔側の細胞膜には SGLT、血流側の細胞膜には GLUT が発現しており、SGLT による糖輸送はナトリウム濃度に依存し（糖の濃度勾配に逆らうことが可能）、GLUT の糖輸送は糖濃度に依存する。

問 167（病態・薬物治療）

　この患者で、血中濃度が顕著に上昇していると考えられるのはどれか。2つ選べ。

1　3-ヒドロキシ酪酸

2　アセト酢酸

3　γ-アミノ酪酸

4　水酸化物イオン

5　ナトリウムイオン

▌Approach▌　尿中ケトン体（3＋）を示す糖尿病患者の病態に関する問題

▌Explanation▌

1　○　尿中ケトン体（3＋）から、ケトン体の1つである3-ヒドロキシ酪酸の血中濃度は高値を示す可能性が高い。

2　○　尿中ケトン体（3＋）から、ケトン体の1つであるアセト酢酸の血中濃度は高値を示す可能性が高い。

3　×　顕著な上昇は考えにくい。

4　×　顕著な上昇は考えにくい。

5　×　顕著な上昇は考えにくい。

Ans.　1、2

▌Point▌

　患者は明らかに肥満で、家族歴があることなどから2型糖尿病の可能性が高い。体重減少、口渇、多尿などから高血糖の持続に伴う細胞内脱水が疑われ、高浸透圧高血糖状態であると考えられる。さらに尿中ケトン体（3＋）から、糖利用能低下によりβ酸化で脂肪が分解され、ケトン体生成によるケトアシドーシスもうかがえる。

一般問題（薬学理論問題）【薬理】

> **問 168**　内分泌系に作用する薬物に関する記述のうち、正しいのはどれか。**2つ**選べ。
> 1　カベルゴリンは、ドパミン D_2 受容体を遮断することで、下垂体前葉からのプロラクチンの分泌を抑制する。
> 2　プロチレリンは、下垂体前葉に作用することで、甲状腺刺激ホルモン（TSH）の分泌を促進する。
> 3　デスモプレシンは、バソプレシン V_2 受容体を遮断することで、腎集合管における水の再吸収を阻害する。
> 4　リオチロニンは、甲状腺のペルオキシダーゼを阻害することで、甲状腺ホルモンの合成を抑制する。
> 5　メチラポンは、11 β-ヒドロキシラーゼを阻害することで、コルチゾールの産生を抑制する。

▌Approach▐　内分泌系に作用する薬物の作用機序に関する問題

▌Explanation▐

1　×　カベルゴリンは麦角アルカロイド誘導体で、ドパミン D_2 受容体を刺激することで、下垂体前葉からのプロラクチン分泌を抑制する。

2　○　視床下部ホルモンであるプロチレリン（TRH, thyrotropin releasing hormone）は、グルタミン酸、ヒスチジン、プロリンの3つのアミノ酸からなるペプチドで、下垂体前葉に作用することにより、甲状腺刺激ホルモン（TSH）やプロラクチンの分泌を促進する。

3　×　デスモプレシンは、腎集合管に存在するバソプレシン V_2 受容体（Gs 共役型）を刺激して、アデニル酸シクラーゼを活性化させ、細胞内 cAMP を増加させることにより、水チャンネルであるアクアポリン-2（AQP-2）の発現を亢進させるとともに AQP-2 を管腔側へ移行させ、水の再吸収を促進する。腎集合管のバソプレシン V_2 受容体を遮断することにより、集合管での水再吸収を抑制し、電解質排泄の増加を伴わない利尿作用（水利尿作用）を示すのは、トルバプタンなどである。

4　×　リオチロニンは甲状腺ホルモン製剤で、標的細胞の核内に存在する甲状腺ホルモン受容体（TR, thyroid hormone receptor）に結合して遺伝子の転写を調節する。なお、甲状腺のペルオキシダーゼを阻害することにより、チロシンのヨウ素化を抑制して甲状腺ホルモンの生成を抑えるのは、チアマゾールやプロピルチオウラシルである。

5　○　メチラポンは11 β-ヒドロキシラーゼを特異的かつ可逆的に阻害することにより、コルチゾールの産生およびコルチコステロンの産生を阻害する。

Ans.　2、5

▌Point▐

代表的なホルモン（催乳ホルモンのプロラクチン、甲状腺ホルモンのチロキシン、下垂体後葉ホルモンのバソプレシン、副腎皮質ホルモンのコルチゾールやアルドステロンなど）の産生・分泌機構、生理作用、関連疾患（乳汁漏出症、バセドウ病、尿崩症、クッシング症候群など）について理解したうえで各薬物の作用機序と特徴を覚えよう。

> **問 169** 抗ウイルス薬の作用機序に関する記述のうち、正しいのはどれか。**2つ選べ**。
> 1 エムトリシタビンは、細胞内で三リン酸化体となり、DNA 依存性 RNA ポリメラーゼを阻害する。
> 2 ラルテグラビルは、HIV プロテアーゼを阻害する。
> 3 リバビリンは、細胞内で三リン酸化体となり、RNA 依存性 DNA ポリメラーゼを阻害する。
> 4 ファビピラビルは、細胞内でリボシル三リン酸体となり、RNA 依存性 RNA ポリメラーゼを阻害する。
> 5 バロキサビル マルボキシルは、体内で活性体に変換されて、キャップ依存性エンドヌクレアーゼを阻害する。

■ Approach ■ 抗ウイルス薬の作用機序に関する問題

■ Explanation ■

1 × エムトリシタビンは細胞内でリン酸化されエムトリシタビン 5′-三リン酸となり、ヒト免疫不全ウイルス（HIV）の逆転写酵素（RNA 依存性 DNA ポリメラーゼ）を阻害する。DNA 依存性 RNA ポリメラーゼを阻害するのは、リファンピシンなどである。

2 × ラルテグラビルは、HIV の複製に必要な HIV インテグラーゼを阻害する。なお、HIV に感染した細胞内でウイルスの HIV-1 プロテアーゼを阻害することで、成熟ウイルスの産生を抑制するのは、アタザナビルである。

3 × リバビリンは細胞内でリン酸化されて活性体となり、C 型肝炎ウイルスの RNA 依存性 RNA ポリメラーゼを阻害して、ウイルスの増殖を抑制する。なお、細胞内でリン酸化されて活性体となった後、B 型肝炎ウイルスの RNA 依存性 DNA ポリメラーゼを阻害するのは、エンテカビルである。

4 ○ ファビピラビルは細胞内に取り込まれた後、リボシル三リン酸体に代謝されて活性化し、ウイルスの RNA 依存性 RNA ポリメラーゼを選択的に阻害する。

5 ○ バロキサビル マルボキシルはプロドラッグで、体内のエステラーゼで加水分解されて活性体に変換される。バロキサビル マルボキシル活性体は A 型および B 型インフルエンザウイルスのキャップ依存性エンドヌクレアーゼ活性を選択的に阻害することにより、ウイルスの mRNA 合成を阻害してウイルス増殖を抑制する。

Ans. 4、5

■ Point ■

代表的なウイルス（HIV、B 型および C 型肝炎ウイルス、インフルエンザウイルスなど）の侵入、増殖、生存過程の基礎知識とそれに関わる因子（HIV 逆転写酵素、HIV インテグラーゼ、RNA 依存性 RNA ポリメラーゼ、キャップ依存性エンドヌクレアーゼなど）を整理したうえで、各々の治療薬の作用機序を論理だてて覚えよう。

ファビピラビル（アビガン錠、富士フイルム富山化学株式会社）は、新型・再興型インフルエンザウイルス（A、B、C 型すべて）に有効性を示すが、他の抗インフルエンザウイルス薬が無効または効果不十分で、国が本剤を使用すると判断した場合にのみ用いることができる。また、インフルエンザウイルスと同種の RNA ウイルスである新型コロナウイルス（COVID-19）に対する有効性が期待されており、新型コロナ治療薬としての承認に向け、治験が続いている。

一般問題（薬学理論問題）【薬剤】

問 170　トランスポーターを介した薬物輸送に関する記述のうち、正しいのはどれか。**2つ**選べ。
1　ペプチドトランスポーター PEPT1 によるバラシクロビル輸送の駆動力は、プロトン濃度勾配である。
2　有機アニオントランスポーター OAT1 によるメトトレキサート輸送は、ATP の加水分解エネルギーを駆動力として直接利用する。
3　シクロスポリンは有機アニオントランスポーター OATP1B1 を阻害するため、プラバスタチンの肝臓への移行を抑制し、血中濃度を上昇させる。
4　カルビドパは血液脳関門に発現する中性アミノ酸トランスポーター LAT1 を介して、脳へ移行する。
5　シスプラチンは有機カチオントランスポーター OCT2 の基質であるため、ジゴキシンの尿細管分泌を競合的に阻害する。

■ Approach ■　トランスポーターを介した薬物輸送機構に関する問題

■ Explanation ■
1　○　PEPT1 は小腸上皮細胞の刷子縁膜に発現しペプチド及びペプチド結合を持つ薬物を管腔側から細胞内に輸送するプロトン勾配を駆動力とする2次性能動輸送トランスポーターである。
2　×　OAT1 や OAT3（有機アニオン／ジカルボン酸交換輸送体）は近位尿細管上皮細胞の側底膜に発現しメトトレキサートや抗ウイルス薬などを血液側から上皮細胞内に輸送する2次性能動輸送トランスポーターである。ATP の加水分解エネルギーを直接利用するのは1次性能動輸送である。
3　○　OATP1B1 は肝臓の血管側膜に発現し、プラバスタチン、ピタバスタチンやロスバスタチンを肝細胞内に取り込むトランスポーターである。シクロスポリンは、この輸送担体により肝細胞内への取り込みを阻害するため、これらのスタチン系薬剤の血中濃度が上昇する。
4　×　カルビドパはレボドパをドパミンに分解する脱炭酸酵素を阻害する作用がある。血液脳関門に発現する LAT1 はレボドパを脳内に移行する Na^+ 非依存性の中性アミノ酸トランスポーターである（第105回問176類似問題）。
5　×　OCT2 は腎尿細管上皮細胞の側底膜に発現しシスプラチンを血管側から尿細管細胞内に輸送する促進拡散型トランスポーターである。阻害薬としてはラニチジンやファモチジンなどがある。ジゴキシンは P-糖タンパク質を阻害する。

Ans.　1、3

物理・化学・

衛生

薬理

薬剤

病態・薬物
治療

法規・制度・
倫理

実務

■ Point ■
各臓器における主なトランスポーター

臓　　器	トランスポーター	特　　徴
小腸上皮細胞		
小腸管腔側 （刷子縁膜側）	MDR1	1次性能動輸送担体。細胞内から管腔側への薬物排出
	SGLT1	管腔側のグルコースを細胞内に取り込む Na$^+$ 濃度勾配による2次性能動輸送担体
	PEPT1	ペプチド構造に類似した薬物を管腔側から細胞内に取り込む2次性能動輸送担体。H$^+$ 濃度勾配が駆動力
小腸血管側	Na$^+$/K$^+$-ATPase	1次性能動輸送担体。細胞内外のイオン濃度勾配により2次性能動輸送を推進
	GULT	促進拡散型輸送体。グルコースを細胞内から血管側へ輸送
血液脳関門	LAT1	Na$^+$ 非依存性の中性アミノ酸輸送担体。レボドパを血液から脳内に取り込む輸送
	MDR1	1次性能動輸送担体。脳内から管腔側への薬物排出
腎尿細管上皮細胞		
血管側（側底膜）	OAT1	有機アニオン/ジカルボン酸交換輸送担体。弱酸性薬物を血管側から細胞内に輸送する2次性能動輸送担体
	OCT2	有機カチオン輸送担体。弱塩基性薬物を血管側から細胞内に輸送
管腔側（刷子縁膜側）	MRP4	多剤耐性タンパク質。弱酸性薬物を細胞内から管腔側に輸送する1次性能動輸送担体
	MDR1	弱塩基性薬物を細胞内から管腔側に輸送する1次性能動輸送担体
	MATE1	multidrug and toxin extrusion 1　弱塩基性薬物を細胞内から管腔側に輸送するH$^+$勾配を駆動力とする2次性能動輸送担体
	PEPT2	ペプチド構造に類似した薬物を管腔側から細胞内に取り込む輸送担体
肝細胞毛細胆管		
血管側（側底膜）	OATP1B1	organic anion transporting polypeptide1B1　ビリルビンやロスバスタチンなどのスタチン系薬剤を血液側から肝細胞内に取り込む輸送担体
	OAT2	ジドブジン（抗ウイルス薬）を血液側から肝細胞内に取り込む輸送担体
	OCT1	弱塩基性薬物を血液側から肝細胞内に取り込む輸送担体
胆管側（頂側側膜）	MRP2	多剤耐性タンパク質。メトトレキサートやプラバスタチンなどを細胞内から管腔側に輸送する1次性能動輸送担体。シクロスポリンで阻害される。グルクロン酸抱合体や硫酸抱合体も基質とする。
	MDR1	1次性能動輸送担体。脳内から管腔側への薬物排出
	BCRP	胆汁排出ポンプ。1次性能動輸送担体

問171　薬物の胎児への移行に関する記述のうち、正しいのはどれか。**2つ選べ**。
1　母体血と胎児血が胎盤内で混ざり合うことで、薬物は母体血から胎児血へ移行する。
2　胎盤には P–糖タンパク質が発現し、薬物の胎児血への移行を抑制している。
3　胎盤にはシトクロム P450 などの薬物代謝酵素が存在しないため、薬物は胎盤で代謝を受けることなく胎児血に移行する。
4　胎盤には母体血中の抗体を胎児に移行させる透過機構が存在しないため、全ての抗体医薬品は胎児血に移行しない。
5　薬物は母体血中でアルブミンと結合した状態では、胎盤を介して胎児血に移行しない。

▋Approach▋　薬物の胎児への移行に関する問題
▋Explanation▋
1　×　母体と胎児は胎盤で隔てられている。胎盤では母体血と胎児血は直接混合することはなく薬物を含む物質の透過関門として機能している。この関門が血液胎盤関門である。
2　○　P–糖タンパク質は排出トランスポーターなので、基質となる薬物の胎児血への移行を抑制している。
3　×　胎盤にもシトクロム P450（CYP）などの薬物代謝酵素は存在しているので、胎盤で代謝を受ける薬物はある。
4　×　抗体医薬品が脂溶性で分子量が 1,000 以下であれば、胎盤関門を透過する可能性はある。
5　○　アルブミンの分子量は約 66,000 なので、結合形薬物は胎盤関門は通過できない。

Ans.　2、5

▋Point▋
血液胎盤関門の特徴
1．母体血と胎児血は、混じり合わない。
2．胎盤（血液胎盤関門）を介して、物質交換が行われる。
①受動拡散（脂溶性で分子量が 1,000 を超えないような薬物）で透過する。
②血漿タンパク結合した薬物は透過しない。
③水溶性薬物は促進拡散や能動輸送によって輸送される。主なトランスポーターは GULT1（グルコース）、アミノ酸トランスポーター（アミノ酸）、OATP1B1 や OATP4（有機アニオン性薬物、抱合型ステロイドホルモン）などにより胎児移行に関与し、MDR1 や BCRP は母体血への排出に関与しているトランスポーターである。
3．胎盤中には薬物代謝酵素が存在する。

問172 以下の薬物のうち、ヘム鉄に配位することによって、シトクロム P450 の活性を最も強く阻害するのはどれか。1 つ選べ。

■ Approach ■ シトクロム P450 活性を阻害する薬物の構造式に関する問題

■ Explanation ■

1 ○ ケトコナゾールの構造式。シトクロム P450 のヘム鉄に窒素原子含有化合物が配位結合することにより活性を阻害する。窒素含有化合物としてはイミダゾール環、トリアゾール環、ベンズイミダゾール環などがある。ケトコナゾールにはイミダゾール環がある。

2 × シタラビンの構造式。シトクロム P450 の誘導阻害作用はない。シチジンデアミナーゼとデオキシシチジンキナーゼによって代謝される。

3 × トブラマイシンの構造式。アミノグリコシド系抗菌薬に分類され、シトクロム P450 の誘導阻害作用はない。

4 × テトラサイクリンの構造式。テトラサイクリン系抗菌薬はシトクロム P450 の誘導阻害作用はない。2 価、3 価金属カチオンと難溶性キレートを形成し、消化管吸収が低下する。

5 × レボフロキサシンの構造式。ニューキノロン系抗菌薬はシトクロム P450 の誘導阻害作用はない。テトラサイクリンと同様に 2 価、3 価金属カチオンと難溶性キレートを形成し、消化管吸収が低下する。

Ans. 1

■ Point ■

CYP の阻害様式と代表的な阻害薬物名と構造式を整理し覚えておくこと。

物理・化学・生物

衛生

薬理

薬剤

病態・薬物治療

法規・制度・倫理

実務

問 173 体内動態が線形性を示す薬物 A は、肝代謝と腎排泄によって体内から消失し、正常時における腎クリアランスは全身クリアランスの 60％である。また、腎疾患時に薬物 A の肝クリアランスは変化しないが、腎クリアランスは糸球体ろ過速度（GFR）に比例して変化する。薬物 A を投与中の患者において、GFR が正常時の 50％に低下したとする。薬物 A の血中濃度時間曲線下面積（AUC）を腎機能正常時と同じにするには、投与量を腎機能正常時の何％に変更すればよいか。1 つ選べ。

1　20

2　40

3　70

4　140

5　250

■Approach■　クリアランス変化による投与量補正に関する計算問題

■Explanation■

　　薬物 A は肝代謝と腎排泄によって体内から消失するので、全身クリアランス（CL_{tot}）は腎クリアランス（CL_r）と肝クリアランス（CL_h）の和　$CL_{tot} = CL_r + CL_h$ である。

　　また、薬物 A の腎クリアランスは GFR に比例して変化することがわかっている。正常時では、腎クリアランスは、全身クリアランスの 60％なので、正常時の腎クリアランス（CL_r）は、

　　$CL_r = 0.6 \times CL_{tot}$ で表され、肝クリアランス（CL_h）は、$CL_h = 0.4 \times CL_{tot}$ で表される。

　　腎疾患時には、GFR が正常時の 50％低下したので、腎疾患時の腎クリアランス（$CL_r{'}$）は GFR に比例して低下するので、$CL_r{'} = 0.5 \times 0.6 \times CL_{tot} = 0.3 \times CL_{tot}$ となる。肝クリアランスには変化がないので、正常時と同じ肝クリアランス $CL_h = 0.4 \times CL_{tot}$ である。

　　よって、腎疾患時の全身クリアランス（$CL_{tot}{'}$）は

　　$CL_{tot}{'} = CL_r{'}\ CL_h = 0.3 \times CL_{tot} + 0.4 \times CL_{tot} = 0.7 \times CL_{tot}$ となる。

　　正常時の AUC は投与量（D）とすると、AUC $= \dfrac{D}{CL_{tot}}$ である。

　　正常時と同じ AUC にするための腎疾患時の投与量を $D{'}$ とすると、次式が成立する。

AUC $= \dfrac{D}{CL_{tot}} = \dfrac{D{'}}{0.7 \times CL_{tot}}$

$D{'} = \dfrac{0.7 \times CL_{tot}}{CL_{tot}} \times D = 0.7 \times D$ となり、正常時の投与量の 70％に投与量を変更するとよい。

Ans.　3

■Point■

　　計算に使う式は、$CL_{tot} = CL_r + CL_h$、AUC $= \dfrac{D}{CL_{tot}} = \dfrac{D{'}}{CL_{tot}}$ である。

問 174　肝代謝のみで消失する薬物 400 mg をヒトに単回静脈内投与した際、図に示す血中濃度推移が得られた。この薬物の体内動態は線形性を示し、経口投与時に門脈血中に移行する割合は 100% である。この薬物を反復経口投与し、定常状態での平均血中薬物濃度を 3.5 ng/mL としたい。この薬物の肝クリアランス（L/h）及び 1 日あたりの投与量（mg）の組合せとして最も適切なのはどれか。1 つ選べ。なお、肝血流速度は 80 L/h、ln 2 = 0.693 とする。

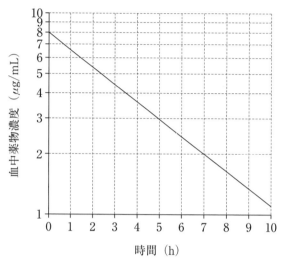

時間（h）

	肝クリアランス（L/h）	1 日あたりの投与量（mg）
1	5	500
2	5	950
3	5	1,100
4	10	500
5	10	950
6	10	1,100

■Approach■　経口繰り返し投与に関する計算問題

■Explanation■

　　　この薬物は肝代謝のみで消失するので、肝クリアランス（CL_h）＝全身クリアランス（CL_{tot}）である。
　　　静注投与量（D）400（mg）を単回静注投与したときの図より得られるデータは、
　　　投与直後の血中薬物濃度（C_0）8（mg/L）、消失半減期（$t_{1/2}$）3.5（h）である。
　　　静注投与量と投与直後の血中薬物濃度から、分布容積（V_d）は、$V_d = \dfrac{D}{C_0} = \dfrac{400(\text{mg})}{8(\text{mg/L})} = 50(\text{L})$
　　　消失半減期から消失速度定数（k_e）は、$k_e = \dfrac{0.693}{t_{1/2}} = \dfrac{0.693}{3.5(\text{h})} \fallingdotseq 0.2(\text{h}^{-1})$
　　　この薬物の肝クリアランス（CL_h）は、$CL_h = k_e \times V_d = 0.2(\text{h}^{-1}) \times 50(\text{L}) = 10(\text{L/h})$である。
　　　この薬物を経口投与したとき、肝代謝のみで消失し、門脈血中に移行する割合が 100% なので、
　　　バイオアベイラビリティ（**F**）＝肝通過率（**F_h**）である。
　　　肝抽出率（または肝除去率）を E_h、肝血流速度を Q_h とすると、次式より、経口投与時のバイオアベイラビリティが求まる。

$$F = F_h = 1 - E_h = 1 - \frac{CL_h}{Q_h} = \frac{10(\text{L/h})}{80(\text{L/h})} = \frac{7}{8}$$

　　　求める経口投与量を D、定常状態での平均血中薬物濃度を $\overline{C_{ss}}$、投与間隔を τ とすると、

$$\overline{C_{ss}} = \frac{F \times D}{CL_{tot} \times \tau} = \frac{F \times D}{CL_h \times \tau} = \text{より、}$$

$$D = \frac{\overline{C_{ss}} \times CL_h \times \tau}{F} = \frac{3.5(\text{mg}) \times 10(\text{L/h}) \times 24(\text{h})}{\frac{7}{8}} = 960(\text{mg}) \text{ が求まる。}$$

Ans. 5

▌Point▐

計算に使う式は、

$$F = 1 - E_h、\quad E_h = \frac{CL_h}{Q_h}、\quad V_d = \frac{D}{C_0}、\quad CL_h = k_e \times V_d、\quad \overline{C_{ss}} = \frac{F \times D}{CL_h \times \tau} = \text{である。}$$

問 175 肝代謝のみで消失する薬物について、血漿タンパク結合に飽和が認められ、投与量の増加に伴い血中タンパク非結合形分率（f_u）が増加していた。この薬物を経口投与したとき、投与量と血中濃度時間曲線下面積（AUC：実線）、及び投与量と非結合形薬物の AUC（$f_u \times$ AUC：点線）の関係として、適切なのはどれか。1 つ選べ。なお、肝血流速度、この薬物の吸収率及び肝固有クリアランスは投与量が増加してもいずれも一定であり、肝での消失は well-stirred model に基づくものとする。

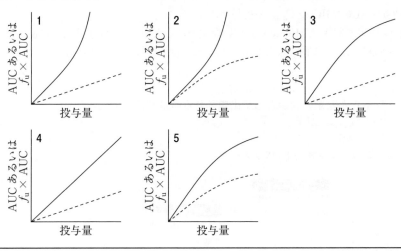

▌Approach▐　生理学的薬物速度論に関する問題

▌Explanation▐

　　代謝律速型薬物でタンパク結合感受性の薬物において、血漿タンパク結合に飽和性がある薬物の①投与量と薬物の AUC との関係と、②投与量と $f_u \times$ AUC との関係を表す正しい図を選択する問題である。

　　この薬物を経口投与すると、$\text{AUC} = \dfrac{F \times D_{po}}{CL_h} = \dfrac{D_{po}}{f_u \times CL_{int}}$ の式で表される。

（ただし、F はバイオアベイラビリティ、D_{po} は経口投与量、CL_h は肝クリアランス、CL_{int} は肝固有クリアランス）

　　①投与量と薬物の AUC との関係は、非結合率の増加に伴い AUC は減少していく。

　　②投与量と血漿タンパク非結合型薬物の AUC との関係は、$f_u \times \text{AUC} = \dfrac{D_{po}}{CL_{int}}$ となり、CL_{int} は投与量が増加しても一定なので、$f_u \times$ AUC は D_{po} に比例することになる。

　　これらを満足する図は、3 である。

Ans. 3

▌Point▐

　　投与量と血漿タンパク非結合型薬物の AUC との関係が、$f_u \times \text{AUC} = \dfrac{D_{po}}{CL_{int}} =$ となることに気づくこと。

問176 抗菌薬の投与計画に関する記述のうち、正しいのはどれか。2つ選べ。

1 薬物動態（PK）パラメーターとして、最小発育阻止濃度（MIC）が用いられる。

2 薬力学的（PD）パラメーターとして、time above MIC が用いられる。

3 PK-PD パラメーターとして、血中濃度時間曲線下面積（AUC）を MIC で除した AUC/MIC が用いられる。

4 濃度依存性作用型薬物の PK-PD パラメーターとして、最高血中濃度（C_{max}）を MIC で除した C_{max}/MIC が用いられる。

5 時間依存性作用型薬物は、1回あたりの投与量を増やし、投与間隔を延ばすことが望ましい。

▌Approach▌ 抗菌薬の PK-PD 解析による投与計画に関する問題

▌Explanation▌

1 × MIC（最小発育阻止濃度）は薬力学（PD）パラメーターとして用いられる。

2 × time above MIC（T > MIC、T% > MIC）は PK-PD パラメーターとして用いられる。

3 ○ 記述の通り。AUC/MIC、C_{max}/MIC、time above MIC がある。

4 ○ 記述の通り。AUC/MIC や C_{max}/MIC を用いる。

5 × 時間依存性作用型薬物は MIC よりも高い血中濃度をどれだけ長い時間を持続できるかが重要である。そのためには1回の投与量を少なくして投与間隔を短くする方法が用いられる。

Ans. 3、4

▌Point▌

抗菌薬の PK-PD 解析が薬剤の問題として出題されるのは初めてである。

PK パラメーター：C_{max}、AUC

PD パラメーター：MIC

抗菌薬の PK 効果に影響する PK-PD パラメータ

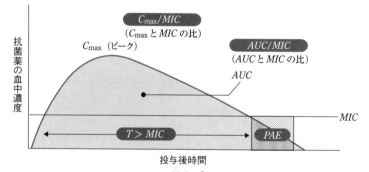

（出典：『NEW パワーブック 生物薬剤学』廣川書店）

PK-PD 解析に基づく抗菌薬の分類

抗菌効果	PK-PD パラメータ	抗菌薬	目標
濃度依存性抗菌作用と長い持続時間	C_{max}/MIC AUC/MIC	フルオロキノロン系 アミノグリコシド系	高いピーク血中濃度
時間依存性抗菌作用と短い持続時間	T > MIC（TAM）	ペニシリン系 セフェム系 カルバペネム系	長時間薬剤暴露
時間依存性抗菌作用と長い持続時間	AUC/MIC	グリコペプチド系 マクロライド系	薬剤総量の増加

> **問 177** 表に示す特性を有する2種類の水溶性薬物の結晶性粉体A、Bがある。以下の記述のうち、正しいのはどれか。**2つ選べ**。ただし、粉体A、Bはいずれも結晶粒子内に空隙はなく、粒子密度と真密度は等しいものとする。また、粉体AとBの相互作用はないものとする。
>
> | | 真密度
(g/cm^3) | 平均粒子径（μm）
（比表面積径） | 疎充てん時の
充てん率 | 臨界相対湿度
（%） |
> |---|---|---|---|---|
> | A | 1.6 | 100 | 0.8 | 80 |
> | B | 1.2 | 50 | 0.5 | 60 |
>
> 1 疎充てん時において、粉体Aのかさ比容積は粉体Bの2倍以上である。
> 2 疎充てん時において、粉体Aのかさ密度は粉体Bの2倍以上である。
> 3 粉体AとBの粒子形状が同じである場合、粉体Aの比表面積は粉体Bの2倍以上である。
> 4 70%の相対湿度下では、粉体Bの方が著しく吸湿しやすい。
> 5 粉体Aと粉体Bを1：3の質量比で混合した粉体の臨界相対湿度は65%である。

Approach 粉体の性質に関する問題

Explanation

1 × かさ比容積は、質量あたりのみかけの体積（cm^3/g）である。かさ密度＝真密度×充てん率より、Aのかさ密度は 1.28 g/cm^3、Bのかさ密度は 0.6 g/cm^3 である。かさ比容積は質量あたりのみかけの体積（cm^3/g）であり、かさ密度の逆数であるので、粉体Aのかさ比容積は粉体Bのそれよりも 1/2 以下である。

2 ○ 記述の通り。選択肢1の解説参照。

3 × 比表面積 s は粒子径（直径 d）との間に s = 6 ÷（密度× d）の関係がある。
粉体A：s = 6/(1.6 × 100) 粉体B：s = 6/(1.2 × 50) より、粉体Aの比表面積は粉体Bの
{6/(1.6 × 100)} ÷ {6/(1.2 × 50)} = 0.375 したがって、2分の1以下である。

4 ○ 臨界相対湿度を超えた環境下で粉体の吸湿量が増大する。

5 × 混合した粉体の臨界相対湿度は各々の臨界相対湿度の積である（エルダーの仮説）。したがって、80% × 60% ＝ 48%になる。臨界相対湿度は粉体の質量比には影響されない。

Ans. 2、4

Point

粉体の性質と流動性の関係

流動性が良い	性　質	流動性が悪い
大	粒子径	小
小	安息角	大
大	みかけの密度（真密度が同じとき）	小
速い	オリフィスからの流出速度	遅い
小	空隙率	大
大	充てん率	小
小	内部摩擦係数	大
少ない	水分量	多い
小	比容積（cm^3/g）	大
1％前後	滑沢剤の添加	少なすぎる、あるいは過量

問178　図は結晶多形をもつ薬物Aについて15〜35℃におけるリン酸緩衝液中の溶解度 (S) の対数値を絶対温度 (T) の逆数に対してプロットしたものである。この図に関する記述のうち、正しいのはどれか。<u>2つ</u>選べ。ただし、Aの溶解熱は測定温度範囲において一定とする。

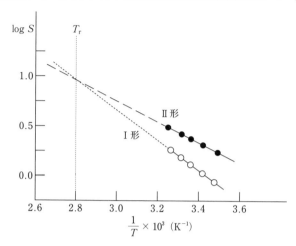

1　図よりⅠ形からⅡ形への転移熱を知ることはできない。
2　薬物AのⅡ形からⅠ形への転移温度は約84℃である。
3　図中の T_r は、Ⅰ形結晶の分解開始温度である。
4　Ⅰ形及びⅡ形の結晶とも溶解熱は負の値を示す。
5　T_r 以上の温度になると、Ⅰ形結晶の方がⅡ形結晶より高い溶解度を示すことが予測される。

■Approach■　多形に関する問題

■Explanation■

1　×　グラフの傾きより、溶解熱を知ることができる。一般に、薬物固体の溶解度を S、温度 T、融点を T_0、溶解熱を ΔH とすると、以下の関係式が成り立つ。

$$-\log S = \frac{\Delta H}{2.303R}\left(\frac{1}{T}-\frac{1}{T_0}\right)$$

ΔH は固体状態と液体状態のエネルギーの差に相当する。

　　問は、Ⅰ型からⅡ型への転移熱を知る必要があるため、結晶多形のⅠ型とⅡ型の融点をそれぞれ T_I および T_{II} とすると、$\log S_{II}$ と $\log S_I$ との差 ($\log S_{II} - \log S_I = \log(S_{II}/S_I)$) を算出することで以下のように T_I および T_{II} がわかることで求まる。

$$\log(S_{II}/S_I) = -\Delta H/2.303(1/T-1/T_{II}) - (-\Delta H/2.303(1/T-1/T_I))$$
$$= -\Delta H/2.303(1/T_{II}-1/T_I)$$

2　○　$1/(273+84) \times 10^3 = 2.8$　したがって T_r は約84℃である。

3　×　相転移温度である。

4　×　溶解熱が負の値の場合は、グラフは右上がりになる。

5　○　T_r 以上の温度では、Ⅰ型よりもⅡ型のほうが安定形になる。

Ans.　2、5

■Point■
安定形と準安定形の物性の比較

密　度	準安定形より安定形が高い
融　点	準安定形より安定形が高い
溶解度	安定形より準安定形が高い

　　結晶多形を確認する方法として、X線回折、熱分析、IRスペクトル、固体NMR、密度、溶解度、溶解速度などがある。

問179　液状の物質AとBについて、せん断応力とせん断速度の関係を調べたところ、図の結果が得られた。これらの図に関する記述のうち、正しいのはどれか。**2つ選べ。**

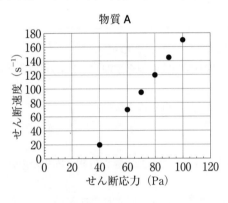
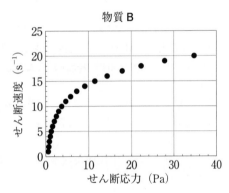

1　物質Aのみかけ粘度は、0.4 Pa·s である。
2　物質Aの降伏値は、40 Pa である。
3　物質Bでは、せん断応力の増加とともにみかけ粘度が低下している。
4　物質Bの流動曲線は、高濃度のデンプン水懸濁液に見られる。
5　ニュートンの粘性法則に従う流動を示しているのは、物質Aである。

■Approach■　レオロジーに関する問題
■Explanation■
1　○　x軸が40 Paおよび80 Paのときのy値20 s⁻¹および120 s⁻¹から物質Aのグラフの傾きの逆数（みかけ粘度）を求めると 0.4 Pa·s⁻¹ と求まる。
2　×　グラフの点を直線で結び、x軸に接した位置が降伏値であるため、約30 Paである。
3　×　グラフの傾きが徐々に小さくなっているため、みかけ粘度は増大している。
4　○　ダイラタント流動を示すことから、高濃度のデンプン水懸濁液にみられる。
5　×　ニュートン流動には降伏値がない。物質Aが示す流動は塑性流動である。

Ans.　1、4

■Point■
　　塑性流動では、以下に示すビンガムの方程式が成り立つ。
　　　せん断応力－降伏値＝一定の塑性粘度×せん断速度
　　x軸にせん断応力、y軸にせん断速度をとったとき、グラフの傾きは粘度を反映し、粘度が高いとその傾きが小さくなる。

非ニュートン流体の流動曲線

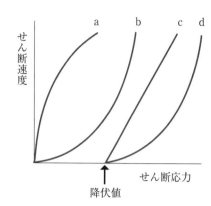

a　ダイラタント流動
b　準粘性流動
c　塑性流動
d　準塑性流動

問 180　乳剤及び懸濁剤に関する記述のうち、正しいのはどれか。2つ選べ。

1　バンクロフト（Bancroft）の経験則によると、親油性の乳化剤を添加すると w/o 型乳剤が形成されやすい。
2　一般に、分散相が凝集した乳剤は、振り混ぜると容易に再分散される。
3　懸濁剤において、粒子が凝集沈降を起こし、再分散が困難な強固な凝集体を形成することをケーキングという。
4　一般に、乳剤の外相に内相を加えて両相の容積が等しくなったとき、外相と内相が逆転する転相を起こす。
5　乳剤のクリーミングは、内相が浮上又は沈降する現象であり、可逆的である。

■Approach■　分散系に関する問題

■Explanation■
1　○　親油性の乳化剤を加えると、外相が油相になりやすい。
2　×　熱力学的に不安定な状態で分散相が分散媒中に均一に分散しているが、分散相表面の電荷の変化や水和力の低下が生じた状態の凝集は、粒子径が増大傾向にあり、再分散は難しい。
3　×　ケーキングは、凝集沈降ではなく、自由沈降であり、沈降した粒子が緻密な沈積体を形成する。
4　×　両相の容積が等しくなったときには転相は生じない。加えていく内相の比率が全体の74%を超えた条件で転相が生じる。
5　○　クリーミングは、分散媒と分散相の比重の違いにより分散相粒子が浮上するか沈降する現象である。

Ans.　1、5

■Point■
　懸濁剤中の粒子の沈降速度または浮上速度は Stokes の式に従う場合が多い。懸濁剤を長期間の保存することにより、分散している粒子は溶解と析出を繰り返しながら、安定する方向に向かう。すなわち、小さな粒子はさらに小さくなり、やがて消失する。一方、大きな粒子はさらに大きくなる。したがって、平均粒子径は大きくなる。
　粒子が沈降するパターンは2つある。1つは粒子がそのまま沈んでいく自由沈降であり、その沈

降速度は遅い。沈降した粒子は緻密な沈積体を形成する。このように沈降粒子同士が固結した状態をケーキングといい、再分散されにくい。他方は、粒子が凝集しながら沈んでいく凝集沈降である。沈降する前に二次粒子を形成する。沈降速度は自由沈降より速い。柔らかい沈積体を形成するので、再分散されやすい。

　懸濁剤の安定性を保つ、すなわち、固体粒子の分散状態を維持するための物質を懸濁化剤という。例として、界面活性剤、ショ糖、グリセリン、メチルセルロース、カルメロースナトリウム、ヘキサメタリン酸カルシウム、クエン酸ナトリウムなどがある。

問 181　表は、ジアゼパム注射剤の組成と性状を示す。

1アンプル（1 mL）中：

組成	ジアゼパム	5 mg
	ベンジルアルコール	0.015 mL
	プロピレングリコール	0.4 mL
	無水エタノール	0.1 mL
	安息香酸	42.8 mg
	水酸化ナトリウム	13.05 mg
	pH 調整剤	―
性状	pH	6.0 ～ 7.0
	浸透圧比	約 30

本剤に関する記述のうち、正しいのはどれか。**2つ**選べ。
1　ベンジルアルコールは、浸透圧を調整するために添加されている。
2　本剤は、最終滅菌法で滅菌できる。
3　本剤は、日本薬局方のアルコール数測定法の適用を受ける。
4　プロピレングリコールと無水エタノールは、コソルベントとして添加されている。
5　本剤は、著しく高張であるため、生理食塩液で希釈して使用する必要がある。

■ Approach ■　製剤の組成・性状に関わる問題

■ Explanation ■

1　×　注射時における疼痛を抑える無痛化剤として添加されている。
2　○　最終滅菌法は、滅菌されるものが最終容器又は包装に収められた状態において行い、当該滅菌後の微生物の死滅を定量的に測定又は推測できるような滅菌をいう。通例、10^{-6}以下の無菌性保証水準（SAL）が得られる条件において行う。
3　×　アルコール数測定法の適用は受けない。通常、チンキ剤などのアルコール度の高い製品が該当する。
4　○　コソルベントとは、成分の溶解を補助する溶媒である。
5　×　浸透圧比が約30と高いが、筋肉内又は静脈内にできるだけ緩徐に（2分間以上かけて）注射する。

Ans.　2、4

■Point■

最終滅菌法とろ過法

最終滅菌法	加熱法 　高圧蒸気法 　乾熱法	高圧飽和水蒸気中で微生物を殺滅する方法。 加熱乾燥気体で微生物を殺滅する方法。
	照射法 　放射線法	^{60}Co などの放射性同位元素から放射されるガンマ線または電子加速器から発生する電子線や制動放射線（X線）を照射することによって微生物を直接的に殺滅する方法。
	高周波法 ガス法	高周波の照射によって発生する熱で微生物を殺滅する方法。 滅菌用ガスを用いて微生物を殺滅する方法。滅菌ガスとしては、酸化エチレン（EO）ガスが広く用いられている。
ろ過法		適切な材質の滅菌用フィルターを用い、微生物を除去する方法。

問 182　単位操作と製剤機械に関する記述のうち、正しいのはどれか。2つ選べ。

1　ジェットミルは、ジュール・トムソン効果により粉砕時の温度の上昇を抑えられるので、熱に不安定な化合物や低融点化合物の粉砕に適している。
2　旋回スクリュー型混合機は、本体容器が回転することにより、粉粒体の集合と分割を交互に繰り返すことで混合が進行する。
3　流動層造粒装置は、熱風気流中に吹き上げた粉末に結合剤を噴霧するので、装置内で圧密化を受けて重質な造粒物が得られる。
4　ロータリー型打錠機は、複数組の上下杵と臼を組み込むことができるので、大量生産に適している。
5　オーガ式のカプセル充てん装置は、瞬間的に薬物溶液をゼラチンで包み込めるので、シームレスカプセルを製することができる。

■Approach■　医薬品製造工程における機器と操作に関する問題

■Explanation■

1　○　ジェットミルは、圧縮空気を用いるため、熱がかかりにくい。一方、ロールミル、ハンマーミル、コロイドミルなどでは、熱が生じやすい。
2　×　旋回スクリュー型混合機の本体容器は回転しない。本体が回転する代表的なものにV型混合機や二重円すい型混合機がある。
3　×　圧密化を避けることができるので、重質化はしない。重質となるのは押出式造粒装置である。
4　○　ターンテーブルが一回転するごとに杵の数だけの錠剤ができる。単発式打錠機と比べて大量生産に向いている。
5　×　オーガー（スクリュー）で加圧充填するため、ソフトカプセルではなくハードカプセル充填である。

Ans.　1、4

■Point■

一般的な錠剤の製造工程は、以下のとおりである。

原料品の粉砕・篩過　→　秤量　→　混合　→　練合　→　造粒　→　乾燥　→　整粒
→　打錠　→　コーティング　→　試験検査　→　包装

生物・物理・化学・

衛生

薬理

薬剤

治療　病態・薬物

倫理　法規・制度・

実務

代表的な機器

粉砕機	ロールミル　コロイドミル　ハンマーミル　ジェットミル
混合・練合機	V型混合機　二重円すい型混合機　リボン型混合機
造粒機	遠心転動型造粒機　押出式造粒機
整粒機	多段ロール式整粒機
打錠機	ロータリー式打錠機　単発式打錠機
コーティング機	コーティングパン　通気式コーティング機　流動層コーティング機
乾燥機	箱形乾燥機　流動層乾燥機
カプセル製造機	ロータリーソフトカプセル機　シームレスミニカプセル機

問 183　単一有効成分含量の表示が 50 mg の素錠 **A** について日本薬局方製剤均一性試験法の質量偏差試験を実施した。**A** の 30 錠をとり、初めの試料 10 個について個々の質量を精密に測定し、含量を推定したところ表のようになった。本試験の結果について正しい判定はどれか。1 つ選べ。なお、表示量に対する％で表した製造時における個々の製剤中の目標含量を 100％としたときの判定値の計算式は以下のとおりであり、判定値の最大許容限度値は 15％である。

錠剤	1	2	3	4	5	6	7	8	9	10	平均	標準偏差 s
含量（mg）	47.0	46.5	48.5	48.0	47.0	50.0	51.0	47.5	48.5	49.0	48.3	—
表示量に対する割合(%)	94.0	93.0	97.0	96.0	94.0	100.0	102.0	95.0	97.0	98.0	96.6	2.8

$$AV = |M - \overline{X}| + ks$$
ただし、$98.5 \leqq \overline{X} \leqq 101.5$ の時、$M = \overline{X}$
$\overline{X} > 101.5$ の時、$M = 101.5\%$
$98.5 > \overline{X}$ の時、$M = 98.5\%$

（AV：判定値、M：基準値、$\overline{X}$：表示量に対する割合（％）で表示した個々の含量の平均、k：判定係数（10 錠の場合は 2.4、30 錠の場合は 2.0）、s：標準偏差）

1　判定値は 11.6 となり、基準値の最大許容限度値を越えていないので、製剤均一性試験法に適合している。

2　判定値は 11.6 となり、基準値の最大許容限度値と一致していないので、製剤均一性試験法に適合しない。

3　判定値は 11.6 となり、基準値の最大許容限度値を越えていないので、製剤均一性試験法に適合しない。

4　判定値は 8.62 となり、基準値の最大許容限度値を越えていないので、製剤均一性試験法に適合している。

5　判定値は 8.62 となり、基準値の最大許容限度値と一致していないので、製剤均一性試験法に適合しない。

6　判定値は 8.62 となり、基準値の最大許容限度値を越えていないので、製剤均一性試験法に適合しない。

Approach　質量偏差試験の判定方法に関する計算問題

■ Explanation ■

　　表示量に対する割合の平均値は、表より 96.6％ である。この値は 98.5 より小さいので、M ＝ 98.5％ を用いる。判定係数 k は 10 錠での結果より、2.4 を用いる。標準偏差 s は 2.8 を用いる。式に当てはめると、

　　$AV = |\ 98.5 - 96.6\ | + 2.4 \times 2.8 = 8.62\%$

　　この結果より、AV が最大許容限度値の 15％ を下回っているため、製剤均一性試験法に適合していると判定できる。

Ans. 4

■ Point ■

　　製剤均一性試験法とは、個々の製剤の間での有効成分含量の均一性の程度を示すための試験法である。したがって、本試験は、別に規定される場合を除き、単剤又は配合剤に含まれる個々の有効成分に対して適用される。

　　製剤含量の均一性は、下表に示すように含量均一性試験又は質量偏差試験のいずれかの方法で試験される。

剤形	タイプ	サブタイプ	含量／有効成分濃度	
			25 mg 以上 かつ 25％ 以上	25 mg 未満 又は 25％ 未満
錠剤	素錠		MV	CU
	コーティング錠	フィルムコーティング錠	MV	CU
		その他	CU	CU
カプセル剤	硬カプセル剤		MV	CU
	軟カプセル剤	懸濁剤、乳化剤、ゲル	CU	CU
		液剤	MV	MV
個別容器に入った固形製剤（分包品、凍結乾燥製剤等）	単一組成		MV	MV
	混合物	最終容器内で溶液を凍結乾燥した製剤	MV	MV
		その他	CU	CU
個別容器に入った製剤（完全に溶解した液）			MV	MV
その他			CU	CU

CU：含量均一性試験、MV：質量偏差試験

> **問 184**　我が国で実用化されている薬物送達システム（DDS）に関する記述のうち、正しいのはどれか。**2つ選べ**。
> 1　ニトログリセリンのテープ剤は、投与薬物の肝初回通過効果を回避して、薬効の持続を期待できる経皮吸収型製剤である。
> 2　ファモチジンの口腔内崩壊錠は、薬物の苦味を抑えるため、水溶性高分子を担体とする固体分散体を利用して薬物溶出が抑えられている。
> 3　直腸粘膜からのセフチゾキシムナトリウムの吸収を高めるため、カプリン酸ナトリウムを添加した坐剤が実用化されている。
> 4　鼻粘膜からの薬物吸収を高めるため、付着性を有する高分子を添加したトリアムシノロンアセトニドの製剤がある。
> 5　プロポフォールの注射剤は、薬物が脂質二重膜に包まれることで、血中での滞留性が高まり、治療効果を発揮する。

▎Approach▎　DDS に関する問題

▎Explanation▎
1　○　皮膚から吸収された薬物はまず全身循環に入るため、肝初回通過効果を受けない。
2　×　苦味を抑えるための工夫はなされているが、薬物の溶出は速やかである。
3　○　中鎖脂肪酸の Na 塩であり、吸収改善の添加物として利用されている。
4　×　市販のトリアムシノロンアセトニド外用製剤は、アフタッチ® などの口腔粘膜用貼付剤である。鼻粘膜での炎症を抑えるステロイド剤（フルチカゾンやモメタゾン）は、吸収を高めるのではなく、局所作用を期待した製剤として利用されている。
5　×　脂質二重膜はリポソームのことである。本注射剤はリピッドマイクロスフェアである。

Ans.　1、3

▎Point▎
DDS の主な概念

作用部位	局所作用（点眼薬、点鼻薬、局所の皮膚適用、臓器や細胞への選択性など） 全身作用（全身循環を介しての作用；経皮吸収型製剤など）
工夫	成分の化学修飾（プロドラッグ、アンテドラッグ、PEG 化など） 製剤技術（リピッドマイクロスフェア、リポソーム、可溶化、分散化など）
目的	苦味軽減、溶解性改善、安定性改善、吸収改善、作用の持続化、副作用軽減、ターゲティング効果など

一般問題（薬学理論問題）【病態・薬物治療】

問 185　浮腫の病態に関する記述のうち、正しいのはどれか。**2つ選べ。**
1　ネフローゼ症候群による浮腫では、血漿膠質浸透圧が上昇している。
2　腎炎による浮腫は、最初に顔面、眼瞼に顕著に表れる。
3　肝性浮腫は、上肢に顕著に表れる。
4　心性浮腫は、朝方に生じる場合が多い。
5　粘液水腫は、指圧で圧痕を残さない。

■Approach■　各疾患で認められる浮腫の特徴に関する問題

■Explanation■
1　×　ネフローゼ症候群では、高タンパク尿・低アルブミン血症のために膠質浸透圧が低下し、細胞内に水が引きつけられるため浮腫を生じる。また、腎血流量低下によりレニン・アンジオテンシン・アルドステロン系が亢進し、Naや水が貯留しやすい状態になっている。
2　○　糸球体疾患のうち、急性糸球体腎炎やネフローゼ症候群では顔面、特に眼瞼に浮腫が顕著に認められるが、慢性糸球体腎炎では一般に浮腫はみられない。
3　×　肝性浮腫は、主に肝硬変で発現する。原因としては、門脈圧亢進および肝機能低下に伴う低アルブミン血症による血管からの水分漏出であり、腹水や下肢浮腫を特徴とする。
4　×　心性浮腫は、心疾患によって心機能が低下し、ポンプ機能が低下して血液が心臓に戻れずに末梢でうっ滞した状態、いわゆるうっ血性心不全である。心性浮腫は、立位では下肢に、臥位では腰背部に多く見られ、夕方に強く発現する。
5　○　粘液水腫は、慢性甲状腺炎などの甲状腺機能低下症で認められ、基礎代謝が低下して皮下組織にグリコサミノグリカンが沈着することで生じる。通常の浮腫とは異なり、圧痕を残さないのが特徴である。

Ans.　2、5

■Point■
　　浮腫には全身性浮腫と局所性浮腫があり、心性浮腫、肝性浮腫および腎性浮腫は前者に、静脈性浮腫とリンパ性浮腫は後者に分類される。

問 186　75歳男性。2ヶ月前より顔面蒼白を家族に指摘されていた。最近、手足のしびれと味覚異常を自覚し、倦怠感が増大したため受診した。既往歴として15年前に胃の全摘術を受けている。
　　血液検査所見：赤血球数 $240 \times 10^4/\mu L$、Hb 8.1 g/dL、Ht 27.0%、MCV 113 fL、MCH 34 pg、白血球数 4,200/μL、血小板数 $18.5 \times 10^4/\mu L$
　　この患者の治療に適している薬剤はどれか。1つ選べ。
1　10％ブドウ糖注射剤
2　含糖酸化鉄注射剤
3　デキサメタゾンリン酸エステルナトリウム注射剤
4　メコバラミン注射剤
5　メトトレキサート注射剤

■Approach■　巨赤芽球性貧血の治療に関する問題

■ Explanation ■

　　血液検査所見でそれぞれの基準値は、赤血球：（男性）$435 \sim 555 \times 10^4 / \mu$L、Hb：（男性）13.7 ~ 16.8 g/dL、Ht：（男性）$40.7 \sim 50.1\%$、MCV（平均赤血球容積）：$83.6 \sim 98.2$ fL、白血球数：3,300 $\sim 8,600 / \mu$L、血小板数：$13 \sim 36 \times 10^4 / \mu$L、であり、この患者は大球性貧血であることがわかる。さらに、手足のしびれ（末梢神経障害）や味覚障害（ハンター舌炎）がみられ、15 年前に胃全摘術を受けていること（内因子欠乏によるビタミン B_{12} 吸収障害）などから、巨赤芽球性貧血の可能性が高い。

1　× 　10%ブドウ糖注射剤は、脱水症、特に水渇望時の水補給、薬物・毒物中毒、肝疾患、循環虚脱、低血糖時の糖質補給、高カリウム血症、心疾患（GIK 療法）、その他非経口的に水・エネルギー補給を必要とする場合や、注射剤の溶解希釈剤として用いられる。

2　× 　含糖酸化鉄注射剤は、鉄欠乏性貧血の治療に用いられる。

3　× 　デキサメタゾンリン酸エステルナトリウム注射剤は、抗炎症薬として幅広い適応を有するが、貧血では再生不良性貧血や自己免疫性溶血性貧血に用いられる。

4　○ 　メコバラミン注射剤はビタミン B_{12} 製剤で、ビタミン B_{12} 欠乏による巨赤芽球性貧血の治療に用いられる他、神経組織移行性に優れるため、末梢神経障害の治療にも用いられる。

5　× 　メトトレキサート注射剤は、白血病や絨毛性疾患の他、乳がん（CMF）、肉腫・急性白血病・悪性リンパ腫（MTX・LV 救援療法）、胃がん（MTX・5-FU 交代療法）、尿路上皮がん（M-VAC）などに用いられる。

Ans.　4

■ Point ■

　　貧血は、原因、症状、検査、治療の各項目でまとめておく必要がある。

問 187　慢性腎臓病の病態と治療に関する記述のうち、正しいのはどれか。2 つ選べ。

1　腎機能障害又は腎機能低下が 3 ヶ月以上持続する状態である。
2　合併症として貧血がある。
3　低張尿となる。
4　尿毒症の症状改善にラクツロースを内服する。
5　尿毒症状の発症を抑制するために、タンパク質を積極的に摂取させる。

■ Approach ■　慢性腎臓病（CKD）の病態と食事療法を含めた治療に関する問題

■ Explanation ■

1　○ 　CKD は、GFR で表現される腎機能障害があるか、もしくは腎機能障害を示唆する所見が慢性的（3 カ月以上）に持続するものと定義される。

2　○ 　赤血球産生を促進する造血因子であるエリスロポエチンは、主に腎臓の尿細管間質細胞で生成されるため、CKD の患者ではエリスロポエチン産生低下による腎性貧血を合併する。

3　× 　タンパク尿や血尿がみられ、GFR も低下するが、尿は 1.010 前後の低比重が持続し、腎が尿の濃縮も希釈もできなくなるため、等張尿となる。

4　× 　尿毒症の症状改善には球形吸着炭が用いられる。球形吸着炭は、尿毒症毒素を消化管内で吸着して便とともに排泄させ、尿毒症症状改善効果や透析導入遅延効果をもたらす。ラクツロースは、フルクトースとガラクトース各 1 分子からなる天然には存在しない二糖類で、腸内細菌で分解されて乳酸などの有機酸を生成し、腸管内 pH を低下させて腸管内のアンモニア産生や吸収を抑制するため、高アンモニア血症に伴う症状改善に用いられる。

5　×　過剰なタンパク質摂取は糸球体過剰濾過を促進し、糸球体内圧を上昇させて腎機能に悪影響を与え、腎機能低下時にはタンパク質の代謝産物が尿毒症物質として蓄積するため、タンパク質制限が推奨される。また、高血圧や尿タンパクの抑制と心血管疾患の予防のため、6 g/ 日未満の食塩摂取制限も推奨されている。

Ans.　1、2

■Point■

　　CKD の診断基準は、①または②のいずれか、あるいは両方が 3 カ月以上持続する場合である。

　①腎障害を示唆する所見（検尿異常、画像異常、血液異常、病理所見）が明らかである。特に 0.15 g/gCr 以上のタンパク尿（30 mg/gCr 以上のアルブミン尿）の存在が重要。

　②糸球体濾過量（GFR）＜ 60 mL/ 分 /1.73m^2 を確認。

　　また、CKD の重症度分類は、原因、腎機能（GFR）、尿タンパク（アルブミン尿）による CGA 分類で評価する。

問 188　高尿酸血症及び痛風の病態と治療に関する記述のうち、正しいのはどれか。<u>2 つ選べ</u>。
1　痛風発作は、関節内に析出した尿酸塩結晶が引き起こす急性関節炎発作である。
2　高尿酸血症の病型としては、尿酸産生過剰型が多い。
3　痛風発作時には、直ちにアロプリノールを用いる。
4　痛風間欠期には、非ステロイド性抗炎症薬（NSAIDs）が用いられる。
5　尿路結石がある場合は、尿酸排泄促進薬を用いない。

■Approach■　高尿酸血症および痛風の病態と治療に関する問題
■Explanation■

　1　○　痛風発作は、尿酸塩結晶が関節内に析出することにより起こる激烈な痛みを伴う急性関節炎である。突然、第 1 中足趾節関節などに激痛、発赤、腫脹が生じ、歩行困難となり、炎症は 24 時間以内にピークに達する。

　2　×　高尿酸血症は、腎負荷型〔尿酸産生過剰型、腎外排泄低下型（*ABCG2* 遺伝子変異）〕、尿酸排泄低下型および混合型に大別され、それぞれ約 10%、約 60% および約 30% を占める。

　3　×　痛風発作治療の第 1 選択は NSAIDs パルス療法（短期大量療法）である。無効であれば副腎皮質ステロイド薬を用いる。コルヒチンは前兆期に有効だが、発作時には無効である。消化器系副作用が強いため、投与時期と用量に注意する。痛風発作の急性期では血清尿酸値の変動が発作を増悪させるため、アロプリノールなど尿酸値を変動させる薬物は使用しない。

　4　×　多くの場合、痛風発作は 1 週間以内に治まり、全く無症状の間欠期を迎え、これを繰り返す。間欠期は NSAIDs 投与の必要はない。

　5　○　尿酸排泄促進薬は、尿酸の再吸収を阻害し、尿細管中の尿酸濃度を上昇させて尿酸結石形成を助長するため、尿路結石のある患者には使用しない。尿路結石のある患者には尿酸生成抑制薬を用いる。

Ans.　1、5

■Point■

　　高尿酸血症治療薬（尿酸排泄促進薬）としては、URAT1 選択的阻害薬のドチヌラドが新たに仲間入りした。また、フェブキソスタットは腫瘍崩壊症候群にも適応があることを覚えておきたい。

問189 21歳男子大学生。親戚の4歳児の面倒をみた2週間後に頭痛と発熱を認めたため、市販のかぜ薬を服用した。翌日、市販薬で一時的に解熱したが、再び発熱し、両側の頬から耳の後ろにかけて腫れ、腫脹部分に痛みを感じたため受診し、流行性耳下腺炎と診断された。この患者の病態及び薬物治療に関する記述のうち、正しいのはどれか。**2つ選べ。**

1 解熱すればすぐに通学しても差し支えない。
2 精巣炎を合併するリスクがある。
3 治療にはアシクロビルが有効である。
4 疼痛・発熱に対し、アセトアミノフェンが用いられる。
5 治療にはワクチンが有効である。

■Approach■　流行性耳下腺炎の感染症としての位置づけおよび病態と治療に関する問題

■Explanation■

1　×　流行性耳下腺炎は、学校保健安全法で第2種学校感染症に指定されており、耳下腺・顎下腺・舌下腺の腫脹が出現した後5日が経過し、かつ全身状態が良好になるまでは出席停止と定められている。

2　○　流行性耳下腺炎は一般的に「おたふくかぜ」とよばれ、精巣炎（15歳以上男性）、卵巣炎（成人女性）、無菌性髄膜炎（最多）、膵炎、難聴（中耳炎合併なし）などの合併を認める。

3　×　アシクロビルは抗ヘルペスウイルス薬で、ムンプスウイルスには無効である。特異的な治療法はなく、対症療法を行う。

4　○　疼痛・発熱に対し、対症療法で解熱・鎮痛薬を投与する。

5　×　ムンプスウイルス感染症では重篤な合併症が多いため、生ワクチンによる予防接種が特に重要である。その有効性は高く、欧米のデータでは、ムンプスワクチンを1回定期接種している国ではムンプス患者数が90％、2回定期接種している国ではムンプス患者数が99％減少している。保育園や小学校での流行時の本邦ムンプスワクチン株の有効率は79〜90％との報告がある。

Ans. 2、4

■Point■

　流行性耳下腺炎は、パラミクソウイルス科ルブラウイルス属に属するムンプスウイルスの飛沫感染により発症し、潜伏期間は通常16〜18日で、2日以上持続する急性耳下腺腫脹が臨床上の特徴である。同じパラミクソウイルスの一つである麻しんウイルスに対してはγ-グロブリン製剤が有効だが、ムンプスウイルスには無効である。

問190 膵臓がんに関する記述のうち、正しいのはどれか。**2つ選べ。**

1 膵管がんは膵管の上皮細胞由来である。
2 インスリン分泌の亢進により低血糖を起こしやすい。
3 初期から症状が出現するため、発見が容易である。
4 CA 19-9（carbohydrate antigen 19-9）が陰性になる。
5 好発部位は膵頭部である。

■Approach■　膵臓がんの病態と検査に関する問題

■ Explanation ■

1 ○　膵臓がんは、一般的に膵臓に生じた上皮性の悪性腫瘍のうちの外分泌腫瘍で、膵管上皮に由来する浸潤性膵管がんをさす。組織学的には管状腺がんが大部分である。

2 ×　膵臓がんでは膵内分泌機能が低下し、耐糖能の低下が起こる。糖尿病の新たな発症や血糖コントロールが急に不良になった場合には、膵臓がんを考慮する。

3 ×　一般的に膵臓がん初期は無症状で、がんが進行するまで無症状のことも多く、症状が始める頃にはすでに進行がんであることが多い。初期で比較的多いのは腹部不定愁訴である。明らかな初発症状としては、腹痛・腰背部痛（特に膵体尾部がん）、黄疸（特に膵頭部がん）、次いで体重減少が多い。

4 ×　膵臓がんの腫瘍マーカーとして、CA19-9（陽性率約80%）やCEA（陽性率約50%）の有用性が高い。

5 ○　膵臓がんの好発部位は、膵頭部（約60%）、膵体部、膵尾部、膵全体、と続く。

Ans.　1、5

■ Point ■

　膵臓がんは、罹患率（2017）では日本人のトップ5に入らないが（男性8位、女性7位）、死亡率（2018）では男性4位、女性3位、全体で4位と、非常に予後不良のがんの1つである。切除不能例では、化学療法としてゲムシタビン、S-1、FOLFIRI、FOLFIRINOXなどが用いられてきたが、ここに分子標的薬としてEGFRチロシンキナーゼ阻害薬のエルロチニブやPARP阻害薬のオラパリブ（*BRCA*遺伝子変異陽性、白金製剤を含む化学用法後）などが使用可能となり、選択肢の幅が広がっている。

問191　漢方薬に関する記述のうち、正しいのはどれか。2つ選べ。
1　大建中湯は、インフルエンザ初期に用いられる。
2　麻黄湯は、認知症の不穏に対して用いられる。
3　六君子湯は、腹部外科的手術後のイレウス予防に用いられる。
4　芍薬甘草湯は、腓腹筋の有痛性けいれんに対して用いられる。
5　補中益気湯は、食欲不振に対して用いられる。

■ Approach ■　漢方薬の適応に関する問題

■ Explanation ■

1 ×　大建中湯は、「腹が冷えて痛み、腹部膨満感のあるもの」に用いられる。インフルエンザ初期に用いられるのは、麻黄湯である。

2 ×　麻黄湯は、「感冒、関節リウマチ、喘息、乳児の鼻閉塞、哺乳困難、インフルエンザ（初期）（悪寒、発熱、頭痛、腰痛があり、自然に汗の出ないものの諸症)」に用いられる。認知症の不穏には抑肝散などが用いられている。

3 ×　六君子湯は、「胃炎、胃アトニー、胃下垂、消化不良、食欲不振、胃痛、嘔吐（胃腸の弱いもので、食欲がなく、みぞおちがつかえ、疲れやすく、貧血性で手足が冷えやすいものの諸症)」に用いられる。腹部外科的手術後のイレウス予防には大建中湯が応用されている。

4 ○　芍薬甘草湯は、「急激に起こる筋肉の痙攣を伴う疼痛〔腓腹筋の有痛性痙攣（こむらがえり)〕、筋肉・関節痛、胃痛、腹痛」に用いられる。

5 ○　補中益気湯は、「夏やせ、病後の体力増強、結核症、食欲不振、胃下垂、感冒、痔、脱肛、

子宮下垂、陰萎、半身不随、多汗症（消化機能が衰え、四肢倦怠感著しい虚弱体質者の諸症）」
に用いられる。

Ans. 4、5

■Point■

少なくとも第18改正日本薬局方に収載されている漢方エキス製剤37品目については、効能・効果、
副作用、臨床応用などをまとめておく必要がある。

問 192 遺伝子治療に関する記述のうち、正しいのはどれか。2つ選べ。
1 失われた組織の再生を目指した治療である。
2 がんや先天的遺伝子疾患の治療への応用が試みられている。
3 *in vivo* 遺伝子治療は、遺伝子を直接患者に投与して、標的細胞に導入する方法である。
4 レトロウイルスベクターの欠点を補うためにアデノウイルスベクターが開発された。
5 生殖細胞への遺伝子導入が繁用されている。

■Approach■ 遺伝子治療の概要、方法、問題点に関する問題

■Explanation■

1 × 遺伝子治療とは、疾病の治療を目的として遺伝子または遺伝子を導入した細胞をヒトの体内
に投与する方法である。設問は再生医療に関する記述である。

2 ○ 治療の対象は主にがんや先天性疾患だが、アルツハイマー病などの様々な疾患への応用が期
待されている。

3 ○ *in vivo* 遺伝子治療は、遺伝子治療薬（目的遺伝子をベクターに搭載したもの）を直接投与す
る方法である。ベクター（細胞へ遺伝子を導入する際の運び屋）はウイルス性と非ウイルス性
に大別され、ウイルス性ベクターとしては、アデノウイルス・レトロウイルス・レンチウイル
ス・アデノ随伴ウイルス（AAV）・センダイウイルスベクターなどが用いられている。

4 × レトロウイルスベクターのゲノムは一本鎖RNAで、非分裂細胞への導入は不可、病原性や
細胞障害はない。アデノウイルスのベクターのゲノムは二本鎖DNAであり、非分裂細胞への
導入も可能、病原性も細胞障害もあり、そもそも異なるベクターである。長期的な安定した発
現を目的とするならレトロウイルスベクターかレンチウイルスベクターを、一過性に高発現を
望むならアデノウイルスベクターを、というように、その目的や標的細胞の種類、状態（分裂
細胞か否か）によって適したウイルスベクターを選択する必要がある。

5 × 日本遺伝子細胞治療学会では、人の胚細胞や将来個体になる生殖細胞などを対象とした、遺
伝子が改変された受精卵が成育することにつながるゲノム編集技術の応用を禁止すべきである
という声明を公表している。

Ans. 2、3

■Point■

最初の遺伝子治療は、アデノシン・デアミナーゼ欠損症による重度免疫不全患者に対して行われ、
日本でも同様の成果が認められた。以降、死亡事故、白血病罹患、中国でのヒト受精卵に対するゲ
ノム編集などが話題となった。遺伝子治療はあくまで発展途上の技術であり、重要な安全性の課題
と深刻な倫理的問題を抱えている。

問193 臨床研究における検討事項と使用する統計手法の組合せとして適切なのはどれか。<u>2つ選べ。</u>

	検討事項	統計手法
1	薬剤投与群の男女比と非投与群の男女比に差があるかどうかを検討する	Mann–Whitney の U 検定
2	降圧薬を投与する前後の血圧に差があるかどうかを検討する	重回帰分析
3	血圧値の低下に対して、年齢、性別、食塩摂取量などの複数の因子の影響度合いを検討する（時間的要素を考慮しない）	カイ二乗検定
4	副作用の有無に対して、治療法や背景などの複数の因子の影響度合いを検討する（時間的要素を考慮しない）	ロジスティック回帰分析
5	抗がん剤投与群の生存率曲線と手術群の生存率曲線に差があるかどうかを検討する	ログランク検定

■Approach■　統計手法に関する問題

■Explanation■

1　×　比率の差の検定であるため、クロス集計に基づいてカイ二乗検定が用いられる。

2　×　関連する2群の差の検定になり、パラメトリック手法だと1標本の t 検定が用いられる。ノンパラメトリック手法では符号検定や Wilcoxon 検定などが用いられる。

3　×　説明変数（主として原因）と目的変数（主として結果）との関係を知る目的では、ロジスティック回帰分析、数量化 I 類などが用いられる。

4　○　記述の通り。

5　○　記述の通り。

Ans.　4、5

■Point■

代表的な統計手法

○連続変数および順序変数の2群の差の検定：正規分布する2群の平均値の差の検定方法としては Student の t 検定がある。一方、正規分布しないデータを順位に変換して2群間の差を検定する方法としては Mann–Whitney の U 検定・Wilcoxon の順位和検定がある。

○名義変数の観測度数の独立性の検定：a×b クロス集計表で、観測度数が各群の間で差があるか否かを検定する方法としては Pearson のカイ二乗検定があるが、期待度数が5未満のセルが20%以上ある場合は Fisher の正確確率検定を用いる。

○多変量解析：複数の説明変数から1つの目的変数（従属変数）を導く方法で、その関係が線形の場合が重回帰分析で、説明変数に質的データも入り得る非線形の場合で、目的変数が確率変数の場合がロジスティック回帰分析である。

○生存時間解析：生存時間解析で2群間の生存時間の差を検定する方法で、打ち切りデータがない場合は一般化 Wilcoxon 検定が用いられるが、打ち切りデータがある場合はログランク検定が用いられる。

問 194　ある疾患の発症予防薬 A の評価を行うため臨床試験の文献を収集したところ、下記の情報を得た。この試験に関する記述のうち、正しいのはどれか。2 つ選べ。

（臨床成績）
発症リスクを有する被験者 1,000 名を無作為にプラセボ投与群又は A 投与群に割り付け、2 年間追跡した。その結果、発症の有無を比較したデータ（下表）が得られ、A が発症予防に有効であることが示された（P ＜ 0.01）。

	発症あり	発症なし
A 投与群	10 人	490 人
プラセボ投与群	30 人	470 人

1　プラセボ効果の影響を除くために、無作為割り付けが行われている。
2　この試験は観察研究に分類される。
3　A の治療必要数（NNT）は 25 人である。
4　A による発症の絶対リスク減少は 4 ％である。
5　A による発症の相対リスク減少は 20％である。

Approach　治療効果の算出に関する問題
Explanation
1　×　プラセボ効果の影響を除くためではなく、曝露以外の条件を揃える（マッチング）ため、無作為割り付けが行われる。
2　×　ランダム化比較試験であるため、観察研究ではなく介入研究に分類される。
3　○　治療必要例数（NNT）は対照群の発症率から治療群の発症率を差し引いた値の逆数である。したがって、$1 \div (30/500 - 10/500) = 25$
4　○　絶対危険度減少率は、対照群の発症率から治療群の発症率を差し引いた値である。したがって、$(30/500 - 10/500) = 0.04$　4％である。
5　×　相対危険度減少率は、対照群の発症率から治療群の発症率を差し引いた値を対照群の発症率で割った値である。したがって、$(30/500 - 10/500) \div (30/500) = 0.666$　約 67％である。

Ans.　3、4

Point
治療効果要約の指標の算出式

要約の指標	算出式
相対危険度減少率	$\dfrac{対照群の転帰発生率 - 治療群の転帰発生率}{対照群の転帰発生率}$
絶対危険度減少率	対照群の転帰発生率 － 治療群の転帰発生率
治療必要例数（NNT）	$\dfrac{1}{対照群の転帰発生率 - 治療群の転帰発生率}$

NNT とは Number Needed to Treat のことであり、治療効果を 1 人得るために何人同じ治療を行う必要があるのか、1 人が助かるという結果を得るために必要な人数である。例えば、胃潰瘍の治療薬 B の NNT が 25 であったとすると、1/25 = 0.04、100 名の患者に対して 4 名に効果があることになる。

問 195 遺伝学的検査・診断に関する記述のうち、正しいのはどれか。<u>2 つ選べ。</u>
1 すでに発症している患者の診断を目的として行われた遺伝学的検査の結果は、患者の診療に関係する情報と一緒に保管する。
2 遺伝情報は、血縁者間で一部共有されていることを考慮する必要がある。
3 遺伝学的の検査は、出生前診断のために行われることはない。
4 発症前診断は、当該疾患を発症するおそれがなく治療する必要がない者に対する検査である。
5 非発症保因者診断では、発症する前に将来の発症を予測するために検査を行う。

▌Approach▌ 遺伝子検査・診断に関する問題
▌Explanation▌

1 ○ すでに発症している患者を対象とした遺伝学的検査の結果は、診断の確定に有用なだけではなく、これによってもたらされる遺伝型と表現型の関係に関する情報も診療上有用であるため、原則として、他の臨床検査の結果と同様に患者の診療に関係する医療者が共有する情報として診療録に記載する必要がある。

2 ○ 遺伝子診断によって得られる遺伝情報は、①生涯変化しない（不変性）、②将来の疾患発症を予測しうる（予測性）、③家族・血縁者に一定の割合で共有される（共有性）、といった他の臨床検査と大きく異なる特性を有するため、遺伝学的検査・診断を実施する際に考慮すべきである。

3 × 上記②より、出生前診断に利用可能である。出生前診断には、羊水、絨毛、その他の胎児試料などを用いた細胞遺伝・遺伝生化学・分子遺伝学・細胞・病理学的方法、着床前診断、および超音波検査などを用いた画像診断的方法などがある。

4 × 発症前診断は、発症リスクが高い者に対して、まだ発症が確認されていない時点で、将来の発症の危険性を判定することを目的に行う遺伝子検査である。未成年者に対しては、特別な場合を除き実施しないことが多く、成人発症の遺伝性腫瘍や遺伝性神経疾患などが主な対象となる。

5 × 非発症保因者診断は、通常は当該疾患を発症せず治療の必要のない者に対する検査であり、原則的には、本人の同意が得られない状況での検査は特別な理由がない限り実施すべきではない。

Ans. 1、2

▌Point▌
日本医学会による『医療における遺伝学的検査・診断に関するガイドライン』が参考になる。

【物理・化学・生物、衛生／実務】

◎指示があるまで開いてはいけません。

注 意 事 項

1 試験問題の数は、**問196**から**問245**までの**50問**。
9時30分から11時35分までの125分以内で解答すること。

2 解答方法は次のとおりである。

(1) 一般問題（薬学実践問題）の各問題の正答数は、**問題文中に指示されている**。
問題の選択肢の中から答えを選び、次の例にならって答案用紙に記入すること。
なお、問題文中に指示された正答数と**異なる数を解答すると、誤りになる**から
注意すること。

(例) **問500** 次の物質中、常温かつ常圧下で液体のものはどれか。**2つ**選べ。

　　1　塩化ナトリウム　　2　プロパン　　　　　3　ベンゼン
　　4　エタノール　　　　5　炭酸カルシウム

正しい答えは「**3**」と「**4**」であるから、答案用紙の

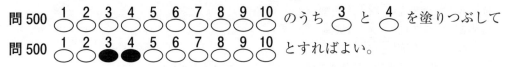

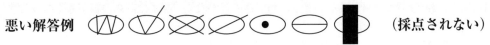

(2) 解答は、◯の中全体をHBの鉛筆で濃く塗りつぶすこと。塗りつぶしが薄い
場合は、解答したことにならないから注意すること。

悪い解答例 　（採点されない）

(3) 解答を修正する場合は、必ず「消しゴム」で跡が残らないように完全に消すこと。
鉛筆の跡が残ったり、「　　　」のような消し方などをした場合は、修正又は解
答したことにならないから注意すること。

(4) 答案用紙は、折り曲げたり汚したりしないよう、特に注意すること。

3 設問中の科学用語そのものやその外国語表示（化合物名、人名、学名など）には
誤りはないものとして解答すること。ただし、設問が科学用語そのもの又は外国語
の意味の正誤の判断を求めている場合を除く。

4 問題の内容については質問しないこと。

一般問題（薬学実践問題）【物理・化学・生物、衛生／実務】

> 問 196-197　27歳既婚女性。生理が遅れているため、自宅近隣のドラッグストアで、妊娠検査薬※
> を購入した。自宅でこの検査薬の説明書どおりに採尿部に尿をかけて、規定の時間が経過したの
> ち反応を観察した。
> ※ 妊娠時にはヒト絨毛性性腺刺激ホルモン（hCG）が分泌されることが知られており、尿中の
> 　 hCG をイムノクロマトグラフィーで検出する妊娠検査薬が市販されている。

> 問 196（物理・化学・生物）
> 　　次の模式図は、この女性が購入した妊娠検査薬の検出メカニズムを表している。以下の記述の
> うち、誤っているのはどれか。1つ選べ。
>
>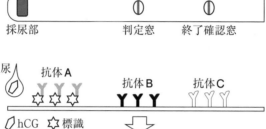
>
>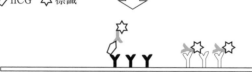
>
> 抗体A：マウス抗 [　X　] 標識抗体
> 抗体B：マウス抗 [　X　] 抗体
> 抗体C：ウサギ抗 [　Y　] 抗体
> 1　目視で観測するため、抗体Aの標識には主に金コロイドが用いられる。
> 2　[　X　] に入るのは、hCG である。
> 3　[　Y　] に入るのは、ウサギ IgG である。
> 4　尿中の hCG 濃度が著しく高いとき、判定窓の線が濃く、終了確認窓の線が薄くなったり、消
> 　 失したりする場合がある。
> 5　抗体Cの代わりに、hCG を用いることも可能である。

■Approach■　イムノクロマトグラフィーによる妊娠検査のメカニズムに関する問題

■Explanation■
1　○　標的物質を固相化した際に明確に目視できるようにするため、検査を迅速に行うためには、
　　　発色試薬などによる発色よりも金コロイドやカラーラテックスビーズなどによる標識化が望ま
　　　しい。
2　○　この部位は判定部であるから、抗体Bは、尿中のhCGを捕捉できるものでなければならない。
3　×　この部位では、判定部でトラップされなかった移動相中の抗体Aを捕捉することで判定上の
　　　コントロールとするので、抗体Cの実体はウサギ抗「マウスIgG」抗体といえる。

4　○　判定部位におけるラインの色調・濃度は尿中のhCG濃度に依存し、hCG濃度が高いほど判定部位で捕捉される割合が高くなり色が濃くなるが、ここで捕捉されずに終了窓まで移動するものは少なくなり、色が薄くなる。

5　○　終了窓で捕捉されるのは抗hCG抗体であるから、固定相にhCGを用いる場合もある。

Ans.　3

┃Point┃

イムノクロマトグラフィー（メンブレンベースイムノアッセイ）法

　毛管現象や抗原抗体反応を利用した迅速検査手法の1つである。メンブレンは標的物質を保持する性質と反応液を毛管現象により一定方向に乱れなく送る性質（クロマトグラフィーの原理）があり、これに抗原抗体反応を組み合わせて標的物質の分離検出を行うことができる。

　一般に迅速診断キットは、セルロース膜、金コロイド等で標識された抗原に特異的な抗体（標識抗体）、免疫複合体を捕捉するためのキャプチャー抗体、標識抗体に対する抗体などから構成される。膜端に測定試料を滴下すると、毛管現象によってもう一方に流れ広がる。試料中の抗原は標識抗体と免疫複合体を形成しながら移動し、固定されたキャプチャー抗体に捕捉され、直線状に発色する（テストライン）。抗原と反応しなかった標識抗体が、標識抗体に対する抗体と反応することで直線状に発色すれば（コントロールライン）、検査が正しく実施されたと判断される。

問 197（実務）

　検査薬を購入した女性は、表示された検査結果をみて、判定窓の線が薄かったことから不安を感じて、購入したドラッグストアに行った。この女性に対する薬剤師の対応として、適切なのはどれか。**2つ選べ。**

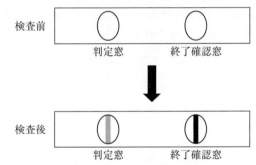

この女性が持参した検査薬の表示部分

1　この女性の月経周期がこれまで順調であったかどうかを確認する。
2　各窓の線が明瞭ではないため、妊娠の可能性はないと説明する。
3　線の色の濃淡によらず、妊娠している可能性があるため、受診を勧める。
4　妊娠初期では、尿中のhCGが少なく陰性となることもあるため、さらに1ヶ月以上あけてからの再検査が必要であると説明する。
5　妊娠していると判断し、母子手帳の交付を申請するよう勧める。

┃Approach┃　市販薬による妊娠検査結果に対する薬剤師の対応に関する問題

┃Explanation┃

1　○　生理不順であれば、生理の遅れ＝妊娠と結びつけられない可能性もゼロではなく、また、妊

娠していたとしても hCG 濃度がまだ上がっていない可能性もあるので、それを踏まえて自分の状態を自覚してもらうためにも「一緒に確認すること」が重要である。ただし、その確認をもって、妊娠の可否の判断をしてはならない。

2　×　妊娠の可否の判定は診断（医業）に相当し、薬剤師の一存で行うことではない。

3　○　色の濃淡に関わらず、2本のラインが見えることから、受診を勧めるべきである。

4　×　妊娠超初期では尿中 hCG 濃度が検出限界以下である場合もあるが、この場合では薄くともラインを見ることができるので、1か月後に同じレベルの検査を行うのではなく、受診を勧めるべきである。

5　×　この検査結果をもって薬剤師が妊娠の可否を判断することは診断（医業）に該当するので薬剤師が行ってはならない。確定診断を得るためにあくまで受診を勧めること。

Ans.　1、3

■ Point ■

1. 市販妊娠検査薬と薬剤師の対応

　市販の妊娠検査薬による検査はあくまでユーザーの自己責任で行うスクリーニング検査である。この場合の薬剤師の適正な対応とは、市販の検査薬を使った検査結果は確定的なものではないことを周知すること、検査薬の正しい使用法を指導すること、必要に応じて確定診断段階に進めるようアドバイスすることである。この検査結果から妊娠の可否を判断することは医業に相当し、また、この検査のコンセプトからも薬剤師が行うことではない。

2. 市販の妊娠検査薬の尿中 hCG 検出能力

　現在の市販検査薬の hCG 検出限界は 25 〜 50 IU/L である。検体が尿であるため、水分摂取過多の場合偽陰性となることもある。また、尿中 hCG 値は妊娠週数によって違いがある。一般に妊娠 10 日後には、市販薬の検出感度（25 〜 50 IU/L）以上の濃度になるとされるが、実際の市販薬の陽性率は妊娠 3 週で 85.7%、妊娠 4 週で 100% であるという報告があり、正確性を期するには妊娠 4 週（最終月経初日から 28 〜 34 日目）以降に行うのが望ましいとされている。

問 198-199　53 歳男性。骨転移の認められる去勢抵抗性前立腺がんに対し、塩化ラジウム （^{223}Ra） 注射液を、1 回 55 kBq/kg とし、4 週間間隔で、計 6 回の投与を行うこととなった。

今回、予定どおりに患者が来院し、1 回目の投与が終了した。

問 198（物理・化学・生物）

Ra 及び ^{223}Ra に関する記述のうち、正しいのはどれか。**2 つ選べ。**

1　^{223}Ra は主に α 線を放出し、^{219}Rn となる。
2　体内に投与された ^{223}Ra が放出する放射線は透過性が高く、ほとんどが体外に放出される。
3　Ra は骨の主な構成成分である Ca と同じく周期表の第 2 族に属する元素である。
4　^{223}Ra が放出する放射線は低 LET（線エネルギー付与）である。
5　^{223}Ra の半減期は約 2 時間なので、周囲の人の被ばくに注意する必要はない。

▌Approach▐　ラジウム（Ra）および ^{223}Ra（Ra の同位体の 1 つ）に関する問題

▌Explanation▐

1　○　α 線は放射性元素の α 崩壊で放出される α 粒子（$_2^4$He の原子核）の流れである。^{223}Ra の放射壊変は次のようである。

$$^{223}_{88}\text{Ra（ラジウム）} \rightarrow {}^{219}_{86}\text{Rn（ラドン）} + {}_2^4\text{He}$$

2　×　^{223}Ra が放出する放射線は選択肢 1 の解説にある式に示すように α 線である。α 線は組織内飛程が短く、物質を透過する力は弱く、体内から体外への放出線はごくわずかである。
3　○　Ra は Ca と同じくアルカリ土類金属（周期表の第 2 族）の 1 つで、ともに骨に集積する。
4　×　放出する α 線は高 LET（線エネルギー付与）放射線である。
5　×　^{223}Ra は半減期 11.4 時間で ^{219}Rn に壊変し、^{219}Rn は極めて短い半減期（約 4 秒）で ^{215}Po に壊変する。この核種 ^{223}Ra は放射線が局所に与えるエネルギー量の違いを表す指標である LET が高く、生体への影響は大きい。

Ans.　1、3

▌Point▐

過去には ^{90}Sr と ^{90}Y の間で永続平衡が成り立つことを問う設問がある（88 回）。Ra には 4 つの同位体（223、224、226、228）があり、塩化ラジウムが医薬品として承認されたのは 2016 年と比較的新しい医薬品であることから、核種が異なっているが ^{226}Ra（半減期約 1620 年）と ^{222}Rn（半減期約 3.8 日）との間で永続平衡が成り立つことは知っておきたい。また、^{222}Rn は α 線放出核種であり、気体状であることから大気中に放出されるために呼吸により肺に沈着することも出題されている（82 回）。併せて、^{226}Ra が集積される組織は骨であることや ^{226}Ra の崩壊では α 線のみ放出されるが娘核種の崩壊で β 線や γ 線などを放出することは覚えておきたい。

また、α 線に関しては、質量が大きいことから物質の中を通過するときの飛跡は短く直線的であるが電場や磁場の影響で曲げられ（84 回、96 回）短い距離で全エネルギーを失う（82 回）ことや物質との相互作用が大きく人体への影響は体外被ばくよりも体内被ばくによるほうが大きなこと（93 回）も出題されている。類似表現として、人体の外部から α 線を受けても皮膚の表面で止まるが α 線を放出する物質を体内に摂取した場合には、それが沈着した組織を集中的に被ばくさせる（内部被ばく）ことも知っておきたい。この性質ががん治療において優位に働く。

問 199（実務）

外来がん治療担当の薬剤師は、この注射液の初回投与を終えた患者に対し、外来化学療法処置室において、投与後 1 週間における生活上の注意事項を伝達することになった。なお、この患者は、妻と長男の 3 人暮らしである。薬剤師が説明する内容として、誤っているのはどれか。1 つ選べ。

1　入浴するときは、細菌感染を防止するため、家族の中で一番初めに入るようにしてください。
2　着用した衣類は、他の家族の方の衣類とは別にして洗ってください。
3　便座に腰かけて排尿してください。
4　トイレの使用後は、水を 2 回以上流してください。
5　排泄物がこぼれて便器や床に付着した場合には、トイレットペーパーを用いてよく拭き取り、トイレに流してください。

■ Approach ■　代表的な放射性医薬品使用時の日常生活における注意点に関する問題

■ Explanation ■

塩化ラジウム（223Ra）注射液は、放射性医薬品であり、注射後 1 週間程度は、放射線の影響に注意が必要である。注射を受けた患者が入浴するときは、その日の最後に入るようにして、入浴後の浴槽は洗剤でよく洗う。

選択肢 2 ～ 5 は、薬剤師が説明する内容として問題ない。

Ans.　1

■ Point ■

塩化ラジウム（223Ra）注射液は投与後、主に血液などの体液、尿及び糞便に微量の主薬（223Ra）が存在するため、注意事項を患者、家族及び介護者に説明して、放射線被ばく低減や汚染防止に努める必要がある。塩化ラジウム（223Ra）注射液投与後は、1 週間程度の間、本問の選択肢にあるような日常生活、洗濯物の取扱い、及び排尿・排便時の注意などをしっかり守る必要がある。選択肢以外の注意事項として「性行為を控える」、「投与後 2 ～ 3 日間は、患者と小児および妊婦との接触は最小限にする」などがある。

問 200-201　60歳男性が処方箋を持ってかかりつけの薬局を訪れた。処方箋を受付に渡そうとしたところ、男性は胸を押さえながら床に倒れた。男性に意識はなく、正常な呼吸も確認できなかった。薬剤師は、同僚に 119 番通報及び自動体外式除細動器（AED）の手配を依頼し、AED の到着まで胸骨圧迫を開始した。なお、心肺蘇生は日本蘇生協議会ガイドライン 2015 に基づいて実施した。

問 200（実務）
　　AED 到着後、手順に従い電極を装着し、機器による判定の後、薬剤師は電気ショックを実施した。電気ショック後に行うべきことはどれか。1 つ選べ。
1　呼吸が再開するまで手を触れずに待つ。
2　安全のために AED の電源を切る。
3　AED の電極パッドを、次の電気ショックに備えて交換する。
4　別の AED を持ってくるように依頼する。
5　胸骨圧迫を再開する。

▍Approach▍　薬剤師が行う心肺蘇生措置に関する問題
▍Explanation▍

　　AED を用いて電気ショックを試みても、ただちに正常心拍再開に至るとは限らない。また、AED 使用のみで呼吸再開が見込まれるものでもないことを心得ておくべきである。

　　AED マシンは、電極パッドを装着し電源をいれた時点で、自動的に心電図測定を行い、必要に応じて電気ショックへと進む機能をもつ。

　　したがって、電気ショック実施後も引き続き次のサイクルに向けて動いているものと考えてよく、電源を切る、電極パッドを外すなどしてはならない。
　　⇒　2、3、4 の記載は誤り。

　　また、先述のように AED 使用のみで呼吸再開が見込まれるものではないことを考えれば、電気ショック後、呼吸再開を待つのも誤っている。
　　⇒　1 の記載は誤り。

　　「心肺蘇生ガイドライン 2015」によれば、AED を用いた電気ショック施行後、患者の意識状態、心肺機能状態に変化がない場合には、AED 電極パッドを装着した状態かつ電源の入った状態のままで、ただちに胸部圧迫を続けることとされている。一定時間が過ぎると、AED マシンが再度心電図測定、電気ショック施行に向けた指示を出すように設計されているのでその指示に従うこと。
　　⇒　5 の記載は正しい。

Ans.　5

▍Point▍
　市民が行う一次救命措置（自動体外式除細動器を用いた心肺蘇生措置）
　　目的：二次救命体制（専門家による救命）に委ねるまでの間、循環を確保し、酸素供給を行うことによって、不可逆な死の過程に至ることを遅らせる。
　　目標：適正な胸部圧迫（＋必要と能力に応じて人工呼吸）によって、呼吸機能と循環機能を代償する。可能ならば AED を用いて正常心拍再開を目指す。

問 201（物理・化学・生物）

　この傷病者に用いた AED の 1 回の電気パルスの平均電圧は 1,000 V、平均電流は 15 A、通電時間は 10 ms であった。1 回のパルスが傷病者に与える仕事の大きさに最も近い値はどれか。1 つ選べ。傷病者に取り付けた電極間の抵抗は 67 Ω とする。

1　2.2 mJ
2　150 mJ
3　2.2 J
4　150 J
5　223 J

▌Approach▌　心肺蘇生電気ショックの電力量（電流の仕事量）の計算に関する問題

▌Explanation▌

　電流の行う仕事量＝電力量とした場合、以下の計算式が成り立つ。

　電力量：$[J] = [W] \times [s] = [A] \times [V] \times [s] = [A]^2 \times [\Omega] \times [s] = [V]^2 \times [s] / [\Omega]$

　① $[J] = [A] \times [V] \times [s]$ として $15\,A \times 1{,}000\,V \times 0.01\,s = 150\,J$

　② $[J] = [A]^2 \times [\Omega] \times [s]$ として $(15\,A)^2 \times 67\,\Omega \times 0.01\,s = 150.75\,J$

　③ $[J] = [V]^2 \times [s] / [\Omega]$ として $(1{,}000\,V)^2 \times 0.01\,s / 67\,\Omega = 149.25\,J$

Ans.　4

▌Point▌

　ジュールの法則に基づく電力量の計算

　抵抗 $R\,[\Omega]$ の導線を電圧 $V\,[V]$ の電源につなぎ、$I\,[A]$ の電流を $t\,[s]$ 間流したとして、そのときの仕事量 = 発生熱量を Q $[J]$ とすると、

　　$Q = IVt \cdots (1)$

　これにオームの法則 V = RI を代入すると、

　　$Q = IVt = I^2Rt = (V^2/R) \times t \cdots (2)$ となる。

> 問 202-203　地域医療支援病院として、住民に医療情報を提供するために健康フェアを開催することになった。勤務する薬剤師は、MRI（Magnetic Resonance Imaging）検査に不安を持つ患者が多いと感じていたため、MRI 検査の原理と検査時の注意事項についてのリーフレットを作成することにした。

> **問 202（物理・化学・生物）**
> リーフレット中の MRI 検査に関する記述のうち、正しいのはどれか。**2つ選べ。**
> 1　高い磁場中で測定が行われるので、ペースメーカーを植え込んでいる人は検査前に申し出てください。
> 2　紫外線よりも波長が短い電磁波が身体に照射されますので、被ばくに注意する必要があります。
> 3　検査に影響するものとして、金属を含んでいる化粧品や刺青があります。
> 4　脳のような骨に覆われている組織の観察は困難です。
> 5　ドップラー効果の原理を利用して心臓の動きを観察することもできます。

▌Approach▌　MRI 検査の原理と留意事項に関する問題

▌Explanation▌

1　○　高磁場にさらされると、ペースメーカーの機能異常をきたす可能性があること、画像にアーティファクトが生じる可能性があること、及び火傷を起こす可能性があることが懸念されるので、検査前に申し出る必要がある。ペースメーカーや人工内耳は原則的に MRI 検査禁忌である。

2　×　MRI で用いられる電磁波は、もっぱら核スピンに影響を与える低レベルのエネルギー量の長波長の電磁波である。このレベルの電磁波は電離効果を持たないので、被曝の心配はない。

3　○　1 の解説で述べたように、MRI は核磁気共鳴を原理とするので、体内に磁気を持つ金属などがあると画像にアーティファクトが生じる可能性がある他、場合によっては火傷の危険がある。

4　×　MRI のターゲットは生体内のプロトン（主に水）である。骨組織は、生体軟部組織に比べてプロトン分布が少ないので、画像化の妨害要因にはならない。

5　×　ドップラー効果による周波数偏移を対象との距離の経時変化（動き）あるいは対象物の移動速度として把握し、画像化する技術は超音波診断法で用いられている。

Ans.　1、3

▌Point▌

1．MRI の原理：静磁場下で拘束された原子核や電子はその特異なスピン力と静磁場拘束力の関数で表される歳差運動を行う。その歳差運動力に等しいエネルギーを持つ電磁波で干渉すると共鳴を起こし、スピン変化・磁化状態変化が観測される。これを利用して特定の物質（主にプロトン）の分布を画像化するのが MRI 技術の基本原理である。

2．MRI で利用される電磁波：ラジオ波レベルの低エネルギー・長波長の電磁波を用いる。

電磁波と物質の相互作用は、高エネルギーを必要とする順で、電離、電子遷移、分子熱運動（振動、回転）、電子スピンエネルギーに対応した相互作用、核スピンエネルギーに対応した相互作用などが挙げられるが、例えば高エネルギーの電離放射線は、極端に言えばこれらすべての相互作用を起こすことができる。一方ラジオ波レベルの低エネルギー電磁波は、ほぼ核スピンエネルギーに対応した相互作用に特化しているということができ、画像化に余分の要因がからむことが少ないという利点がある。

3．検査における金属などの影響：磁性をもつ金属などが介在すると画像に影響がでる可能性がある。また、赤外線以下の低エネルギー電磁波は容易に熱に変化するので、上記金属の介在で火傷を起こす可能性も考慮する必要がある。

問 203（実務）

貼付剤を貼ったまま MRI 検査を受けても大丈夫かどうかという質問が多いため、リーフレット中に注意すべき製品を記載することにした。以下の経皮吸収型製剤のうち、貼付したまま MRI 検査を行うと貼付部位に火傷を起こす可能性が最も高いのはどれか。1 つ選べ。

	製品名	薬物名	主な添加剤
1	ホクナリン®テープ	ツロブテロール	ポリイソブチレン、ポリブテン
2	リバスタッチ®パッチ	リバスチグミン	流動パラフィン、ポリエチレンテレフタレートフィルム
3	デュロテップ®MTパッチ	フェンタニル	ポリエステル／エチレン酢酸ビニル、ポリエチレンテレフタレートセパレータ
4	ニュープロ®パッチ	ロチゴチン	ポリエチレンテレフタレートフィルム、ポリエチレンテレフタレート／アルミニウムフィルム
5	フランドル®テープ	硝酸イソソルビド	アクリル酸・アクリル酸オクチルエステル共重合体、ミリスチン酸イソプロピル

■ Approach ■　貼付剤使用時の注意事項に関する問題

■ Explanation ■

1　×　ホクナリン®テープは、支持体及び膏体に金属を含まないため、貼ったまま MRI（核磁気共鳴画像法）検査を受けることができる。

2　×　リバスタッチ®パッチは、支持体及び薬物層に金属を含まないため、貼ったまま MRI 検査を受けることができる。

3　×　デュロテップ®MT パッチは、支持体及び薬物を含む粘着性高分子基剤に金属を含まないため、貼ったまま MRI 検査を受けることができる。

4　○　ニュープロ®パッチは、支持体にアルミニウムを含むフィルムが使用されているため、貼ったまま MRI 検査を受けると火傷を起こす可能性がある。MRI 検査を受ける場合には、前もって除去する必要がある。

5　×　フランドル®テープは、支持体及び薬物含有粘着層に金属を含まないため、貼ったまま MRI 検査を受けることができる。

Ans.　4

■ Point ■

一部の貼付剤（テープ剤、パッチ剤など）は、支持体等に金属（アルミニウム）を含んでいる。アルミニウムは、MRI の電波やジアテルミーの高周波により温度が上がり火傷の原因となる。また、自動体外式除細動器（AED）の使用時に通電パッドの下にアルミニウムを含む貼付剤が貼られていると、電極から心臓への通電エネルギーが遮断されたり、貼付部の皮膚に火傷を起こす可能性がある。支持体に金属（アルミニウム）を含む貼付剤として、ニコチネル TTS（ニコチン）、ニトロダーム®TTS（ニトログリセリン）、ニュープロ®パッチ（ロチゴチン）があり、薬物層にアルミニウムを含むものとして、ノルスパン®テープ（ブプレノルフィン）がある。

> **問 204-205** 米国食品医薬品局より、ある医薬品の原薬から微量の *N*-ニトロソジメチルアミン（NDMA、下図）が検出されたとの発表があった。NDMA は発がん性が報告されており、薬物の原薬に混入したり製造工程で生成される可能性がある。そこで、品質管理に携わっている製薬企業の薬剤師は、ガスクロマトグラフィー／質量分析計（GC/MS）を用いて自社製品中の NDMA の混入を調べることにした。
>
> H₃C
> 　　N–NO
> H₃C

問 204（物理・化学・生物）

この分析に関する記述のうち、誤っているのはどれか。1 つ選べ。

1　移動相（キャリヤーガス）として酸素や二酸化炭素が用いられる。
2　キャピラリーカラムを用いることが可能である。
3　MS におけるイオン化法として、主に電子イオン化（EI）あるいは化学イオン化（CI）が用いられる。
4　MS 以外に水素炎イオン化検出器（FID）を用いて NDMA を検出することも可能である。
5　GC/MS 以外に HPLC/MS を用いることも可能である。

Approach　ガスクロマトグラフィー／質量分析計に関する問題

Explanation

1　×　本法の移動相には、試料と反応しない窒素、水素、アルゴン、ヘリウムなどの不活性なガスがキャリヤーガスとして用いられる。
2　○　本法で用いられるカラムには充填カラムとキャピラリーカラムがある。キャピラリーカラムは長さ 10 〜 60 m、内径 0.2 〜 0.5 mm と非常に細い高純度のヒューズドシリカ（溶融石英）の中空の管の内壁に液相を薄膜状に直接コーティングさせたものであり、本測定に用いることが可能である。
3　○　GC/MS の試料分子のイオン化法として、電子イオン化法と化学イオン化法が一般的に用いられる。
4　○　水素炎イオン化検出器は、水素と過剰の空気の混合気体により生じる酸化炎の中で有機物を燃焼させ、燃焼熱で炭素がイオン化してオキソメチリウムイオン（$H-\overset{+}{C}=O$）が生成する際に生じるイオン電流を検出する。C–H 結合を有する有機化合物を高感度に検出できるため、NDMA の検出も可能である。
5　○　NDMA の測定は GC/MS のほか、HPLC/MS および HPLC/MS/MS での測定も可能である。

Ans.　1

Point

ガスクロマトグラフィーは、移動相に窒素、ヘリウム、アルゴン、水素ガスのような不活性な気体を用いるクロマトグラフィーであり、液体クロマトグラフィーとともに医薬品の確認試験や定量に汎用されている分離分析法である。ヒューズドシリカキャピラリーカラムを用いることで理論段数が高く、分離能に優れる分析が可能である。検出器には質量分析計の他、熱伝導度検出器（TCD）、水素炎イオン化検出器（FID）、電子捕獲検出器（ECD）、アルカリ熱イオン化検出器（FTD）、炎光光度検出器（FPD）などがあり、分析対象物質の特性に合わせて検出器を選択する。

問 205（実務）

　我が国で販売されている製品（錠剤）でも NDMA の混入が確認され、クラス I の自主回収が実施された。この情報提供を受けた薬局薬剤師がとるべき行動のうち、適切なのはどれか。<u>2 つ</u>選べ。

1　独立行政法人医薬品医療機器総合機構（PMDA）のホームページにアクセスし、回収対象のロットや回収理由、危惧される具体的な健康被害などの情報を入手する。
2　当該製品の処方歴がある患者をリストアップする。
3　患者からの問合せがあった場合、健康被害は生じないのでそのまま使用してくださいと伝える。
4　患者の手元にある当該製品は、薬局で他の成分の製品に変更することができると患者に伝える。
5　薬局内の開封済み当該製品は、粉砕して水とともに下水に放流する。

■Approach■　医薬品回収のクラス分類に関する問題

■Explanation■

1　○　薬局薬剤師は、普段から PMDA メディナビ等により医薬品（体外診断用医薬品を含む）・医薬部外品・化粧品のクラス I、クラス II 回収情報の収集に努める必要がある。

2　○　回収対象となった製品を速やかに、確実に回収するためには、薬局薬剤師の適切な協力が不可欠である。

3　×　医薬品回収クラス分類のうち、クラス I とは、その製品の使用が、重篤な健康被害又は死亡の原因となり得る状況をいう。

4　×　医薬品回収のクラス I の対象となった製品は、その製造販売責任者が定めた者、方法により回収されなければならない。代替の治療薬等については、改めて主治医による判断が必要となる。

5　×　回収品は監督官庁の確認の後に適切に廃棄されなければならない。

Ans.　1、2

■Point■

　医薬品の自主回収は、医薬品医療機器等法（第 68 条の 9）に「医薬品、医薬部外品、化粧品、医療機器の製造販売業者は、その製造販売した製品の使用によって保健衛生上の危害が発生・拡大するおそれがあることを知ったときは、これを防止するために回収、販売の停止、情報の提供その他必要な措置を講じなければならない。（一部省略）」と定められている。医薬品医療機器情報配信サービス（PMDA メディナビ）は、回収情報など医薬品・医療機器等の安全性に関する特に重要な情報が発出された際に、タイムリーに薬局、病院等に情報を配信するメールサービスである。

生物・化学・物理

衛生

薬理

薬剤

病態・薬物 治療

法規・制度・倫理

実務

問 206-207　76歳男性。体重50 kg。高血圧と心不全により入院となり、処方1が開始となった。入院時の eGFR は 23.9 mL/min/1.73 m² であったが、尿量が増加し浮腫も徐々に改善して、状態も安定してきた。1週間後、便秘に対し処方2が開始となった。さらに1週間後、血清カリウム値が 5.6 mEq/L と上昇したため、経口ゼリー剤 A を追加した。

（処方1）

フロセミド錠 40 mg	1回1錠（1日1錠）
テルミサルタン錠 20 mg	1回1錠（1日1錠）
ビソプロロールフマル酸塩錠 2.5 mg	1回1錠（1日1錠）
ジゴキシン錠 0.125 mg	1回1錠（1日1錠）
エドキサバントシル酸塩水和物錠 30 mg	1回1錠（1日1錠）
	1日1回　朝食後　7日分

（処方2）

酸化マグネシウム錠 330 mg	1回1錠（1日3錠）
	1日3回　朝昼夕食後　7日分

問 206（実務）

本症例において、注意する事項として正しいのはどれか。**2つ選べ。**

1　経口ゼリー剤 A を服用し忘れた場合、次回2回分服用する。
2　経口ゼリー剤 A 服用後、一度開封して残ったゼリーは冷所に保存する。
3　ジゴキシン中毒に注意する。
4　PT-NR 値で出血の危険性をモニターする。
5　排便状況を確認する。

■Approach■　代表的な医薬品の薬学的管理に関する問題

■Explanation■

1　×　高カリウム血症改善を目的とする経口ゼリー剤 A は、指示通りに服用し続けることが重要であり、飲み忘れても決して2回分を一度に服用しない。服用し忘れに気づいた場合、すぐ1回分を服用する。ただし、次に服用する時間が近い場合はその回は服用せずに、次の指示された時間に1回分を服用する。

2　×　経口ゼリー剤 A は、開封後速やかに服用し、残した場合には廃棄する。

3　○　経口ゼリー剤 A の服用により、血清カリウム値が低下するとジゴキシンの作用が増強される可能性がある。特に、低カリウム血症となった場合には、ジゴキシン中毒に注意が必要である。

4　×　本症例には、経口抗凝固剤であるエドキサバントシル酸塩水和物錠が処方されていることから、出血の副作用について注意が必要である。ただし、凝固能検査であるプロトロンビン時間－国際標準化（PT-INR）や活性化部分トロンボプラスチン時間（APTT）は、エドキサバンの薬効モニタリングの指標とならない（Point 参照）。

5　○　経口ゼリー剤 A の主薬であるポリスチレンスルホン酸カルシウムは、便秘等により消化管内に蓄積すると、腸管穿孔や腸閉塞の原因となる可能性があるため、患者の排便状況の確認が必要である。

Ans.　3、5

■ Point ■

エドキサバントシル酸塩水和物錠の添付文書の「警告」欄には、「使用にあたっては、出血の危険性を考慮し、投与の適否を慎重に判断すること。本剤による出血リスクを正確に評価できる指標は確立されておらず、本剤の抗凝固作用を中和する薬剤はないため、投与中は、血液凝固に関する検査値のみならず、出血や貧血等の徴候を十分に観察すること。これらの徴候が認められた場合には、直ちに適切な処置を行うこと。」との記載がある。したがって、鼻出血、皮下出血、歯肉出血や血尿などの出血の兆候や、必要に応じて血算（ヘモグロビン値、血小板数）や便潜血検査などを実施して出血傾向を確認する。

問 207（物理・化学・生物）

経口ゼリー剤 A の成分の化学的性質に関する記述のうち、正しいのはどれか。2 つ選べ。

1 水溶性が高い。
2 陰イオン性を持つ。
3 カリウムイオンを吸着する。
4 塩化物イオンを吸着する。
5 キレート作用を持つ。

■ Approach ■ 陽イオン交換樹脂に関する問題

■ Explanation ■

1 × 本剤 A はポリスチレンスルホン酸カルシウムゼリー剤のようなイオン交換樹脂である。樹脂（ポリマー）であるので、水溶性は低い。カリウムイオンを吸着（交換）し排泄することが目的であるため、水に溶けず吸収されないで体外に排泄される必要がある。

2 ○ 酸性の官能基を持っているので、解離し、陰イオン性を持つ。

3 ○ カリウムイオンを取り込み、カルシウムイオンを排出する。

4 × 陽イオン交換樹脂であるので陰イオンは吸着されない。

5 × 一般には、キレートを形成しやすい五員環や六員環を形成しやすい位置に複数の官能基（配位原子）を持たないため、キレート効果を持たない。

Ans. 2、3

■ Point ■

イオン交換樹脂

陽イオン交換のイオン交換樹脂は、Na^+、Ca^{2+} のようなイオンが樹脂にイオン結合しており、外部の K^+ のようなイオンと置き換わり、もともとあった Na^+、Ca^{2+} のようなイオンを放出する。多かった K^+ がイオン交換樹脂に結合し吸収されず体外へと排泄されるため、K^+ が相対的に減少することになる。

生物・化学・物理

衛生

薬理

薬剤

病態・薬物治療

法規・制度・倫理

実務

問 208-209　65 歳女性。2 日ほど前から、下腹部の痛みを感じ、皮疹が発現したため、かかりつけ医を受診したところ、帯状疱疹と診断された。以下の処方が出され、処方箋を持って薬局を訪れた。面談で「1 日 5 回飲むのは大変で飲み忘れると思う」と訴えがあった。

（処方）

アシクロビル錠 400 mg　1 回 2 錠（1 日 10 錠）

1 日 5 回　朝食後・昼食後・おやつ時・夕食後・就寝前　7 日分

この患者は、この薬局をかかりつけとして日頃から利用していたので、薬歴を確認したところ、3 年前にも帯状疱疹でバラシクロビル塩酸塩錠 500 mg を服用しており、1 日 3 回服用でもアドヒアランスが良好ではなかったことが判明した。そこで、薬剤師は医師に連絡をとり、アドヒアランスが不良となる可能性があることを伝え、1 日 1 回のアメナメビル錠への変更を提案したところ、承諾を得たので、以下の処方に変更し、患者に服薬指導した。

（変更後の処方）

アメナメビル錠 200 mg　1 回 2 錠（1 日 2 錠）

1 日 1 回　朝食後　7 日分

問 208（実務）

薬剤師がこの患者に指導した内容について SOAP 形式で薬剤服用歴管理記録に記載した。(S)、(O)、(A)、(P) の項目と対応する内容の組合せとして、正しいのはどれか。1 つ選べ。

1　P：薬歴（3 年前）に帯状疱疹でバラシクロビル塩酸塩錠 500 mg を服用しており、1 日 3 回でもアドヒアランスが不良であった。

2　O：1 日 5 回飲むのは大変で忘れると思う。

3　S：医師にアシクロビル錠 400 mg 1 日 5 回から、アメナメビル錠 1 日 1 回へ処方変更の提案をしたところ承諾を得た。

4　A：アシクロビル錠 400 mg 1 日 5 回から、1 日 1 回投与のアメナメビル錠が最適と判断した。

5　S：患者にアシクロビル錠 400 mg 1 日 5 回から、アメナメビル錠 1 日 1 回へ変更になったことについて説明し、1 回 2 錠を 1 日 1 回朝食後に飲むよう指導した。

▌Approach▌　SOAP 形式による薬剤服用歴管理記録の記載方法に関する問題

▌Explanation▌

1　×　処方内容や服薬状況などの薬歴に基づく情報は、客観的情報（O）である。

2　×　患者の考えは、主観的情報（S）である。

3　×　医師への処方提案は、問題解決のための計画（P）に相当する。

4　○　主観的情報と客観の情報に基づき、薬学的評価（A）を行った内容である。

5　×　患者への説明・指導内容を考えた段階（教育計画：EP）であれば、問題解決のための計画（P）になるが、選択肢の記述は「指導した」とあるので、客観的情報（O）に相当する（Point 参照）。

Ans.　4

▌Point▌

SOAP 形式は、問題志向型システム（POS）の記録である POMR における経過記録作成ツールである。POS では、患者の基本情報が収集され、それに基づいてプロブレムリストが挙げられる。各プロブレムに対して、初期計画が立てられ、薬学的管理が実施される。薬学的管理の経過記録は、

POSで挙げられたプロブレムごとにSOAP形式で記載されるが、計画（P）の欄には、薬学的管理の内容により初期計画と同様に、観察計画、ケア計画、教育計画が含まれる。一方、選択肢5の解説の通り、計画（P）の内容が実施されたという事実は、客観的情報（O）として扱われる。

問209（物理・化学・生物）

次のア～ウは、この患者に対して検討されたアシクロビル、バラシクロビル、アメナメビルの構造式のいずれかを示す。これらの薬物に関する記述のうち、<u>誤っている</u>のはどれか。1つ選べ。

ア

イ

ウ

1　アはイのプロドラッグであり、イに比べて1日の服用回数が少ない。
2　ア及びイの構造に含まれる核酸塩基はグアニンである。
3　ア～ウはすべて塩基性官能基をもつ。
4　ウはDNA複製の基質として取り込まれ、ウイルスDNA鎖の伸長を阻害する。
5　今回最初に処方された薬物イが最終的にウに変更された。

■Approach■　帯状疱疹の治療薬に関する問題

■Explanation■

1　○　アはバラシクロビルであり、加水分解されイのアシクロビルに変換されるプロドラッグである。帯状疱疹の場合、バラシクロビルは1回1,000 mgを1日3回服用するのに対し、アシクロビルでは、1回800 mgを1日5回服用する。共通の問題文から読み取れる。

2　○　核酸医薬品であり、塩基部分としてグアニンを持つ。

3　○　グアニンおよびオキサゾリジン環に塩基性のアミンが存在する。

4　×　アおよびイはDNAの基質として取り込まれ、DNAの伸長を阻害し抗ウイルス薬として働く。ウはヘリカーゼ・プライマーゼ活性を直接阻害することでウイルス増殖の初期の段階を阻害する医薬品であることと、構造式からも核酸構造を持たないためDNAに取り込まれないことがわかる。

5　○　イが処方されていたが、ウに変更された。アは処方された薬歴があった。

Ans.　4

■Point■

プロドラッグ化の目的

①脂溶性を向上させ、消化管や皮膚からの吸収性を改善、②水溶性を向上させ、注射剤として利用、③安定性の改善、④毒性や副作用の軽減、⑤作用時間の延長などがあげられる。

プロドラッグはエステラーゼやCYPなどの代謝酵素によって活性化を受ける。

生物・物理・化学・

衛生

薬理

薬剤

病態・薬物・治療

法規・制度・倫理

実務

問 210–211　81歳男性。半年前に妻を亡くしてから在宅医療を受けている。また、10年前から糖尿病の治療のため、処方1の薬剤を服用している。
（処方1）

　　グリメピリド口腔内崩壊錠3 mg　　1回1錠（1日1錠）
　　　　　　　　　　　　　　　　　　1日1回　朝食後　28日分

　最近、患者宅を薬剤師が訪問したところ、近所に住む娘から低血糖症状が頻回に発現するとの情報を得た。そこで、アドヒアランスを考慮し、医師に処方1を中止して処方2への変更を提案したところ、受け入れられた。
（処方2）

　　オマリグリプチン錠25 mg　　　　1回1錠（1日1錠）
　　　　　　　　　　　　　　　　　　毎週　日曜日　1日1回　朝食後　4日分（投与実日数）

問 210（実務）
　薬剤師が患者の家族に対し、処方2について説明する内容として、正しいのはどれか。1つ選べ。
1　低血糖症状を発現した時のために、ショ糖では効果がないのでブドウ糖を準備してください。
2　日曜日の朝飲み忘れた場合は、気がついた時点で1錠を飲ませて下さい。ただし、一度に2回分は飲ませないようにしてください。
3　グレープフルーツジュースと一緒に服用すると、低血糖が発現しやすくなるので飲ませないでください。
4　服用期間中に納豆を食べると、血糖を低下させる効果がなくなりますので食べさせないでください。
5　服用すると便が黒くなりますが、心配ありません。

▌Approach▌　代表的な糖尿病治療薬の服薬指導に関する問題
▌Explanation▌

1　×　α–グルコシダーゼ阻害剤に関する使用上の注意である。オマグリプチン錠（選択的ジペプチジルペプチターゼ–4（DPP–4）阻害剤）により低血糖症状が認められた場合には、糖質を含む食品を摂取する。

2　○　オマグリプチン錠は、週1回服用する薬剤であり、同一曜日に服用する。服用を忘れた場合は、気づいた時点で1回分を服用し、その後はあらかじめ定められた曜日に服用する。

3　×　オマグリプチンは、主な薬物代謝酵素による代謝を受けず、代謝酵素の誘導も認めない。したがって、薬物代謝酵素の阻害作用があるグレープフルーツと一緒に服用しても、影響を受けない。

4　×　納豆には、DPP–4阻害剤との相互作用はない。納豆はビタミンKを含み、さらに納豆菌が腸内でビタミンKを産生するため、ビタミンK依存性凝固因子生合成阻害薬（ワルファリン）の作用と拮抗する。

5　×　オマグリプチン錠の服用により便が黒くなることはない。消化管出血がある、あるいは鉄剤やビスマス剤の服用があると便が黒色になる場合がある。

Ans.　2

■Point■

　　トレラグリプチンコハク酸塩錠とオマリグリプチン錠は、週1回DPP-4阻害薬である。1日2回製剤のアナグリプチンの半減期は、6.20時間（100 mg投与）であるのに対し、1日1回DPP-4製剤のアログリプチンの半減期は、17.1時間（25 mg投与）、週1回トレラグリプチンの半減期（0 − 72時間）は、18.5時間（100 mg投与）であるが、トレラグリプチンは強力なDPP-4阻害作用を有するため、低濃度でDPP-4を阻害することができ、1週間後もDPP-4を十分に阻害する血中濃度を保つと考えられる。一方、オマリグリプチン錠の半減期は、38.9時間（25 mg投与）である。オマリグリプチンは肝代謝をほとんど受けず、分布容積が大きい。また、腎での再吸収機構により、血中濃度が維持され7日間にわたって持続的なDPP-4阻害活性を示すと考えられる。

問211（物理・化学・生物）

　　処方2で用いられた薬物は、プロテアーゼであるジペプチジルペプチダーゼ-4（DPP-4）の基質結合部位に結合して阻害することにより血糖降下作用を示す。この薬物は、以下の図に示したようなDPP-4の基質結合部位のアルギニン残基、グルタミン酸残基、フェニルアラニン残基の側鎖とそれぞれ相互作用する官能基をもつ。処方2の薬物の構造はどれか。1つ選べ。ただし、グアニジノ基は水素結合相互作用におけるプロトン供与体として働く。

DPP-4 基質結合部位

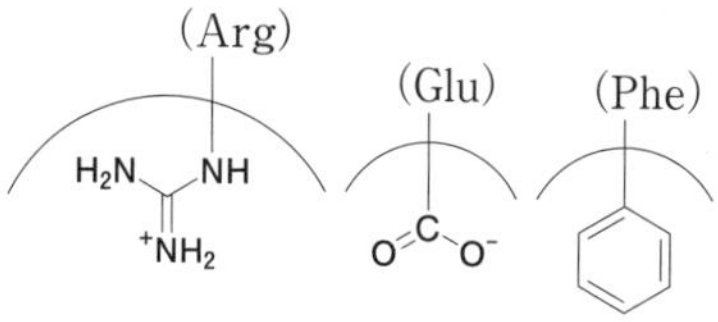

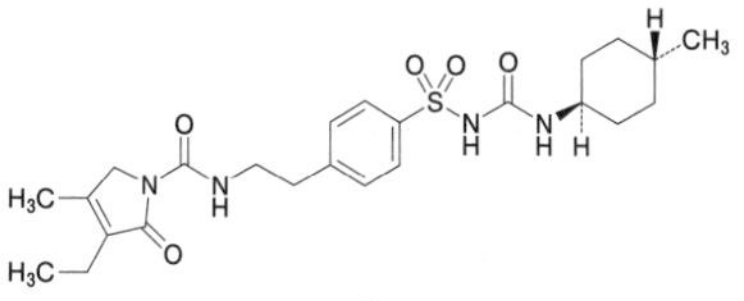

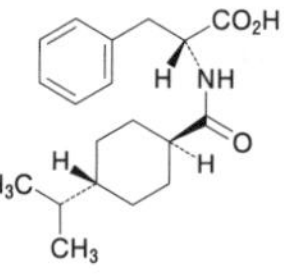

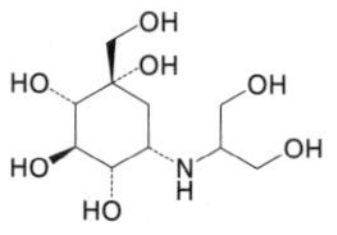

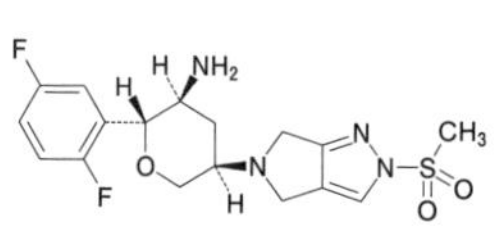

■Approach■　　帯状疱疹の治療薬に関する問題

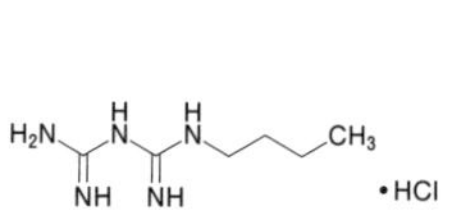

■Explanation■

1　×　グリメピリド：スルホニルウレア（SU）構造を持つ。膵ランゲルハンス島β細胞のATP依存性K^+チャネルを閉口して脱分極を起こすことによりCa^{2+}チャネルを開口し、Ca^{2+}を細胞内に流入させることにより、インスリンの分泌を促進する。

2　×　ナテグリニド：インスリン分泌促進薬。SU剤と同じ作用機序を持つ。薬効の保持時間が短いという特徴を持つ。

3　×　ボグリボース：α-グルコシダーゼ阻害薬。α-グルコシダーゼの基質であるグルコース様の構造を持つ。

4　〇　オマリグリプチン：インクレチン分解酵素（DPP-4）阻害薬。インクレチンはインスリン分泌を促進するホルモンであり、DPP-4を阻害することで、インスリン分泌を促進する。

5　×　ブホルミン：ビグアナイド系血糖降下薬。ビグアナイドの名前の由来は2（ビ）個のグアニジル基が縮合した構造を持つことである。ミトコンドリアにおける電子伝達系のNADHデヒドロゲナーゼを阻害し、糖新生を抑制し、インスリン抵抗性を改善する。

Ans.　4

▌Point▌

　DPP-4との相互作用を考える。DPPはグルタミン酸を持ち、塩基性官能基（アミン）とイオン的相互作用をするため、塩基性物質を探す。選択肢3、4、5が候補として残る。フェニルアラニンとの相互作用としては、π－πスタッキングが考えられ、芳香族（平面）構造を持つのは4のみとなる。以下のような相互作用をすることがわかっている。

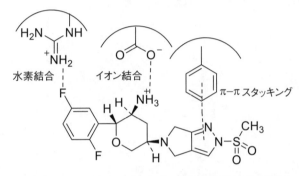

参考：T. Biftu *et al. J. Med. Chem.* 2014, 57 (8), 3205-3212.

問 212-213　78歳男性。肺がん末期のため、在宅で緩和ケアを受けている。痛みに対して以下の薬剤が処方されていた。本日、薬剤師が患者宅を訪問したところ、痛みの評価は、NRS（数値スケール）で6となり、痛みが増強してきた。そこで、薬剤師が医師に痛みの三段階除痛ラダーに基づき、オピオイド鎮痛薬の追加を提案することにした。

（処方）

アセトアミノフェン錠500 mg　　1回2錠（1日8錠）

1日4回　朝昼夕食後・就寝前　14日分

問 212（実務）

この患者にこの段階で追加する薬物として適切なのはどれか。2つ選べ。

■ Approach ■　代表的なオピオイド鎮痛薬の化学構造式に関する問題

■ Explanation ■

1　○　代表的なオピオイド鎮痛薬の1つであるコデインリン酸塩水和物の化学構造式である。コデインリン酸塩水和物製剤は、製剤中の主薬含有量によって麻薬製剤あるいは非麻薬製剤に分類される。

2　×　スルホンアミドを有するコキシブ系非ステロイド性抗炎症薬（NSAIDs）のセレコキシブの化学構造式である。

3　○　非麻薬性オピオイド鎮痛薬のトラマドール塩酸塩の化学構造式である。

4　×　アリール酢酸系 NSAIDs のインドメタシンの化学構造式である。

5　×　三環系抗うつ薬のアミトリプチリン塩酸塩の化学構造式である。

Ans.　1、3

■Point■

　　オピオイド鎮痛薬は、中枢や末梢神経のオピオイド受容体に作用して鎮痛効果をあらわす。医療用のオピオイド鎮痛薬には、モルヒネ、オキシコドンなどの麻薬性鎮痛薬と非麻薬性鎮痛薬がある。非麻薬性のオピオイド鎮痛薬には、トラマドール、ブプレノルフィン（モルフィナン系）及びペンタゾシン（ベンゾモルファン系）がある。このうち、トラマドールには、口腔内崩壊錠、1日1回服用あるいは2回服用の徐放錠、注射剤（筋注）及びアセトアミノフェンとの配合剤がある。

問 213（物理・化学・生物）

　　追加された鎮痛薬はオピオイド受容体に作用する。オピオイド受容体には、内因性リガンドとして、以下に示したメチオニンエンケファリンなどのペプチドが知られている。内因性リガンドと受容体との相互作用を考えたとき、追加された鎮痛薬の受容体との相互作用及びファーマコフォアに関する記述のうち、<u>誤っている</u>のはどれか。1つ選べ。

メチオニンエンケファリン

1　塩基性窒素をもち、生体内でプロトン化されて受容体のカルボキシラートイオンとイオン結合する。
2　塩基性窒素原子と炭素数2あるいは3個の炭素鎖で結合した芳香環をもつ。
3　カルボキシ基をもち、受容体のグアニジノ基とイオン結合する。
4　代謝されてフェノール性ヒドロキシ基を生じ、受容体と水素結合する。
5　芳香環をもち、受容体のベンゼン環とπ－π相互作用する。

■Approach■　オピオイドに関する問題

■Explanation■

1　○　チロシンのアミノ基がプロトン化される。
2　○　メチオニンエンケファリンと前間選択肢1のコデインやモルヒネは炭素2個、前間選択肢3のトラマドールは炭素3個でアミンと芳香環がつながっている。
3　×　前間選択肢1および3にはカルボキシ基はないため、ファーマコフォアに含まれない。
4　○　選択肢1にはメトキシ基があり、代謝されモルヒネとなる。
5　○　芳香環の相互作用としてはπ－πスタッキングの可能性が考えられる。

Ans.　3

■Point■ 5

オピオイド受容体

　　オピオイド受容体に結合する内因性オピオイドは以下に示した図のようなペプチドで、N末端の4残基は共通であり、モルヒネはこのうちN末端のチロシンを模倣している。モルヒネの構造の太字の部分が類似している。アミン部分はアスパラギン残基と水素結合し、フェノール性のヒドロキシ基は水を介したヒスチジンとの水素結合による相互作用が起きていることが知られている。

参考：A. Manglik *et al. Nature* 2012, 485（7398）, 321-326.

生物・物理・化学・
衛生
薬理
薬剤
病態・薬物治療
法規・制度・倫理
実務

メチオニンエンケファリン

H$_2$N-Tyr-Gly-Gly-Phe-Met-COOH

ロイシンエンケファリン

H$_2$N-Tyr-Gly-Gly-Phe-Leu-COOH

ダイノルフィン A

H$_2$N-Tyr-Gly-Gly-Phe-Leu-Arg-....-Gln-COOH（17 ペプチド）

β - エンドルフィン A

H$_2$N-Tyr-Gly-Gly-Phe-Met-Thr-....-Gln-COOH（31 ペプチド）

問 214-215　70歳男性。1年前に妻ががんで死亡し、娘夫婦と同居している。半年前から、元気がなく、物忘れをすることがあった。最近、「妻が私の隣に座って話しかけてくることがある」、「自分は邪魔にされている」、「娘の子供が私のお金を盗む」などの発言をするようになったので、娘に付き添われて病院を受診した。レビー小体型認知症と診断され、以下の処方箋を持って薬局を訪れた。
（処方）
　　ドネペジル塩酸塩口腔内崩壊錠 3 mg　　　1回1錠（1日1錠）
　　　　　　　　　　　　　　　　　　　　　1日1回　朝食後　14日分
　　抑肝散エキス顆粒　　　　　　　　　　　1回2.5 g（1日7.5 g）
　　　　　　　　　　　　　　　　　　　　　1日3回　朝昼夕食前　14日分

問 214（実務）

　この患者の情報から、処方された抑肝散エキス顆粒によって改善が期待される症状として適切なのはどれか。2つ選べ。
1　幻覚
2　物忘れ
3　妄想
4　見当識障害
5　運動障害

┃Approach┃　漢方薬に関する問題
┃Explanation┃

　この患者はレビー小体型認知症と診断されているが、レビー小体型認知症の処方を理解していなくても患者家族の情報から答えを導くことが可能であり、大きく2つの症状を読み取ることができる。

　1つ目の症状は、物忘れである。物忘れは、認知症の主要な症状の1つである。現在までのところ認知症に有効な治療薬は存在していないが、脳内のアセチルコリンエステラーゼを阻害してアセチルコリン濃度を高めることによって認知機能障害の進行を抑制するために、ドネペジル塩酸塩が一般的に用いられている。ドネペジル塩酸塩は、アルツハイマー型認知症およびレビー小体型認知症における認知症症状の進行抑制に用いられる。見当識障害もこの薬の対象となっている。

　2つ目は、「妻が私の隣に座って話しかけてくる」、「自分は邪魔にされている」、「娘の子供がお金を盗む」などの症状である。この症状が幻覚、妄想であることが理解できれば、抑肝散が処方されていることにつながるはずである。

　抑肝散の効能・効果は、虚弱な体質で神経が高ぶるものの次の諸症：神経症、不眠症、小児夜なき、小児疳症などであり、この患者は、神経の高ぶりからくる幻覚、妄想に対して抑肝散が処方されていると考えることができる。

Ans.　1、3

┃Point┃

　抑肝散は、日本が高齢化社会になることによって使用される機会が増えた特徴的な処方の1つである。抑肝散は、当初、小児の夜泣きに用いられる処方であったが、認知症の周辺症状であるイライラなどの神経の高ぶりを抑えることへの有効性が確認されたことなどから適応が拡大された経緯

がある。

　また、抑肝散の臨床上における使われ方を理解することもポイントである。抑肝散を単に認知症の薬と理解してしまうと間違ってしまうおそれがある。

問 215（物理・化学・生物）

　抑肝散エキス顆粒に含まれる生薬のうち、サイコと協力して、この患者にみられる症状を改善することが最も期待されるのはどれか。1 つ選べ。

1　カンゾウ
2　チョウトウコウ
3　センキュウ
4　ビャクジュツ（又はソウジュツ）
5　トウキ

■Approach■　漢方薬に関する問題

■Explanation■

　設問では抑肝散の主要な構成生薬を対象としている。抑肝散の構成生薬においてまずおさえておきたいのは、薬能としては精神を安定させる気薬であり、薬理作用としては血管拡張作用や鎮静作用のあるチョウトウコウである。このチョウトウコウが設問のようにサイコと協力することで、神経のたかぶりを抑え、鎮痙、鎮静作用を示すとされている。

Ans.　2

■Point■

　漢方処方の構成生薬すべてを理解するのが難しい場合には、主要な構成生薬を 1 つか 2 つ理解するとよい。また、漢方処方も数多く存在するので、桂枝湯類、麻黄剤、柴胡剤、瀉心湯類・芩連剤、大黄剤・承気湯類、苓朮剤、附子剤、人参剤、地黄剤、石膏剤、当帰芍薬散類、などから 1 つずつ主要な漢方処方をおさえるとよい。

　ただし、今回の抑肝散のようにこれらの分類以外の重要な漢方処方も存在する。抑肝散はこれまで過去問で大きく取り上げられることはなかったが、高齢化社会が進む日本において重要な処方の 1 つである。

　その他の漢方処方で重要なものに、こむらがえりのときに用いられる芍薬甘草湯などがある。さらに 2 つの生薬が協力して作用が増強するものがあるので、これを機会に覚えておきたい。代表的な生薬にマオウがある。マオウはケイヒと協力することにより発汗作用が強くなり、またマオウはセッコウと協力することにより利水作用が強くなり、さらにマオウはキョウニンと協力することにより鎮咳作用が強くなるとされている。

生物・物理・化学

衛生

薬理

薬剤

病態・薬物／治療

倫理／法規・制度

実務

問 216-217　75歳男性。3年前にパーキンソン病と診断され、レボドパ100 mg・カルビドパ配合錠1日3錠、トリヘキシフェニジル塩酸塩錠2 mg　1日3錠で薬物治療を継続していた。3ヶ月前にレボドパ100 mg・カルビドパ配合錠が1日5錠に増量になり（処方1）、さらに、今回から処方3が追加になった。処方2は、用法・用量の変更はなく継続中である。

（処方1）
　　　レボドパ100 mg・カルビドパ配合錠　　　　　　　1回1錠（1日5錠）
　　　　　　　　　　　　　　1日5回　7時、10時、13時、16時、20時　14日分
（処方2）
　　　トリヘキシフェニジル塩酸塩錠2 mg　　　　　　　1回1錠（1日3錠）
　　　　　　　　　　　　　　1日3回　朝昼夕食後　14日分
（処方3）
　　　プラミペキソール塩酸塩水和物徐放錠0.375 mg　　1回1錠（1日1錠）
　　　　　　　　　　　　　　1日1回　朝食後　14日分

問 216（実務）

　患者の家族が薬局に処方箋を持参した。薬剤師が家族に行う説明として適切なのはどれか。2つ選べ。
1　処方1は胃腸障害を起こしやすいので、牛乳と一緒に服用しても構いません。
2　体の一部が自然に動いてしまう不随意運動を抑えるため、処方3が追加になりました。
3　処方3の影響で、暴食を繰り返すような行動が現れることがあるので、そのような症状が現れた場合は主治医に連絡してください。
4　処方3により眠気が現れることがあるので、自動車等の運転は避けるようにしてください。
5　パーキンソン病の症状が改善されたら、直ちに処方3の薬剤の服用を中止してください。

■Approach■　代表的なパーキンソン病治療薬の服薬指導に関する問題
■Explanation■
1　×　レボドパは、高タンパク食により吸収が低下する可能性があるため、牛乳と一緒に服用するのは避けることが望ましい。
2　×　プラミペキソール塩酸塩水和物製剤を追加した目的は、パーキンソン病の症状である、ふるえ、筋肉のこわばり、動作が遅くなるなどの改善である。一方、主な副作用には、自制できない不随意運動（ジスキネジア）がある。
3　○　プラミペキソール塩酸塩水和物製剤の服用により、食欲が病的に亢進するなど、衝動が抑えられない症状が現れることがある。
4　○　プラミペキソール塩酸塩水和物製剤の服用により、突然の耐えがたい睡眠や傾眠が現れることがあり、自動車事故を起こした症例が報告されている。
5　×　プラミペキソール塩酸塩水和物製剤は、症状の自己判断により使用中止あるいは減量すると、病気が悪化したり、薬剤離脱症候群などの症状が現れることがあるため、指示どおりに服用する。

Ans.　3、4

■Point■
　パーキンソン病患者で、プラミペキソール塩酸塩水和物製剤の減量、中止が必要な場合は漸減す

る。急激な減量又は中止により、悪性症候群を誘発することがある。減量中は、観察を十分に行い、発熱、意識障害、無動無言、高度の筋硬直、頻脈、血圧の変動、発汗、血清クレアチンキナーゼ（CK）の上昇等が現れた場合には悪性症候群の症状である可能性があるため、再投与後、漸減し水分補給等の適切な処置を行う。また、ドパミン受容体作動薬の急激な減量又は中止により、薬剤離脱症候群（特徴的症状：無感情、不安、うつ、発汗等）が現れることがある。

問 217（物理・化学・生物）

この患者に起きていると考えられる生体内変化はどれか。<u>2つ選べ。</u>

1　黒質から線条体に至るドパミン作動性神経の変性が進行した。
2　線条体におけるコリン作動性神経からのアセチルコリン放出が減少した。
3　線条体で放出されたドパミンの分解が低下した。
4　線条体におけるコリン作動性神経のドパミンによる抑制が減弱した。
5　末梢血液中のドパ脱炭酸酵素活性が低下した。

■Approach■　処方変化からパーキンソン病患者の病態変化を考察する問題

■Explanation■

1　○　処方1の増量及び処方3の追加は、パーキンソン病の進行を反映するものと考えられ、黒質－線条体系ドパミン神経の変性進行の可能性が高い。
2　×　処方2に変更がないことから、コリン作動性神経の相対的な過剰活動状態が改善されているとは考えられない。
3　×　処方1の増量は、むしろ細胞外でのドパミン代謝が亢進している可能性を示唆している。
4　○　処方3の追加は、黒質－線条体系ドパミン神経の器質的機能的低下を反映するものと考えられ、線条体コリン作動性神経のドパミンによる抑制が減弱している可能性が高い。
5　×　内服によって生体内に入ったレボドパが末梢においてドパミンに変化すると、脳血液関門を通過することができないので、カルビドパなどの末梢血中ドパ脱炭酸酵素阻害薬を同時併用することが有益である。しかし、処方1の増量は、カルビドパの効力が相対的に減弱していることを示唆しており、末梢血液中のドパ脱炭酸酵素活性が亢進している可能性がある。

Ans.　1、4

■Point■

1．**レボドパ・カルビドパ配合錠処方の意義**：脳内で不足しているドパミンを増加させるために、脳血液関門を通過できるレボドパを投与する。その際、末梢血中ドパ脱炭酸酵素の作用でレボドパがドパミンに変化し損耗するリスク、あるいは末梢ドパミンの増加による有害事象発生のリスクを軽減するために、末梢血中ドパ脱炭酸酵素阻害薬（カルビドパ等）を同時併用する。このとき、カルビドパは脳血液関門を通過しないので、その作用は末梢血液中のドパ脱炭酸酵素の阻害に限定されている。

2．**処方3プラミペキソール塩酸塩水和物徐放錠追加の意義**：プラミペキソールは非麦角系ドパミンアゴニストであり、薬理学的には選択的D_2受容体刺激作用と神経保護作用を併せ持つ薬剤である。主に線条体シナプス後膜のD_2受容体を刺激することによりパーキンソン病の運動障害を改善する。神経保護作用は多彩であって完全に解明されているわけではないが、抗酸化作用（複数の機序による）、D_2自己受容体刺激作用により残存するドパミン神経の代償的過剰活動を正常化するなどが示唆されている。

参考文献：河野康子，武内正吾．パーキンソン病治療薬，塩酸プラミペキソールの薬理作用と臨床成績．日薬理誌 2004, 123（6）：429-440

問 218-219　33 歳女性。夫と 2 歳の娘との 3 人暮らし。2 年前に慢性甲状腺炎（橋本病）と診断されて経過観察していたが、最近、疲れやすさ、皮膚の乾燥、便秘などの症状が現れるようになった。病院で検査を受けた結果、今回から薬物治療が開始になり、検査値が記載された処方箋を薬局に持参した。

（処方）

レボチロキシンナトリウム水和物錠 25 μg　1 回 1 錠（1 日 1 錠）

1 日 1 回　朝食後　14 日分

（検査値）

甲状腺刺激ホルモン（TSH）20.2 μU/mL

遊離トリヨードサイロニン（FT_3）1.2 pg/mL

遊離サイロキシン（FT_4）0.5 ng/dL

問 218（物理・化学・生物）

甲状腺とその機能に関与するホルモンに対し処方薬がもたらす変化として正しいのはどれか。2つ選べ。

1　甲状腺濾胞細胞による血液中のヨウ化物イオンの取り込みが亢進する。

2　処方薬が、徐々に代謝されて生じる T_3 により、甲状腺の機能が持続的に補われる。

3　甲状腺濾胞からの T_4 分泌が増強される。

4　血中の TSH 濃度が低下する。

5　血中の甲状腺刺激ホルモン放出ホルモン（TRH）濃度が上昇する。

■Approach■　甲状腺及び甲状腺関連ホルモンに対する処方薬の作用を考察する問題

■Explanation■

1　×　処方薬レボチロキシン水和物錠は、合成甲状腺ホルモン（T_4）製剤である。甲状腺ホルモンの欠乏状態に対してこれを補完する目的で投与されるものであり、病態下の甲状腺の機能を直接に改善するものではない。

2　○　内因性の甲状腺ホルモンにはチロキシン（T_4）とトリヨードチロニン（T_3）があり、一般に甲状腺ホルモンの作用主体はトリヨードチロニン（T_3）である。チロキシン（T_4）は甲状腺から放出されたのちに代謝され、トリヨードチロニン（T_3）となって作用を示す。すなわちレボチロキシン水和物錠を服用すれば、低下している甲状腺機能を緩やかに代償できる。

3　×　処方薬レボチロキシン水和物錠は、ホルモン補充を目的に投与されるもので、直接に甲状腺機能を改善するものではないので、甲状腺からの T_4 分泌を増加させることはできない。

4　○　橋本病のような甲状腺機能低下症では、甲状腺分泌に関する上位ホルモン（TSH、TRH）などが過剰分泌されていることが多い。処方薬の投与によって血中の T_3、T_4 濃度が改善されると、見かけ上ホルモン分泌が正常化したことになり、TSH の分泌は減少する。

5　×　4 の解説同様、処方薬の投与によって血中の T_3、T_4 濃度が改善されると、上位ホルモンである TRH の分泌は低下する。

Ans.　2、4

■Point■

1．橋本病（慢性甲状腺炎）：自己免疫性の慢性炎症により、甲状腺が傷害され、ひどくなると甲状腺機能低下＝甲状腺ホルモン分泌低下をきたす。甲状腺ホルモンが不足すると代謝機能や交感神経

機能が低下し、浮腫、冷感、便秘、体重増加、易疲労感、無気力、脱毛などの症状が現れる。現在は、甲状腺の傷害をターゲットにするのではなく、不足する甲状腺ホルモンの補充を行う治療がメインであり、レボチロキシン製剤が投与される。橋本病では、代表的には抗甲状腺ペルオキシダーゼ抗体の高値を認める他、低頻度ではあるが、サイログロブリン抗体が高値となることがある。

2．**甲状腺ホルモンの分泌システム**：甲状腺ホルモンの分泌は、視床下部（TRH）→下垂体前葉（TSH）→甲状腺（T_4、T_3）と３段階の調節を受ける。上位のホルモンは、血中の甲状腺ホルモン濃度に依存して分泌量が変化し、結果的に甲状腺のホルモン生合成を調節する。橋本病のように甲状腺自体が傷害され、ホルモン分泌が低下している場合、上位のホルモンは甲状腺に対して過剰な刺激を送り続けることになる。

問 219（実務）

薬剤師は患者からの聞き取りで、ときどき市販の胃腸薬（スクラルファート含有）やサプリメント（鉄分含有）を服用することがあり、便秘予防にひじきなどの海藻類をよく食べるとの情報を得た。患者への指導として誤っているのはどれか。１つ選べ。

1　薬物治療を行っている間は、海藻類を積極的に摂取してください。
2　処方薬服用中であっても妊娠を避ける必要はありません。
3　処方薬の影響で、脈が速くなることがあります。
4　処方薬とスクラルファート含有胃腸薬を併用する場合は、服用間隔をできるだけあけてください。
5　処方薬と鉄分含有サプリメントを併用する場合は、同時に服用しないでください。

▌Approach▐　橋本病など甲状腺機能低下症の患者に対する服薬指導に関する問題

▌Explanation▐

1　×　慢性甲状腺炎（橋本病）では、海藻類（ヨウ素を多く含む）の摂り過ぎに注意が必要である。ヨウ素を大量に摂取すると甲状腺が腫れたり、甲状腺機能が低下する場合がある。

2　○　L-サイロシン（T_4）などの甲状腺ホルモンは胎盤をほとんど通過しないため、胎児への副作用はない。また、母体の甲状腺ホルモンが不足していると流産、早産等を起こしやすいため、甲状腺機能低下症の患者には甲状腺ホルモン剤の投与が必要である。

3　○　橋本病では、甲状腺ホルモン分泌低下による症状として、徐脈を発症する。橋本病の患者に、T_4製剤のレボチロキシンナトリウムを投与すると、徐脈が改善され、用量によっては頻脈となる場合がある。

4　○　レボチロキシンナトリウムは、スクラルファートなどアルミニウム含有剤と同時投与するとレボチロキシンの吸収が遅延することがある。

5　○　レボチロキシンナトリウムは、鉄剤と同時投与するとレボチロキシンの吸収が遅延することがある。

Ans.　1

▌Point▐

レボチロキシンと消化管内で結合し吸収を抑制する薬剤として、コレスチラミン、コレスチミド、鉄剤、アルミニウム含有制酸剤、炭酸カルシウム、炭酸ランタン水和物、セベラマー塩酸塩、ポリスチレンスルホン酸カルシウム、ポリスチレンスルホン酸ナトリウムなどがある。レボチロキシンナトリウムをこれらの薬剤と同時投与することにより、レボチロキシンの吸収が遅延又は減少することがあるので、併用する場合には投与間隔をできる限りあける。

物理・化学・
生物

衛生

薬理

薬剤

病態・薬物
治療

倫理 法規・制度・

実務

問 220-221　45 歳男性。175 cm、55 kg。過去に痛風発作を経験したことがあったが、その後、症状は現れておらず、治療をしていなかった。最近、職場の健康診断で尿酸値の異常を指摘され、近所の A 病院を受診した。受診時の検査で、血清クレアチニン値は 0.8 mg/dL、血清尿酸値は 9.0 mg/dL、AST は 15 IU/L、ALT は 18 IU/L であった。

　　A 病院の担当医は、以下の処方で薬物治療を開始することを検討した。

（処方）

　　フェブキソスタット錠 10 mg　　　1 回 1 錠（1 日 1 錠）

　　　　　　　　　　　　　　　　　　1 日 1 回　朝食後　14 日分

　　その際、A 病院の担当医がお薬手帳を確認したところ、B 総合病院消化器内科から、潰瘍性大腸炎に対してプレドニゾロンとアザチオプリンが処方され、服用中であることが判明した。

問 220（実務）

　　検討中の処方に関し、A 病院の担当医から薬剤部の薬剤師に相談があった。薬剤師の回答として適切なのはどれか。1 つ選べ。

1　そのまま処方して構いません。

2　フェブキソスタット錠を減量してください。

3　フェブキソスタット錠の規格を 20 mg 錠に変更してください。

4　フェブキソスタット錠をアロプリノール錠に変更してください。

5　フェブキソスタット錠をベンズブロマロン錠に変更してください。

▌Approach▌　代表的な痛風治療薬の相互作用に関する問題

▌Explanation▌

1　×　フェブキソスタット錠は、アザチオプリンと併用禁忌である。

2　×　選択肢 1 の解説参照。

3　×　選択肢 1 の解説参照。

4　×　アロプリノール錠は、アザチオプリンと併用注意である。

5　○　ベンズブロマロン錠は、腎尿細管における尿酸の再吸収を特異的に抑制し、尿酸の尿中への排泄を促進することにより、高尿酸血症を改善する尿酸排泄薬である。ベンズブロマロンには、キサンチンオキシダーゼ阻害作用はなく、アザチオプリンとの併用に問題はない。

Ans.　5

▌Point▌

　　フェブキソスタットは、尿酸生成をつかさどるキサンチンオキシダーゼを阻害することにより、尿酸生成を抑制する。代表的なキサンチンオキシダーゼ阻害薬であるアロプリノールとアザチオプリンを併用すると、アザチオプリンの代謝物であるメルカプトプリンの代謝酵素であるキサンチンオキシダーゼの阻害により、メルカプトプリンの血中濃度が上昇することが知られている。したがって、フェブキソスタットとアザチオプリンの併用においても、骨髄抑制等の副作用を増強する可能性があるため、併用禁忌となっている。

問 221 （物理・化学・生物）

　　高尿酸血症・痛風治療薬の処方を扱うことが多いこの薬剤師は、プリン塩基及び関連化合物の代謝経路について図のとおり整理した。この図に関する記述のうち、正しいのはどれか。2つ選べ。

1　Xはヒポキサンチンである。

2　フェブキソスタットは反応①と反応②を阻害する。

3　Xは反応②で酸化されて尿酸になる。

4　反応②の生成物は、尿素に変換されて尿中に排泄される。

5　この薬剤師が前問の回答をしたのは、フェブキソスタットにより反応③が阻害され、アザチオプリンの血中濃度が上昇すると考えられたためである。

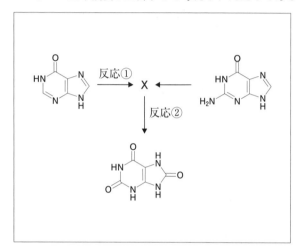

■Approach■　尿酸生成経路とフェブキソスタットの作用機序を問う問題

■Explanation■

　　ヒポキサンチンは反応①でX（キサンチン）へと代謝され、反応②で尿酸へと変換された後、尿酸トランスポーターによって尿細管や腸管へと分泌されて排泄される。反応①および反応②を触媒する酵素は、キサンチンオキシダーゼである。

　　アザチオプリンは反応③でメルカプトプリンへと代謝され、DNA 合成に必要なプリン体の生合成を阻害することにより、免疫抑制作用を発揮する。メルカプトプリンはキサンチンオキシダーゼによってチオ尿酸へと代謝されて、体外へと排泄される。なお、反応③を触媒する酵素はグルタチオン－S－トランスフェラーゼである。

　　フェブキソスタットはキサンチンオキシダーゼを阻害することにより尿酸合成を低下し、尿酸値を低下させるが、アザチオプリンおよびメルカプトプリンの代謝も阻害するため、アザチオプリンおよびメルカプトプリンを投与中の患者にフェブキソスタットは禁忌とされている。

1　×　Xはキサンチンである。

2　○　上述の解説参照。

3　○　キサンチンは、キサンチンオキシダーゼ（キサンチン酸化酵素）の働きで酸化され、尿酸へと変換される。

4　×　反応②の生成物（尿酸）は、尿酸トランスポーターの働きで腸管や尿細管へと分泌および排泄される。

5　×　フェブキソスタットは反応③（グルタチオン－S－トランスフェラーゼ）を阻害しない。

Ans.　2、3

Point

　本問は、キサンチンの化学構造や代謝（類題は第102回の問105などでも出題されている）に関する生物の知識だけでは正解を導けない。「フェブキソスタットはキサンチンオキシダーゼを阻害する」という薬理の基礎知識も必要である。尿酸合成経路については、薬理の学習とリンクさせて確実に理解しておきたい。

問 222-223　35歳女性。病院を受診したところ関節リウマチと診断され、以下の処方で治療を開始することになった。

（処方1）
　　　　メトトレキサートカプセル2mg
　　　　　　　　　　　　　9時1カプセル、21時1カプセル（1日2カプセル）
　　　　　　　　　毎週　火曜日　1日2回　9時、21時　4日分（投与実日数）

（処方2）
　　　　メトトレキサートカプセル2mg
　　　　　　　　　　　　　1回1カプセル（1日1カプセル）
　　　　　　　　　毎週　水曜日　1日1回　9時　　　　4日分（投与実日数）

（処方3）
　葉酸錠5mg　　　　　　1回1錠（1日1錠）
　　　　　　　　　毎週　（　　　　　　　　　　　）　4日分（投与実日数）

問 222（実務）

　（　　　　）に入る葉酸錠の服用方法として適切なのはどれか。1つ選べ。
1　月曜日　1日1回　朝食後
2　火曜日　1日1回　朝食後
3　水曜日　1日1回　夕食後
4　木曜日　1日1回　夕食後
5　金曜日　1日1回　夕食後

Approach　メトトレキサート治療における葉酸製剤の併用方法に関する問題

Explanation

　関節リウマチ治療において、メトトレキサート（MTX）投薬による副作用を防ぐ目的で葉酸製剤を投与する場合は、MTXを最後に服用したときから24～48時間後に内服する。

　この患者の処方では、各週の水曜日の9時にMTXを最後に服用しているので、葉酸製剤を内服するタイミングは、木曜日の9時から金曜日の9時の間である。

Ans.　4

Point

　関節リウマチ治療における第1選択薬であるメトトレキサート（MTX）は、葉酸の働きを阻害することにより効果をあらわす。したがって、副作用には、口内炎、吐き気、下痢、肝機能異常など、葉酸の働きが阻害された影響により生じるものがある。これらの副作用は、MTXの投与量が多くなるにつれて起こりやすくなるが、葉酸を補給すると防ぐことができる。通常、葉酸製剤はMTXを最後に服用した翌日あるいは翌々日（24～48時間後）に服用する。一方、重い副作用が起きた場合には、MTXの投与を中止して、活性型の葉酸製剤（ホリナートカルシウム）を使用する。

問223（物理・化学・生物）

　処方箋を受けた薬剤師は、核酸代謝における処方1、2と処方3を併用することの有用性について実務実習に来ている学生にわかりやすく説明するため、次に示すような図を作成した。この図の説明として正しいのはどれか。<u>2つ選べ</u>。

1　細胞増殖の際におこるDNA合成において、Aが前駆体として使われる。
2　Bがテトラヒドロ葉酸で、Cがジヒドロ葉酸である。
3　メトトレキサートはCからDの反応を触媒する酵素を阻害する。
4　処方3に含まれる葉酸は、体内でジヒドロ葉酸還元酵素の作用を受けることでCとなり効果を示す。
5　処方3に含まれる葉酸により、メトトレキサートが作用する酵素の活性を増強することが期待される。

■**Approach**■　関節リウマチの処方薬物の作用機序に関する問題

▋Explanation▋

1　○　Aはデオキシチミジン 5'−一リン酸（dTMP）であり、DNA 合成に利用される。

2　×　Bはジヒドロ葉酸、Cはテトラヒドロ葉酸である。

3　×　メトトレキサートは、B（ジヒドロ葉酸）から C（テトラヒドロ葉酸）への反応に関与する
　　　酵素であるジヒドロ葉酸還元酵素を阻害する。

4　○　メトトレキサートは葉酸と拮抗する競合阻害剤であり、BからCの反応を一時的に阻害する。
　　　葉酸を補充することで図の葉酸代謝を復活させる。

5　×　葉酸はメトトレキサートが作用するジヒドロ葉酸還元酵素の活性を増強するのではなく、メ
　　　トトレキサートと拮抗する基質として作用し、酵素本来の働きを取り戻している。

Ans.　1、4

▋Point▋

　葉酸代謝の流れが構造式で示された反応であること、A〜Dの化合物名とその代謝が合致するこ
とが鍵である。

●図の D は 5, 10−メチレンテトラヒドロ葉酸である。

●葉酸は食品中に多く含まれている。また、腸内細菌による合成もある。したがって、食生活が適
切であれば、通常は葉酸欠乏症にはなりにくい。しかし、メトトレキサート投与時は、この処方
のように補充が必要となることもあり、注意を要する。

問 224-225　65 歳男性。身長 170 cm、体重 65 kg。eGFR は 42 mL/min/1.73 m² である。悪性リンパ腫のため、R-CHOP 療法（リツキシマブ、シクロホスファミド、ドキソルビシン、ビンクリスチン、プレドニゾロン）の 1 コース目を施行したところ、7 日後に 38 ℃の発熱がみられた。その際の検査値は次のとおりであった。

赤血球数 350 × 10⁴/μL、Hb 11.2 g/dL、Ht 32%、白血球数 480/μL（好中球 63%、好酸球 6 %、好塩基球 2 %、単球 14%、リンパ球 15%）、血小板数 9.8 × 10⁴/μL、CRP 5.0 mg/dL

　そこで、主治医は 2 コース目の R-CHOP 療法を施行するにあたり、1 コース目と同じ症状が現れた際に、フィルグラスチムを併用することを検討している。

問 224 （物理・化学・生物）

フィルグラスチムを検討する理由として、正しいのはどれか。1 つ選べ。
1　骨髄での赤血球への分化を促し、R-CHOP 療法の副作用である貧血を防ぐ。
2　血液中の血小板の破壊を抑制し、打撲等による出血を防ぐ。
3　骨髄での好中球への分化を促し、細菌感染を防ぐ。
4　骨髄での好酸球への分化を抑制し、アレルギーの発症を防ぐ。
5　肝臓での CRP の産生を抑制し、過剰な炎症を抑える。

■ Approach ■　R-CHOP 療法施行後のフィルグラスチム適用について考察する問題
■ Explanation ■

1　×　フィルグラスチムは、顆粒球コロニー刺激因子製剤（遺伝子組換え）である。骨髄における赤芽球系の分化・増殖には顆粒球コロニー刺激因子：G-CSF は関与していない。
2　×　同様にフィルグラスチムは骨髄の顆粒球生成過程に関与する因子であり、末梢血中の血小板ターンオーバーには関与しない。
3　○　G-CSF は多種類存在するコロニー刺激因子（CSF）の中でも、特に好中球の分化・増殖に有効性を示す。通常、好中球は末梢血中の白血球の 50%以上を占め、細菌感染などに対する防御の主体である。したがって、骨髄の造血能が低下した状態でフィルグラスチム投与を行う意義は好中球数の改善を図り、感染を防御することにあると考えてよい。
4　×　一般に CSF には、分化・増殖を抑制する作用はみられない。
5　×　CSF には、肝臓における C 反応性タンパク質（CRP）の生合成を抑制する作用はみられない。また、CRP は生体の何らかの炎症の存在を契機にマクロファージなどが産生した IL-6、TNF-α など炎症性サイトカインの刺激で産生亢進するもので、CRP を抑制したからといって炎症が抑えられるわけではない。

Ans.　3

■ Point ■

1．骨髄造血におけるコロニー刺激因子の意義

　コロニー刺激因子としてよく知られるのは、GM-CSF、G-CSF、M-CSF の 3 種であるが、GM-CSF は、赤芽球系、巨核球系を含むすべての血球の初期分化に関与し、好酸球の分化・増殖には最終的な影響を持つ。G-CSF は好中球の最終分化に、M-CSF は単球 / マクロファージ系の最終分化に関与する。なお、CSF とは言われないが、赤芽球系の分化・増殖にはエリスロポエチン（EPO）が、血小板前駆細胞である巨核球の分化・増殖には EPO とトロンボポエチン（TPO）が必要とされる。

２．悪性リンパ腫 R-CHOP 療法施行下におけるフィルグラスチム併用

　化学療法施行時には、骨髄抑制による汎血球減少症発症に備える必要がある。赤血球減少による貧血、血小板元素普による出血傾向はもちろんであるが、特に注意しなければならないのが白血球減少による感染リスクである。通常、白血球分画の50％以上を占め、細菌感染防御の主体をなす好中球数の回復は急務である。そのため、フィルグラスチムの併用が検討される。悪性リンパ腫の場合、発熱の有無にかかわらず化学療法終了翌日以降からの投与が認められ、エンドポイントは末梢血中の好中球数が 5,000/mm^3 に達した場合とされている。

問 225（実務）

　本症例にフィルグラスチムが処方された際の注意点として正しいのはどれか。**2つ選べ。**

1　R-CHOP 療法施行の前日に、1日1回皮下注する。
2　R-CHOP 療法施行の翌日以降、1回 24 時間の持続静注を開始する。
3　R-CHOP 療法施行の翌日以降、1日1回皮下注を開始する。
4　副作用として骨痛や腰痛等が現れた場合は、非麻薬性鎮痛薬を投与する。
5　本症例は腎機能が低下しているため、投与量を減量する必要がある。

■Approach■ フィルグラスチム（遺伝子組換え）の用法及び基本的注意に関する問題

■Explanation■

1　×　悪性リンパ腫に対するがん化学療法による好中球減少症にフィルグラスチム（遺伝子組換え）を使用する場合は、通常、成人、小児ともに、がん化学療法剤投与終了後（翌日以降）から、1日1回皮下投与する。

2　×　選択肢1の解説参照。出血傾向等により皮下投与が困難な場合は、1日1回できるだけ投与速度を遅くして静脈内投与するか、生理食塩液等に混和して 30 分かけて点滴投与する。

3　○　選択肢1の解説参照。

4　○　フィルグラスチム（遺伝子組換え）等の顆粒球コロニー形成刺激因子（G-CSF）製剤の主な副作用には骨痛がある。主な骨痛部位は造血部位である胸部、腰部、骨盤部等であり、G-CSF製剤の投与量依存的に骨痛を認める。多くの場合は、非麻薬である非ステロイド性抗炎症剤による対症療法により骨痛コントロールが可能とされている。

5　×　患者の腎機能は、eGFR 値（42 mL/min /1.73m^2）より、CKD の重症度分類における GFR区分の G3b（中等度～高度低下）に相当する。フィルグラスチム（遺伝子組換え）は、血液中の白血球数、好中球数に基づいて用法・用量を調整する薬剤であり、腎機能低下による減量は必要ない。

Ans.　3、4

■Point■

　フィルグラスチム（遺伝子組換え）の用法及び用量に関連する注意として、がん化学療法による好中球減少症に対しては、「がん化学療法剤の投与前 24 時間以内及び投与終了後 24 時間以内のフィルグラスチム（遺伝子組換え）の投与は避けること。」とされている。これは、がん化学療法剤とフィルグラスチム（遺伝子組換え）を同時に投与した場合、フィルグラスチム（遺伝子組換え）により急速に分裂している骨髄細胞が、がん化学療法剤の影響を受ける可能性があることを考慮して設定されている。持続型 G-CSF 製剤であるペグフィルグラスチム（遺伝子組換え）では、「がん化学療法剤の投与開始 14 日前から投与終了後 24 時間以内にペグフィルグラスチム（遺伝子組換え）を投与した場合の安全性は確立していない」とされている。

問 226-227　70歳男性。10年前から2型糖尿病と前立腺がんに罹患し治療を受けている。また、慢性閉塞性肺疾患（COPD）の診断を受け、治療中である。今回友人より、「あなたは70歳だけど肺炎球菌ワクチンの接種をしないのか」と聞かれ、ワクチン接種の相談に薬局を訪れた。患者はインフルエンザワクチンを接種したことはあるが、肺炎球菌ワクチンを接種した経験はなかった。

問 226（衛生）

　薬剤師はこの患者からワクチンについて相談を受けた。この患者に接種が検討される肺炎球菌ワクチンに関する記述のうち、正しいのはどれか。2つ選べ。

1　このワクチンは、肺炎球菌の病原性を弱毒化した生ワクチンである。

2　このワクチンには、血清型の異なる肺炎球菌の莢膜多糖が含まれている。

3　この患者には、予防接種法による集団予防を目的として肺炎球菌ワクチンが接種される。

4　このワクチンは、ジフテリア毒素がアジュバントとして結合しているので、ジフテリアの予防もできる。

5　ワクチン接種後、この患者に健康被害が生じた場合、予防接種健康被害救済制度により救済措置を受けることができる。

■ Approach ■　定期予防接種（B類疾病）に関する問題

■ Explanation ■

1　×　肺炎球菌感染症に対するワクチンは、不活化ワクチンが用いられている。

2　○　高齢者用肺炎球菌感染症の予防接種には、23価肺炎球菌莢膜多糖体ワクチンが、小児用肺炎球菌感染症の予防接種には、沈降13価肺炎球菌結合型ワクチンが用いられている。

3　×　予防接種法の定期B類疾病にインフルエンザと肺炎球菌感染症が指定されている。定期B類疾病は高齢者を対象とした個人予防（間接的な集団予防）を目的としたものである。定期B類疾病の肺炎球菌感染症（高齢者）の対象者は、65歳、70歳、75歳、80歳、85歳、90歳、100歳となる者、または60歳以上65歳未満で、心臓、腎臓もしくは呼吸器の機能またはヒト免疫不全ウイルスによる免疫の機能に障害を有する者として厚生労働省令で定める人（日常生活がほとんど不可能な程度の障害を有する者：身体障害者手帳1級相当）である。

4　×　23価肺炎球菌莢膜多糖体ワクチンはジフテリア混合ワクチンではないので、ジフテリアの予防はできない。

5　○　予防接種法に基づく定期予防接種（A類およびB類疾病）による健康被害については、予防接種健康被害救済制度（医療費、医療手当、障害児養育年金、死亡一時金、葬祭料など）による救済措置を受けることができる。一方、定期予防接種以外の任意予防接種による健康被害については、医薬品副作用被害救済制度による救済措置を受けることができる。

Ans.　2、5

■ Point ■

　予防接種法（定期A類疾病予防接種および定期B類疾病予防接種）の予防接種（ワクチン）と任意予防接種の違いを理解しておくことが必要である。また、ワクチンの分類およびワクチン成分についても出題されるので整理して覚えておく必要がある。

主なワクチンの分類

弱毒生ワクチン	結核、麻しん、風しん、水痘、流行性耳下腺炎、ロタウイルス、天然痘
不活化ワクチン	ポリオ（急性灰白髄炎）、百日咳、日本脳炎、ヒトパピローマウイルス感染症（子宮頸がん）、Hib（ヒブ）感染症、肺炎球菌感染症、インフルエンザ、B型肝炎
トキソイド	ジフテリア、破傷風

問 227（実務）

　肺炎球菌ワクチン及びこの患者のワクチン接種に関する注意点について、正しいのはどれか。1つ選べ。

1　糖尿病の治療中のため、肺炎球菌ワクチンの接種不適当者である。
2　前立腺がんの治療中のため、肺炎球菌ワクチンの接種不適当者である。
3　肺炎球菌ワクチンは、室温保存できる。
4　肺炎球菌ワクチンは、筋肉内注射できる。
5　インフルエンザワクチンと肺炎球菌ワクチンは混合して投与できる。

▌Approach▌　代表的な生物由来製品の薬学的管理に関する問題

▌Explanation▌

1　×　肺炎球菌ワクチンには2種類の製剤があり、ともに接種不適当者は、明らかな発熱を呈している者等であり、糖尿病治療中の患者は、接種不適当者には含まれない（Point 参照）。

2　×　選択肢1の解説参照。前立腺がん治療中の患者は、接種不適当者には含まれない。

3　×　肺炎球菌ワクチンには2種類の製剤があり、沈降13価肺炎球菌結合型ワクチン（13価肺炎球菌ワクチン）は2〜8℃保存であり、23価肺炎球菌莢膜ポリサッカライドワクチン（23価肺炎球菌ワクチン）は8℃以下で凍結を避けて保存となっている。

4　○　23価肺炎球菌ワクチンは、筋肉内または皮下に注射する。13価肺炎球菌ワクチンは、小児の肺炎球菌による侵襲性感染症の予防の場合は皮下注射するが、高齢者または肺炎球菌による疾患に罹患するリスクが高いと考えられる者の肺炎球菌による感染症の予防の場合は筋肉内注射する。

5　×　13価肺炎球菌ワクチンと23価肺炎球菌ワクチンは、ともに医師が必要と認めた場合には、他のワクチンと同時に接種することができるが、他のワクチンと混合して接種してはならない。

Ans.　4

▌Point▌

　13価肺炎球菌ワクチンと23価肺炎球菌ワクチンに共通の接種不適当者（予防接種を受けることが適当でない者）は、

　①明らかな発熱を呈している者
　②重篤な急性疾患にかかっていることが明らかな者
　③①、②のほか、予防接種を行うことが不適当な状態にある者

13価肺炎球菌ワクチンのみの接種不適当者は、

　④本剤の成分又はジフテリアトキソイドによってアナフィラキシーを呈したことがあることが明らかな者

23価肺炎球菌ワクチンのみの接種不適当者は、

　⑤2歳未満の者
　⑥本剤の成分によってアナフィラキシーを呈したことがあることが明らかな者

である。

問 228-229　60歳男性。高血圧症及び不眠症のため、2週間ごとに近医を受診していた。最近、呼吸困難感及び胸痛を認め、さらに血痰及び喀血を生じたため、精査加療目的で大学病院に入院となった。その後、侵襲性肺アスペルギルス症と診断され、ボリコナゾールによる治療を翌日から開始することになった。入院時の持参薬は以下のとおりである。

アジルサルタン錠 20 mg　　　　　1回1錠　1日1回　朝食後　14日分
スボレキサント錠 20 mg　　　　　1回1錠　1日1回　就寝前　14日分

問 228（実務）

　ボリコナゾール投与開始にあたり、病棟担当薬剤師は持参薬の内容を確認して、病棟担当医に服用する薬剤の変更を提案した。その内容として適切なのはどれか。1つ選べ。

1　アジルサルタン錠をテルミサルタン錠に変更
2　アジルサルタン錠をアムロジピンベシル酸塩錠に変更
3　アジルサルタン錠をアゼルニジピン錠に変更
4　スボレキサント錠をロルメタゼパム錠に変更
5　スボレキサント錠をトリアゾラム錠に変更

■ Approach ■　代表的な抗真菌薬の薬学的管理に関する問題
■ Explanation ■

1　×　ボリコナゾールは、肝代謝酵素 CYP2C19、2C9 及び 3A4 で代謝され、CYP2C19、2C9 及び 3A4 の阻害作用を有する。また、CYP3A に対する阻害作用は強いとされている。
　　　一方、アジルサルタンは CYP1A2、2B6、2C8、2C9、2C19、2D6、2E1 及び 3A4 を阻害せず、CYP3A を誘導しないとされているため、アジルサルタンをテルミサルタンに変更する必要はない。

2　×　選択肢1の解説参照。ボリコナゾールがアムロジピンの代謝酵素（CYP3A4）を阻害する可能性がある。

3　×　選択肢1の解説参照。ボリコナゾールがアゼルニジピンの代謝酵素（CYP3A4）を阻害してアゼルニジピンの血中濃度が上昇する可能性があるため、アゼルニジピンはボリコナゾールとは併用禁忌となっている。

4　○　ボリコナゾールが、スボレキサントの代謝酵素（CYP3A）を阻害してスボレキサントの血中濃度が上昇する可能性があるため、スボレキサントはボリコナゾールとは併用禁忌となっている。一方、ロルメタゼパムは、グルクロン酸抱合されて、主に尿中に排泄される。

5　×　ボリコナゾールが、トリアゾラムの代謝酵素（CYP3A4）を阻害してトリアゾラムの血中濃度が上昇する可能性があるため、トリアゾラムはボリコナゾールとは併用禁忌となっている。

Ans.　4

■ Point ■

　ボリコナゾールは、肝代謝酵素 CYP2C19、2C9 及び 3A4 で代謝され、CYP2C19、2C9 及び 3A4 の阻害作用を有するため、以下の薬物と併用禁忌となっている。ボリコナゾールの薬学的管理においては、特に併用薬に注意が必要である。

機序	薬物
CYP2C19、2C9 誘導	エファビレンツ、リトナビル
CYP3A4 誘導	リファンピシン、リファブチン、カルバマゼピン、長時間作用型バルビツール酸誘導体
CYP1A1 阻害	リオシグアト
CYP3A 阻害	チカグレロル、アスナプレビル、ロミタピドメシル酸塩、スボレキサント、リオシグアト、ベネトクラクス（用量漸増期）
CYP3A4 阻害	リファブチン、エファビレンツ、ピモジド、キニジン硫酸塩水和物、イバブラジン塩酸塩、麦角アルカロイド（エルゴタミン酒石酸塩・無水カフェイン・イソプロピルアンチピリン、ジヒドロエルゴタミンメシル酸塩、エルゴメトリンマレイン酸塩、メチルエルゴメトリンマレイン酸塩）、トリアゾラム、ブロナンセリン、リバーロキサバン、アゼルニジピン、オルメサルタン メドキソミル・アゼルニジピン（配合剤）

問 229（衛生）
　ボリコナゾールと処方変更前の薬物との相互作用の機序として適切なのはどれか。1 つ選べ。
1　プレグナン X 受容体（PXR）を介した CYP3A4 の誘導
2　P-糖タンパク質の阻害
3　CYP3A4 タンパク質との共有結合による阻害
4　CYP のヘム鉄との配位結合による阻害
5　P-糖タンパク質の誘導

Approach　CYP 阻害による相互作用とその機序に関する問題
Explanation
　睡眠導入薬スボレキサントは CYP3A4 により代謝されて体内から消失する。一方、トリアゾール系抗菌薬ボリコナゾールは CYP 阻害剤である。スボレキサントとボリコナゾールを併用するとスボレキサントの代謝が阻害されて血中濃度が上がることにより、睡眠作用が増強される。したがって、スボレキサントとボリコナゾールは併用禁忌とされている。このボリコナゾールによる CYP の阻害は、CYP のヘム鉄とボリコナゾールのトリアゾール骨格との配位結合によるものである。

Ans.　4

Point
　CYP により代謝される薬物は多いため、CYP 阻害作用を有するトリアゾール系抗菌薬は禁忌または慎重投与である。その阻害機序も理解しておくことが必要である。

> 問 230-231　72歳男性。1ヶ月前に妻と死別後独居となり、毎日ほとんど食事をとらず、アルコールを多量に摂取していた。ある朝、娘が自宅を訪れたところ、意識消失状態で床に倒れていたため、救急車を呼び救急病院に搬送された。診察の結果、ウェルニッケ脳症を疑い、治療を開始した。
>
> 入院時所見：
>
>   身長 167 cm、体重 50 kg、尿量 30 mL/h
>
>   血清クレアチニン値 0.65 mg/dL、Na 150 mEq/L、K 4.0 mEq/L

> **問 230（実務）**
>
>   入院時に投与するのが適切なのはどれか。<u>2 つ</u>選べ。
>
> 1　高カロリー輸液
> 2　生理食塩水
> 3　5 ％ブドウ糖加酢酸リンゲル液
> 4　ビタミン B_1 製剤
> 5　カリウム製剤

■ Approach ■　代表的な疾患に対する薬物治療に関する問題

■ Explanation ■

1　×　患者は、ほとんど食事をとらない生活が続き BMI が 17.93 と低体重の状況にはあるが、「消化管が機能していない」など高カロリー輸液投与の適応にあたる症状はない。

2　×　生理食塩水は等張液で、Na^+、Cl^- 及び水の体内補給の目的で用いられる。患者は、尿量及び Na 値から、脱水や低ナトリウム血症を認めないため、生理食塩水の適応ではない。

3　○　選択肢 1 の解説参照。5 ％ブドウ糖加酢酸リンゲル液は、細胞外液とエネルギーの補給に適応がある。

4　○　ウェルニッケ脳症は、チアミン欠乏による錯乱、眠気や平衡感覚の喪失を特徴とする脳疾患であり、治療はチアミン（ビタミン B_1）製剤の注射投与である。

5　×　患者は、血清 K 値から低カリウム血症を認めないため、カリウム製剤の適応ではない。

Ans.　3、4

■ Point ■

中心静脈栄養（TPN）の適応は、高エネルギーの栄養輸液（高カロリー輸液）を 2 週間以上投与する必要がある場合である。具体的には、小腸疾患や小腸切除で十分な消化吸収機能がない、または著しく低下している場合、重症の急性膵炎、大手術の周術期、消化管瘻、炎症性腸疾患、骨髄移植や強力な化学療法を受ける患者などが適応となる。また、ビタミン B_1 を併用せずに高カロリー輸液療法を施行すると重篤なアシドーシスが発現することがあるので、必ずビタミン B_1 を併用する。

問 231（衛生）

　この患者の病態と栄養状態に関する記述のうち、誤っているのはどれか。1 つ選べ。

1　十分な食事をしていないため、エネルギー代謝の主体が、脂肪やタンパク質から糖中心に変わっていると考えられる。

2　この患者では、グルコースからの ATP 産生が低下していると考えられる。

3　この患者におけるウェルニッケ脳症の発症には、アルコールの多量摂取が関与している。

4　この患者に一般食（2000 kcal/ 日）を与えると、ウェルニッケ脳症が悪化すると考えられる。

5　この患者に一般食（2000 kcal/ 日）を与えると、リフィーディングシンドロームを引き起こすことがある。

■Approach■　ビタミン B_1 欠乏に関する問題

■Explanation■

1　×　十分な食事をしていないため、糖の摂取が十分でない状況では、エネルギー代謝の主体が糖から脂肪やタンパク質中心に変わる。体脂肪や筋肉から糖が新生される。

2　○　多量のアルコールの摂取により、ビタミン B_1 が欠乏して糖代謝が制限されるため、グルコースからの ATP 産生が低下していると考えられる。

3　○　アルコールを大量に摂取することでビタミン B_1 の吸収が抑制されるという機構と、アルコールを大量に摂取する人はアルコール以外の食品を摂取しない傾向があるためにビタミン B_1 が欠乏するという 2 つの機構から、ビタミン B_1 欠乏症であるウェルニッケ脳症の発症につながる。

4　○　リフィーディングシンドロームは、栄養が慢性的に不足している状態で急激に栄養を摂取した場合に生じる。インスリンの働きによりエネルギー代謝が復活する結果、リン、カリウム、マグネシウム、ビタミン B_1 等が急激に消費されて枯渇する。

5　○　選択肢 4 の解説参照。

Ans.　1

■Point■

　ビタミン B_1 は酸化的脱炭酸反応の補酵素であり、解糖系とクエン酸回路の橋渡しを行うピルビン酸デヒドロゲナーゼなど、糖代謝の重要な反応に関与している。糖質の大量摂取によりビタミン B_1 が消費されると、これらの反応が抑制されて、糖代謝が抑制されてしまう。エネルギー欠乏には神経細胞が特に弱いため、脚気やウェルニッケ脳症といった神経障害を生じる。輸液にビタミン B_1 を配合しない場合などは、クエン酸回路が完全に機能しなくなり解糖系が働くために、乳酸アシドーシスを生じることがある。

> **問 232-233**　5歳男児。身長 105 cm、体重 21 kg。4 日前から下痢が続いており、腹痛を伴う血便が見られた。さらに顔色が悪く、排尿がないことに母親が気づき救急病院を受診した。母親に聴取したところ、7 日前に家族で焼肉を食べに行き、両親及び兄も軽い下痢を呈していることが分かった。主治医は、血液検査結果をふまえ、溶血性尿毒症症候群（HUS）と診断した。
> 　体温 37.3℃、脈拍 120/ 分、血圧 125/70 mmHg、呼吸数 24/ 分。
> 　尿所見：蛋白（2 +）、ケトン体（1 +）、潜血（3 +）。

> **問 232（実務）**
> 　HUS の診断に至った血液検査値に関する記述のうち、誤っているのはどれか。1 つ選べ。
> 1　クレアチニン値が基準値より高い。
> 2　LDH 値が基準値より高い。
> 3　血小板数が基準値より少ない。
> 4　間接ビリルビン値が基準値より低い。
> 5　AST 値が基準値より高い。

■ Approach ■　溶血性尿毒症症候群の診断に関わる血液検査値の推論に関する問題

■ Explanation ■

1　○　溶血性尿毒症症候群（hemolytic-uremic syndrome：HUS）は、微小血管性溶血性貧血、急性腎不全、血小板減少症を特徴とする病態であり、腎機能低下のため血清クレアチニン値は病的に高くなっていると考えられる。

2　○　赤血球の血管内崩壊（溶血）に伴い、LDH の細胞外流出が起こり、血中の LDH 値が高くなっていると考えられる

3　○　1 の解説のように、HUS は、微小血管傷害→血小板血栓多発→血小板減少症を特徴としている。

4　×　血管内で溶血が亢進している場合、漏出したヘモグロビンのヘム代謝物であるビリルビンの生成も亢進するため、特に間接ビリルビン（まだ、肝臓で抱合処理を受けていないビリルビン）値が高くなると推定される。

5　○　AST も細胞内酵素であり、細胞破壊があると漏出してくる逸脱酵素である。溶血亢進時には、血液中の AST 値も高くなるものと推定される。

Ans.　4

■ Point ■

溶血性尿毒症症候群（HUS）の病態と検査

　本事例のように、おそらくは生肉の摂食に由来する腸管出血性大腸菌、あるいは赤痢菌の感染、Vero 毒素等の細胞傷害による下痢、出血、血小板血栓の大量形成＝血小板消費増大、さらに腎糸球体等の血管障害による器械的溶血亢進と急性腎不全などの病態を示す場合を典型的 HUS といい、家族が同様の条件下にあっても小児に多発する傾向がある。

　血管内溶血亢進からは、貧血、間接ビリルビン値の高値及び黄疸症状、血中逸脱酵素濃度（LDH、AST など）値の高値　などが推論され、尿毒症からは、血清クレアチニン値の高値、尿量減少、BUN の高値とそれに続く意識障害、痙攣、傾眠傾向などが推定される。

問 233（衛生）

　この疾病及び病因物質に関する記述のうち、正しいのはどれか。<u>2 つ</u>選べ。

1　75℃、1 分間以上の加熱で死滅する。

2　ヒトからヒトへの感染は起こらない。

3　この疾病の予防には、トキソイドワクチンの接種が推奨されている。

4　牛の肝臓には、この病因物質が存在する可能性があるため、生食用として販売・提供することは食品衛生法で禁止されている。

5　2015 〜 2019 年における病因物質別食中毒発生件数で最も多いのは、この病因物質によるものである。

■**Approach**■　腸管出血性大腸菌による食中毒および感染症に関する問題

■**Explanation**■

　7 日前に焼肉を食べて、下痢（血便）、脱水症状（排尿が少ない）があり、血液検査から溶血性尿毒症症候群（HUS）と診断されているので、原因物質（原因病原体）は腸管出血性大腸菌であることが考えられる。

1　○　食品を十分に加熱（75℃、1 分間）することで死滅する。

2　×　比較的少量の菌数（100 個程度）の摂取でも食中毒を発症する。また、感染力が強いので、患者の排泄物などによる汚染からヒトからヒトに感染する（二次感染）。感染症法の三類感染症に分類されている。したがって、手洗いは有効な予防方法である（ヒトからヒトへの二次感染防止）。

3　×　腸管出血性大腸菌感染症に対するワクチンはない。

4　○　腸管出血性大腸菌は、牛などの家畜の腸管内などに存在し、牛肉、牛の肝臓や小腸などには本菌が付着している可能性が高い。2012（平成 24）年から生食用ウシレバーを販売・提供することは禁止されている。

5　×　2015 〜 2019 年において食中毒発生件数が最も多いのは、カンピロバクター・ジェジュニ / コリによるものである。

Ans.　1、4

■**Point**■

　上述解説のほか、腸管出血性大腸菌（Enterohemorrhagic *Escherichia coli*, EHEC）の特徴は以下である。

［原因菌］O26、O104、O111、O157（O157：H7）など（O157 によるものが 60 〜 80%）

［細菌の分類］グラム陰性通性嫌気性桿菌

［食中毒の分類］感染型（生体内毒素型）食中毒

［毒素］摂取された腸管出血性大腸菌が腸管上皮細胞に感染・増殖し、ベロ毒素-1（VT-1；verotoxin-1）およびベロ毒素-2（VT-2）を産生する。VT-1 は赤痢菌が産生する志賀毒素（シガトキシン；Shigatoxin）と同一タンパク（相同性）で、VT-2 は類似タンパク質である。腸管内で産生されたベロ毒素が血流に入り、腸や腎臓などの毛細血管内皮細胞を傷害する（タンパク質合成阻害などの作用による）

［潜伏期間］比較的長い 3 〜 5 日

［主な症状］激しい腹痛を伴う下痢　⇒　血便　⇒　鮮血便

　　　　　　有病者の 6 〜 7% に、特に小児や高齢者に溶血性尿毒症症候群（HUS）、脳症などの重篤な合併症が現れ、死に至ることがある。

問 234-235　34歳男性。仕事中に不凍液を誤飲した。数時間後、下腹部痛、下痢、嘔気、嘔吐を伴い、救急外来を受診したところ、徐々に意識レベルが低下してきた。血中エチレングリコール濃度を測定したところ 50 mg/dL であり、血液検査と血液ガス分析結果は以下のとおりであった。

血清クレアチニン値：1.8 mg/dL

血液ガス分析の結果：pH 7.01、PaO_2 99 mmHg

$PaCO_2$ 32 mmHg、HCO_3^- 7.8 mEq/L

問 234（実務）

　この患者の治療を行うにあたり、誤っているのはどれか。1 つ選べ。

1　ホメピゾール点滴静注液を投与する。
2　血液浄化療法を開始する。
3　炭酸水素ナトリウム注射液を投与する。
4　球形吸着炭細粒（活性炭）を投与する。
5　酢酸リンゲル液を投与する。

■ Approach ■　代表的な中毒原因物質の解毒薬に関する問題

■ Explanation ■

1　○　ホメピゾールは、エチレングリコール及びメタノール中毒用に対する解毒薬の点滴静注製剤である。
2　○　エチレングリコール及びその代謝物（グリコール酸、シュウ酸）は中毒を起こす原因となる。これらの除去には、血液浄化療法が有効である。
3　○　エチレングリコール中毒では、その代謝物の影響によりアシドーシスを呈することがあり、これに対して炭酸水素ナトリウム注射液を投与する場合がある。
4　×　患者は、誤飲から数時間が経過していることから、経口されたエチレングリコールはすでに吸収されていると考えられる。また、エチレングリコールは活性炭に吸着されにくいとされている（Point 参照）。
5　○　酢酸リンゲル液は細胞外液補充液である。酢酸リンゲル液の成分である酢酸ナトリウムは、アルカリ化剤として速やかに利用される塩基源であり代謝されることより、代謝性アシドーシスの治療に有益とされている。

Ans.　4

■ Point ■

　エチレングリコールは、誤飲（経口）後に速やかに消化管吸収されると考えられているが、誤飲直後であれば催吐処置は有効とされている。一方、中毒性物質の吸着を目的とした医療用の活性炭である薬用炭は、タンパク結合率の高い薬物を吸着するが、低分子の酸やアルカリ、さらにアルコールやエチレングリコールなどは、ほとんど吸着しないとされる。また、球形吸着炭細粒は、慢性腎不全の進行期における尿毒症症状の改善及び透析導入の遅延を目的とする慢性腎不全用剤である。

衛生

> **問 235（衛生）**
>
>   この患者で起こった中毒及びその治療に関する記述のうち、正しいのはどれか。2つ選べ。
>
> 1　エチレングリコールは、主として肝臓でアルコール脱水素酵素及びアルデヒド脱水素酵素により代謝される。
> 2　エチレングリコールは、主として肝臓のシトクロム P450 により代謝される。
> 3　エチレングリコールの代謝により生成するグリコール酸は、カルシウムと結合して不溶性となり、尿細管に沈着して腎臓を障害する。
> 4　炭酸水素ナトリウムは、エチレングリコールの代謝物による代謝性アシドーシスを補正する。
> 5　ホメピゾールは、肝臓のアルデヒド脱水素酵素を阻害することにより、エチレングリコールを解毒する。

▌Approach▌　エチレングリコール中毒に関する問題

▌Explanation▌

1　○　エチレングリコール（HOH_2C-CH_2OH）は、肝臓中でアルコール脱水素酵素によりグリコールアルデヒド（HOH_2C-CHO）、さらにアルデヒド脱水素酵素によりグリコール酸（$HOH_2C-COOH$）となり、最終的にシュウ酸（$HOOC-COOH$）となる。

2　×　エチレングリコールなどアルコール代謝におけるシトクロム P450 の寄与率は低い。

3　×　エチレングリコール中毒時、毒性を示す代謝物はシュウ酸であり、シュウ酸カルシウムとして遠位尿細管に析出して腎障害を引き起こす。

4　○　代謝性アシドーシスは体内での代謝物としての酸の生成や、乳酸など内因性の酸の過剰生成により生じ、不整脈や昏睡を引き起こす。代謝性アシドーシスの補正には、炭酸水素ナトリウムの静注が行われる。

5　×　ホメピゾールはアルコール脱水素酵素を阻害し、エチレングリコールの毒性を軽減する。

Ans.　1、4

▌Point▌

中毒時に代謝性アシドーシスを引き起こす代表的な化学物質

中毒原因物質		機序など
化学物質	メタノール・ホルムアルデヒド	ギ酸生成
	エチレングリコール	グリコール酸、グリオキシル酸、シュウ酸生成
	トルエン・ベンズアルデヒド・ベンジルアルコール	馬尿酸生成
	エタノール（慢性中毒）	アセチル CoA と NADH 過剰産生によるケトアシドーシス
	青酸	電子伝達系阻害による乳酸アシドーシス
	一酸化炭素	好気的呼吸阻害による乳酸アシドーシス
医薬品	アセトアミノフェン	グルタチオン枯渇によるピログルタミン酸蓄積
	イソニアジド	乳酸脱水素酵素阻害による乳酸アシドーシス
	アスピリン・サリチル酸	酸化的リン酸化と TCA サイクル阻害による乳酸アシドーシス、ケトアシドーシス

問 236-237　44歳男性。高速道路などの橋梁塗装作業に従事している。6ヶ月に一度の特殊健康診断時に、自覚症状として、全身倦怠感、食欲不振、腹痛やめまいなどを申告した。その後、血液検査結果から産業医が有害物質による中毒と診断し、医療機関での診察を勧めた。

尿中 δ-アミノレブリン酸濃度 5.5 mg/L

血液検査：赤血球数 420 × 10⁴/μL、白血球数 4,700/μL

　　　　　　血小板数 27 × 10⁴/μL

　　　　　　Hb 10.2 g/dL、Ht 36%

問 236（実務）

　この患者に使用する解毒薬として適切なのはどれか。2つ選べ。

1　ジメルカプロール
2　プラリドキシムヨウ化物
3　エデト酸カルシウムナトリウム水和物
4　亜硝酸アミル
5　アトロピン硫酸塩水和物

■Approach■　代表的な中毒原因物質の解毒薬に関する問題

■Explanation■

1　○　患者は、塗装工事に従事しており、倦怠感やめまいなどの自覚症状がある。また、尿中 δ-アミノレブリン酸濃度が 5.5 mg/L と高値であることから、鉛中毒を起こしていると考えられる。ジメルカプロールは、鉛等の重金属中毒に対する解毒用キレート剤である。

2　×　プラリドキシムヨウ化物は、有機リン剤中毒用の解毒剤である。

3　○　エデト酸カルシウムナトリウム水和物は、鉛中毒の解毒用キレート剤である。

4　×　亜硝酸アミルは、シアン及びシアン化合物中毒用の解毒剤である。また、血管平滑筋弛緩作用があり、狭心症にも適応がある。

5　×　アトロピン硫酸塩は、抗コリン薬である。解毒薬としては、有機リン系殺虫剤による中毒に使用する。

Ans.　1、3

■Point■

　鉛のうち無機鉛は、ヘモグロビン形成を阻害して貧血を起こすことが知られている。その機序は、グリシンとサクシニル CoA からヘムが合成される過程における、鉛による δ-アミノレブリン酸脱水酵素及びヘム合成酵素の働きの阻害である。その結果、δ-アミノレブリン酸とコプロポルフィリンの尿中への排泄増加がみられる。尿中 δ-アミノレブリン酸濃度の基準値として、2.2 mg/L 以下との参考値がある。一方、四エチル鉛などの有機鉛は脂溶性が高く、中枢神経障害を起こすことが知られている。

> **問 237（衛生）**
> この患者の中毒原因となった物質に関する記述のうち、誤っているのはどれか。1 つ選べ。
> 1 末梢神経障害の原因となる。
> 2 δ-アミノレブリン酸脱水酵素を阻害する。
> 3 体内でメチル化されて、有害作用を示す。
> 4 Fe^{3+}のFe^{2+}への還元反応を阻害して、フェロキラターゼを抑制する。
> 5 尿中のコプロポルフィリンを増加させる。

▌Approach▌ 鉛中毒に関する問題

▌Explanation▌

1 ○ 鉛の高濃度曝露により、筋麻痺など運動神経を中心に末梢神経の伝達速度の低下が生じる。

2 ○ 鉛はヘム合成経路においてδ-アミノレブリン酸脱水酵素を阻害するため、血中、尿中δ-アミノレブリン酸が増加する。

3 × 吸収された鉛がメチル化されて有害作用を示すことはない。

4 ○ 鉛は、フェロキラターゼの補欠因子であるFe^{3+}からFe^{2+}への還元を阻害し、フェロキラターゼ活性を抑制する結果、赤血球中や尿中のプロトポルフィリン、コプロポルフィリンを増加させる。

5 ○ 鉛中毒では、血清および尿中δ-アミノレブリン酸、赤血球中および尿中のコプロポルフィリン、プロトポルフィリンが増加する。

Ans. 3

▌Point▌

鉛中毒では貧血、消化器症状、四肢の筋麻痺など末梢神経症状、易疲労感、倦怠感、睡眠障害などの自覚、他覚症状がみられる。貧血はヘム合成の抑制に起因する（下図）。鉛健康診断では、血中鉛と尿中δ-アミノレブリン酸が測定される。

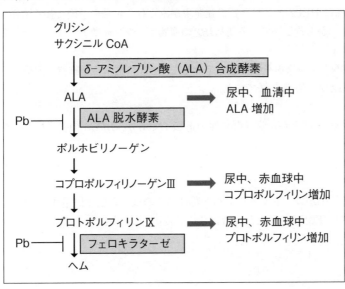

問 238-239　46歳女性。職場の検診で乳がんを疑われ、精密検査を受けるため大学病院を受診した。病変部の組織診（針生検）を行い、エストロゲン受容体（ER）、プロゲステロン受容体（PgR）及び HER2（ヒト上皮増殖因子受容体 2 型）のタンパク質発現を病理学的検査により調べた。また、リンパ節や全身への転移の有無を CT 検査にて確認し、Stage Ⅱ B の乳がんと確定診断された。その結果に基づき、術前化学療法として EC 療法※、次にパクリタキセル療法を実施した。

　その後、乳房温存術を施行、内分泌療法は行わず経過観察としていたが、翌年再発が判明したため、遺伝学的検査（BRCA 遺伝子変異）をし、その結果、オラパリブを投与することとなった。

※ EC 療法：エピルビシン＋シクロホスファミド併用

（処方）

　　オラパリブ錠 150 mg　　　1回2錠（1日4錠）

　　　　　　　　　　　　　　1日2回　朝夕食後　7日分

問 238（衛生）

　検査の対象となった HER2 タンパク質及び BRCA 遺伝子に関する記述のうち、誤っているのはどれか。1 つ選べ。

1　乳がんでは HER2 タンパク質の過剰発現が高頻度でみられる。

2　HER2 タンパク質は、受容体型チロシンキナーゼである。

3　BRCA 遺伝子は、GTP 結合タンパク質をコードしている。

4　BRCA 遺伝子は、DNA 修復に関わるタンパク質をコードしている。

5　遺伝性乳がんでは、高頻度で BRCA 遺伝子に変異がみられる。

■ Approach ■　がん遺伝子、がん抑制遺伝子に関する問題

■ Explanation ■

1　○　乳がん患者の約 30％に HER2 タンパク質の強発現がみられ、再発や予後と強く関係する。

2　○　HER2 タンパク質は、がん遺伝子である ERBB2 の産物で、受容体型チロシンキナーゼのファミリーに属す。

3　×　BRCA 遺伝子は、DNA 損傷修復や転写などを介して DNA の恒常性を維持する機能を持つタンパク質をコードするがん抑制遺伝子である。

4　○

5　○　BRCA は遺伝性乳がん・卵巣がん症候群の原因遺伝子であり、BRCA の変異は家族性乳がんの 10 ～ 20％にみられる。

Ans.　3

■ Point ■

　がん遺伝子とがん抑制遺伝子がコードするタンパク質は、その機能が度々出題されている。また、多くのがん抑制遺伝子が疾患の原因遺伝子として特定されており、これらについて以下にまとめる。

遺伝子産物の機能	代表的ながん遺伝子
増殖因子	*INT2*（*FGF3*）、*HST1*（*FGF4*）、*SIS*（*PDGFB*）
増殖因子受容体型チロシンキナーゼ	*ERBB1*（*EGFR*）、*ERBB2*（*HER2*）、*FMS*（*CSF1R*）、*KIT*
細胞質チロシンキナーゼ	*SRC*、*ABL*
セリン・スレオニンキナーゼ	*MOS*、*RAF1*、*BRAF*
GTP結合タンパク質	*HRAS*、*KRAS*、*NRAS*
核内タンパク質	*FOS*、*JUN*、*MYC*

遺伝子産物の機能	代表的ながん抑制遺伝子
転写因子、DNA修復	*BRCA1*、*BRCA2*
DNAミスマッチ修復	*MSH2*、*MLH1*
転写制御、細胞周期制御	*RB*、*P53*（*TP53*）、*VHL*、*P16-INK4*（*CDKN2A*）、*WT1*
アポトーシス制御	*BAX*
シグナル伝達	*APC*、*NF1*、*NF2*
プロテインフォスファターゼ	*PTEN*
細胞接着	*DCC*

原因遺伝子	遺伝性腫瘍	主な腫瘍発生臓器
BRCA1 *BRCA2*	遺伝性乳がん卵巣がん症候群	乳がん、卵巣がん
RB	網膜芽細胞腫	網膜、骨肉腫
APC	家族性大腸腺腫症	大腸がん
P53	リー・フラウメニ症候群	肉腫、副腎皮質腫瘍、脳腫瘍、白血病
P16-INK4（*CDKN2A*）	家族性黒色腫	メラノーマ
WT1	ウィルムス腫瘍	腎芽腫
VHL	フォン・ヒッペル–リンドウ病	脳腫瘍、腎・膵・肝副腎等の腫瘍
MSH2 *MLH1*	リンチ症候群	大腸がん、子宮体がん、小腸がん、尿管・腎盂がん

問 239（実務）

この患者の病理学的検査結果及び遺伝学的検査結果の組合せとして、正しいのはどれか。1つ選べ。

| | 病理学的検査 | | 遺伝学的検査 |
	ER 及び PgR	HER2	*BRCA* 遺伝子変異
1	陽性	陽性	陽性
2	陽性	陰性	陽性
3	陰性	陰性	陽性
4	陽性	陽性	陰性
5	陰性	陰性	陰性

■ Approach ■　乳がんの標準的治療における薬物療法に関する問題

■ Explanation ■

　Stage Ⅱ の乳がんの場合、病理学的検査で HER2 が陽性であれば、トラスツズマブなどの抗 HER2 抗体薬による治療を行う。また、ホルモン受容体（ER、PgR）が陽性であれば、ホルモン療法薬の効果が期待できるが、この患者には、抗 HER2 抗体薬もホルモン療法薬も使用されていない。

　一方、新たに処方されたオラパリブ錠は、がん化学療法歴のある *BRCA* 遺伝子変異陽性かつ HER2 陰性の手術不能又は再発乳がんを適応とする分子標的薬である。

　以上より、この患者の病理学的検査は ER 及び PgR、HER2 ともに陰性であり、遺伝学的検査における *BRCA* 遺伝子変異は陽性であると考えられる。

Ans.　3

■ Point ■

　オラパリブは、DNA 一本鎖切断修復の主要酵素であるポリアデノシン 5'二リン酸リボースポリメラーゼ（PARP）を選択的に阻害する経口の分子標的薬である。DNA の二本鎖切断修復機構である相同組換え修復が機能していないがん細胞に選択的に作用し、細胞死に導く。相同組換え修復機能不全には BRCA 等の関与が知られており、乳がん、卵巣がん等の一部に *BRCA* 遺伝子変異が認められている。また、オラパリブ錠の投与を行う場合には、アントラサイクリン系抗悪性腫瘍剤及びタキサン系抗悪性腫瘍剤を含む化学療法歴のある患者を対象とすることとされている。本症例では、アントラサイクリン系抗悪性腫瘍剤としてエピルビシン、タキサン系抗悪性腫瘍剤としてパクリタキセルによる治療が実施済みとなっている。

問 240-241　35 歳男性。身長 170 cm、体重 81 kg。最近、体重が増加して運動不足を痛感していた。今回、会社の健康診断の後に、生活習慣病の予防のために運動に加えて特定保健用食品を利用しようと思い、健康サポート薬局の薬剤師に相談した。

この男性が持参した検査値は以下のとおりである。

（検査値）

収縮期血圧 135 mmHg、拡張期血圧 85 mmHg、HDL-C 60 mg/dL、

LDL-C 120 mg/dL、TG 110 mg/dL、HbA1c 5.0%（NGSP 値）

問 240（実務）

検査結果から、この男性に適すると考えられる特定保健用食品の関与成分はどれか。1 つ選べ。

1　茶カテキン
2　グルコシルセラミド
3　大豆イソフラボン
4　キシリトール
5　CPP（カゼインホスホペプチド）

■ Approach ■　特定保健用食品の知識に関する問題

■ Explanation ■

1　○　来局者の相談内容は、最近の体重増加である。健康診断で受けた検査では、血圧、血清脂質、血糖値に特に異常は見られない。茶カテキンは、植物由来のポリフェノールの一種で、脂肪の分解と消費に働く酵素の活性を高めるとされるため、この男性に適すると考えられる。

2　×　グルコシルセラミドはスフィンゴ糖脂質であり、ヒトでは皮膚の保湿を高め、肌の水分を逃がしにくくするとされている。

3　×　大豆イソフラボンは、女性ホルモンと分子構造が似ており、植物エストロゲンとも呼ばれる。エストロゲンに似た作用を生じることが知られ、骨吸収を妨げるなど骨の健康を保つことが期待される。

4　×　キシリトールは、糖アルコールの一種で、虫歯の原因になりにくい甘味料として知られている。

5　×　カゼインホスホペプチド（CPP）は、乳タンパク質のカゼインをトリプシンで分解して得られるペプチドであり、小腸下部でカルシウムの受動的な吸収を促進するとされている。

Ans.　1

■ Point ■

茶カテキンによる肥満抑制のメカニズムとして、①茶カテキンが肝臓や脂肪細胞の脂質代謝を改善すること、②茶カテキンが体内の熱産生機能を促進することが、かかわっていると考えられている。また、「体脂肪がつきにくい食品」との表示がある特定保健用食品には、茶カテキン以外にオメガ 3 脂肪酸（EPA/DHA）、中鎖脂肪酸やウーロン茶ポリフェノールがある。

EPA/DHA は、不飽和脂肪酸の一種で、肝臓の機能を活発にすることで、中性脂肪を合成しにくくさせるとともに、脂肪の燃焼を促す。中鎖脂肪酸は、素早く分解され、短時間でエネルギーになるため、脂肪として蓄積されにくい。ウーロン茶ポリフェノールは、茶葉を半発酵する過程でカテキン類が重合してできるウーロン茶特有の成分であり、食事性脂肪の吸収を抑えて排出を増加させる。

問 241 （衛生）

　この男性からの相談に対応するために、薬局内で保健機能食品等に関する勉強会を行うことになった。次の記述のうち、誤っているのはどれか。1 つ選べ。

1　栄養機能食品には、疾病リスクの低減、疾病の予防に関する表示が認められている。
2　特定保健用食品は、保健機能食品であり、特別用途食品でもある。
3　機能性表示食品は、喫食習慣や既存情報により安全性が説明できれば、安全性試験を実施しなくてもよい。
4　難消化性デキストリンを含む食品が特定保健用食品として審査される場合は、個別に安全性や有効性の審査を受けることなく、規格基準への適合性が審査される。
5　いわゆる「健康食品」は一般食品であり、保健機能に関する法令上の明確な定義がない。

■ Approach ■　保健機能食品および特別用途食品に関する問題
■ Explanation ■

1　×　栄養機能食品の場合は疾病リスク低減表示が認められない。
2　○　特定保健用食品は健康増進法に定める特別用途食品であり、同時に食品表示法に定める保健機能食品でもある。
3　○　機能性表示食品は特定保健用食品に比べて規制が非常に緩い代わりに、日本で食品としての実績が十分にあることが求められる。消費者が常識的な摂取量を把握していて、毒性を生じるほどの過剰摂取がないと推測されることが必要である。
4　○　特定保健用食品は原則として個別審査が行われるが、実績の多いいくつかの品目で、規格基準が定められて審査が省略されている。現状で数品目の食物繊維と、数品目のオリゴ糖と、難消化性デキストリンがこれに該当する。
5　○　現在の日本の法体系では、「健康食品」の定義がない。保健機能食品や特別用途食品といった公的制度に従っていない、自称の健康食品を、いわゆる「健康食品」という。

Ans.　1

■ Point ■

　保健機能食品および特別用途食品は、新制度が後から追加され、年々複雑になってきている。選択肢 3、4、5 の正誤判断に迷う難しい問題であるが、選択肢 1 が明らかに誤りのため、本問を正答することは容易だろう。ただし、今後は選択肢 3、4、5 のような制度の詳細を把握していなければ正答できない出題があるかもしれない。

　以下に、特別用途食品（健康増進法）および保健機能食品（食品表示法）の手続き、疾病リスク低減表示等について示す。

大分類と根拠法	特別用途食品 （健康増進法）		保健機能食品 （食品表示法）	
項目	病者用食品[※1] 妊産婦授乳婦用粉 乳乳児用調製乳[※2] えん下困難者用食品[※3]	特定保健用食品	栄養機能食品	機能性表示食品
手続き	許可基準型[※4] （一部個別評価型）	個別評価型 （一部規格基準型[※5]）	規格基準型[※5]	届出
疾病リスク 低減表示		不可 （カルシウムと葉酸のみ可）	不可	不可
備考		製品での臨床試験が必要	ビタミン、 ミネラル、 n-3 脂肪酸	臨床試験は必要 （文献の引用でも可） 十分な食経験

※1 病者用食品…低タンパク質食品、アレルゲン除去食品、無乳糖食品、総合栄養食品、糖尿病用組合せ食品、腎臓病用組合せ食品、個別評価型病者用食品
※2 乳児用調製乳…乳児用調製粉乳、乳児用調製液状乳
※3 えん下困難者用食品…えん下困難者用食品、とろみ調整用食品
※4 許可基準型…許可される基準があらかじめ公開され、審査が簡略化されている。
※5 規格基準型…基準に従っていれば、許可申請も届出も不要。

物理・化学・生物

衛生

薬理

薬剤

病態・薬物／治療

法規・制度・倫理

実務

問 242-243 57歳男性。5年前より、2型糖尿病及び心房細動に対して以下の薬剤が処方されている。今回、悪性リンパ腫が疑われたため、確定診断のために ^{18}F-フルデオキシグルコース（FDG）を用いたポジトロン断層・コンピューター断層複合撮影（PET/CT）検査を行うこととなった。

（処方）

メトホルミン塩酸塩錠 250 mg　　1回1錠（1日2錠）
　　　　　　　　　　　　　　　　1日2回　朝夕食後　30日分

ワルファリンカリウム錠 1 mg　　1回2錠（1日2錠）
　　　　　　　　　　　　　　　　1日1回　夕食後　30日分

問 242（実務）

PET/CT 検査を行うにあたり、担当薬剤師が患者に行う説明のうち、適切なのはどれか。1つ選べ。

1　検査2日前から、メトホルミンの内服を中止してください。
2　検査後2日間、メトホルミンの内服を中止してください。
3　検査2日前から、ワルファリンカリウムの内服を中止してください。
4　5％ブドウ糖加酢酸リンゲル液を、^{18}F-FDG と同時に投与します。
5　検査4時間前から、食事をとらないでください。

■Approach■　代表的な放射性医薬品の薬学的管理に関する問題
■Explanation■

1　×　メトホルミンとヨード造影剤を併用すると、ヨード造影剤により腎機能が低下し、メトホルミンの排泄が低下して乳酸アシドーシスを起こす可能性がある。^{18}F-FDG は、ヨード造影剤ではない。

2　×　選択肢1の解説参照。また、ヨード造影剤投与後48時間はメトホルミンの投与を再開しない。

3　×　^{18}F-FDG とワルファリンに、注意すべき相互作用はない。また、^{18}F-FDG-PET/CT 検査は非観血的検査であり、検査前にワルファリンカリウムの内服を中止する必要はない。

4　×　腫瘍細胞では、正常細胞に比べてグルコースの取り込みと代謝が亢進することが知られており、18F-FDG が高集積する。^{18}F-FDG の集積は、血糖値の影響を受ける可能性があるため、ブドウ糖を含む輸液の投与は適切でない。

5　○　選択肢4の解説参照。^{18}F-FDG 投与前4時間以上は、絶食する必要がある。

Ans. 5

■Point■

^{18}F-FDG 投与における腫瘍組織への集積は血糖値の影響を受ける可能性があるため、^{18}F-FDG 投与前4時間以上は絶食し、本症例のような糖尿病患者では血糖をコントロールするなど、^{18}F-FDG 投与時には適切に血糖値を安定化させることが必要である。また、血糖値 200 mg/dL 以上では、^{18}F-FDG の患部への集積の低下により偽陰性所見を呈する可能性が高いため、投与しないことが望ましいとされている。

衛生

薬理

薬剤

病態・薬物／治療

法規・制度・倫理

実務

物理・化学・生物

問 243（衛生）

この患者に投与される ^{18}F–FDG 及び PET/CT 検査に関する記述のうち、誤っているのはどれか。1 つ選べ。

1　生体内での挙動がグルコースと類似するため、この患者の血糖コントロールが不十分な場合、患部の描出がしにくい。

2　グルコース利用率が高い組織を描出するので、安静状態で検査を行う。

3　本剤の使用に際しては、放射線防護に関する法令を遵守する必要がある。

4　PET/CT 検査による患者の被曝実効線量は、一般公衆の 1 年間の被曝実効線量より低い。

5　本剤が蓄積した組織から放出される消滅放射線を測定し画像化する。

▌Approach▐　診断用放射性医薬品に関する問題

▌Explanation▐

1　○　^{18}F–FDG は体内挙動がグルコースと類似するため、検査前 5 ～ 6 時間は絶食することにより正確な診断が可能となる。

2　○　^{18}F–FDG はグルコース利用率が高い組織に集積することから、集積部位の画像化が可能となる。全身のグルコース利用を抑制するために安静にする必要がある。

3　○　放射性医薬品を扱うため、放射線防護に関する法令を遵守し、被曝を防ぐように注意する必要がある。

4　×　PET 検査での被曝線量は、1 回あたり約 3.5 mSv であり、これは人が 1 年間に自然界から受ける 2.4 mSv（世界平均）の約 1.5 倍の量である。

5　○　^{18}F、^{15}O、^{11}C、^{13}N などの核種は陽電子を放出する。放出された陽電子は近くの電子と結合して消滅し、その場所から透過力の強い消滅放射線（γ 線）2 本が互いに反対方向へ飛び去る。この一対の放射線を人体周囲に並べた検出器で同時に検出する。

Ans.　4

▌Point▐

PET とは、Positron Emission Tomography（陽電子放出断層撮影）の略称であり、放射性医薬品を用いる核医学検査の一種である。放射性医薬品を体内に投与し、その体内分布を画像化する。

CT 検査とは、コンピュータ断層撮影法（Computed Tomography）の略称であり、装置が回転しながら人体に X 線を当て、その情報をコンピュータ処理して鮮明な輪切り画像を得る。PET と CT を組み合わせることで、代謝異常のある位置を把握しやすくなる。

FDG はフルオロデオキシグルコースの略称であり、^{18}F–FDG は、陽電子（ポジトロン）を放出する ^{18}F 放射性同位元素で標識した放射性医薬品である。グルコースに類似化合物であり、体内動態が類似する。ただしグルコースとは異なり、^{18}F–FDG は腎臓、尿管、膀胱を経由し体外に排泄される。がん細胞は正常細胞の何倍もグルコースを取り込むため、^{18}F–FDG を投与するとがんの病巣に集まる。

PET 検査を受けるときは、グルコースの代謝状態を正しくとらえるために、検査前 5 ～ 6 時間は絶食する必要がある。

> 問 244-245　小学校において、学校薬剤師が飲料水の水質検査を行った。この学校では、飲料水は水道水を水源として 3 階建物屋上の高置水槽に貯水し、あらためて塩素消毒装置を通したのち、校内の各階に設置した給水栓から給水している。

問 244（衛生）

飲料水の水質検査に関する記述のうち、誤っているのはどれか。1 つ選べ。

1　塩化物イオンは、し尿等の混入があると値が増加する。
2　濁度は、無機又は有機性の浮遊物が多いと値が増加する。
3　有機物（全有機炭素（TOC）の量）の測定では、水中の有機物質を酸化して生成した CO_2 量から炭素量に換算している。
4　大腸菌は、特定酵素基質培地法を用いて、β-ガラクトシダーゼ活性の有無によって検出している。
5　pH 値は、水質の変化によって変動するが、遊離残留塩素の消毒効果にも影響を与える。

■Approach■　学校薬剤師の飲料水の水質検査に関する問題

■Explanation■

1　○　し尿汚染があると塩化物イオン、一般細菌、大腸菌、硝酸態窒素及び亜硝酸態窒素などの値が増加する。
2　○　無機物、有機物に関わらず浮遊物があることで濁度は増加する。
3　○　全炭素（TC：Total Carbon）は、水中に存在するすべての炭素を指し、全有機体炭素（TOC：Total Organic Carbon）と無機体炭素（IC：Inorganic carbon）に分けられる。TOC の測定にあたっては、試料から予め無機体炭素を除去してから測定する方法の他に、試料の TC を測定した後 IC を測定し、TC の濃度値から IC の濃度値を差し引くという方法がある。有機物を加熱などにより酸化して二酸化炭素に変換し、赤外線吸収からその濃度を測定する。
4　×　大腸菌の検査では、特定酵素基質法を用いて、β-グルクロニダーゼ活性を指標として青色蛍光の有無をもとに定性試験を行う。
5　○　pH により Cl_2、$HClO$、$HClO^-$ の存在比率が変動する。最も消毒効果が高い $HClO^-$ の濃度が pH とともに変動するため遊離残留塩素の消毒効果も影響を受ける。

Ans.　4

■Point■

学校環境衛生基準では、水道水を水源とする飲料水の水質として、一般細菌、大腸菌、塩化物イオン、有機物（全有機炭素 TOC）、pH 値、味、臭気、色度、濁度、遊離残留塩素について、毎学年 1 回定期に検査を行う。水道水を水源とする飲料水（専用水道を除く）の水質基準は 222 ページの表のように定められている。

問 245 (実務)

　学校薬剤師が貯水する前の水道水及び高置水槽から最も遠い 1 階の給水栓における水の水質検査を実施したところ、表に示す結果となった。

	貯水する前の水道水	給水栓における水
一般細菌	26 集落 /mL	85 集落 /mL
大腸菌	検出されず	検出されず
塩化物イオン	35 mg/L	37 mg/L
有機物 (全有機炭素 (TOC) の量)	1.6 mg/L	2.8 mg/L
pH 値	6.8	7.8
味	異常なし	異常なし
臭気	異常なし	異常なし
色度	0.5 度	0.5 度
濁度	0.1 度	1.2 度
遊離残留塩素	0.15 mg/L	0.05 mg/L

　この飲料水の水質検査の実施状況及び結果から推測される内容として、適切なのはどれか。
<u>2 つ</u>選べ。
1　貯水する前の水道水が、水道水質基準を満たしていない。
2　給水栓における水の一般細菌が、学校環境衛生基準を超えて検出されている。
3　高置水槽内部が汚染されている可能性がある。
4　校内給水系統に、し尿浄化槽排水が混入している可能性がある。
5　塩素消毒が適切に行われていない可能性がある。

▌Approach▐　飲料水の水質基準に関する問題

▌Explanation▐

1　×　貯水する前の水道水の検査項目は、すべて水道水の水質基準を満たしている (Point 参照)。

2　×　学校環境衛生基準における水道水を水源とする飲料水の水質検査において、一般細菌の基準値は、「1 mL の検水で形成される集落数が 100 以下」と定められているため、給水栓における水の一般細菌は、学校環境衛生基準を超えていない。

3　○　給水栓における水の遊離残留塩素濃度が、基準値以下の 0.05 mg/L と低下していることから、高置水槽内部が汚染されて塩素消費が起きている可能性がある。

4　×　給水栓における水に大腸菌が検出されていないことから、飲料水にし尿浄化槽排水は混入していないと考えられる。

5　○　給水栓における水の遊離残留塩素濃度が、貯水する前の水道水の遊離残留塩素濃度よりも低下し、基準値以下となっている。したがって、校内の塩素消毒装置が機能を果たしていない可能性がある。

Ans.　3、5

■Point■

学校環境衛生基準における水道水を水源とする飲料水の水質検査項目と基準値

検査項目	基　準
ア．一般細菌	1 mL の検水で形成される集落数が 100 以下であること。
イ．大腸菌	検出されないこと。
ウ．塩化物イオン	200 mg/L 以下であること。
エ．有機物〈全有機炭素（TOC）の量〉	3 mg/L 以下であること。
オ．pH 値	5.8 以上 8.6 以下であること。
カ．味	異常でないこと。
キ．臭気	異常でないこと。
ク．色度	5 度以下であること。
ケ．濁度	2 度以下であること。
コ．遊離残留塩素	給水における水が、遊離残留塩素を 0.1 mg/L 以上保持するように塩素消毒すること。ただし、供給する水が病原生物に著しく汚染されるおそれがある場合又は病原生物に汚染されたことを疑わせるような生物若しくは物質を多量に含むおそれがある場合の給水栓における水の遊離残留塩素は、0.2 mg/L 以上とする。

【薬理、薬剤／実務】

◎指示があるまで開いてはいけません。

注 意 事 項

1 試験問題の数は、**問246**から**問285**までの**40問**。
  13時から**14時40分**までの**100分**以内で解答すること。

2 解答方法は次のとおりである。

(1) 一般問題（薬学実践問題）の各問題の正答数は、**問題文中に指示されている**。
   問題の選択肢の中から答えを選び、次の例にならって答案用紙に記入すること。
   なお、問題文中に指示された正答数と**異なる数を解答すると、誤りになる**から
   注意すること。

(例) **問500** 次の物質中、常温かつ常圧下で液体のものはどれか。**2つ**選べ。

   1 塩化ナトリウム　　2 プロパン　　　　　3 ベンゼン
   4 エタノール　　　　5 炭酸カルシウム

正しい答えは「**3**」と「**4**」であるから、答案用紙の

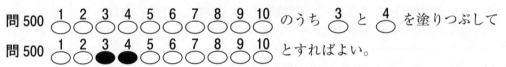

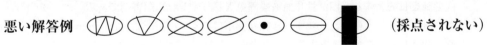

とすればよい。

(2) 解答は、◯の中全体をＨＢの鉛筆で濃く塗りつぶすこと。塗りつぶしが薄い
   場合は、解答したことにならないから注意すること。

悪い解答例　　　　　　　　　　　　　　　　　　　　　　（採点されない）

(3) 解答を修正する場合は、必ず「消しゴム」で跡が残らないように完全に消すこと。
   鉛筆の跡が残ったり、「　　　　」のような消し方などをした場合は、修正又は解
   答したことにならないから注意すること。

(4) 答案用紙は、折り曲げたり汚したりしないよう、特に注意すること。

3 設問中の科学用語そのものやその外国語表示（化合物名、人名、学名など）には
  誤りはないものとして解答すること。ただし、設問が科学用語そのもの又は外国語
  の意味の正誤の判断を求めている場合を除く。

4 問題の内容については質問しないこと。

一般問題（薬学実践問題）【薬理、薬剤／実務】

問 246-247　87 歳男性。3 年前に脳出血で治療歴あり。認知症はないが、以前から、高血圧、排尿障害、心房細動の治療を受けている（処方 1）。検査値は、Na 143 mEq/L、K 3.4 mEq/L、eGFR 33.8 mL/min/1.73 m^2、ALP 357 IU/L、AST 16 IU/L、ALT 15 IU/L である。

（処方 1）

エドキサバントシル酸塩水和物錠 15 mg	1 回 1 錠（1 日 1 錠） 1 日 1 回　朝食後　28 日分
ジスチグミン臭化物錠 5 mg	1 回 0.5 錠（1 日 1 錠） 1 日 2 回　朝夕食前　28 日分
ウラピジルカプセル 15 mg	1 回 1 カプセル（1 日 2 カプセル） 1 日 2 回　朝夕食後　28 日分

　　最近、脳出血の後遺症と疑われる遅発性のてんかんと診断され、処方 2 が追加された。

（処方 2）

バルプロ酸ナトリウム徐放錠 100 mg	1 回 1 錠（1 日 2 錠） 1 日 2 回　朝夕食後　28 日分

問 246（実務）

　　処方 2 の追加にあたり、医師からかかりつけ薬剤師に処方薬について相談があった。医師への提案として最も適切なのはどれか。1 つ選べ。

1　エドキサバントシル酸塩水和物錠の中止
2　ジスチグミン臭化物錠の減量
3　ウラピジルカプセルの中止
4　バルプロ酸ナトリウム徐放錠投与開始後の治療薬物モニタリング（TDM）の実施
5　改訂長谷川式簡易知能評価スケールを用いた評価の実施

■Approach■　治療薬物モニタリングの対象となる医薬品に関する問題

■Explanation■

1　×　エドキサバントシル酸塩水和物錠は、心房細動における虚血性脳卒中及び全身性塞栓症の発症抑制を目的とする経口活性化血液凝固第 X 因子（FXa）阻害剤である。エドキサバンとバルプロ酸ナトリウムには、注意すべき相互作用はなく、eGFR 33.8 mL/min/1.73 m^2 と腎機能がやや低下しているが、エドキサバンを中止するレベルではない。

2　×　ジスチグミン臭化物錠は、低緊張性膀胱による排尿困難治療を目的とするコリンエステラーゼ阻害薬である。ジスチグミンの減量を考慮すべき検査値や併用薬は認められない。

3　×　ウラピジルカプセルは、高血圧症ならびに前立腺肥大症に伴う排尿障害などの治療を目的とする選択的 α_1 受容体遮断薬である。ウラピジルの減量を考慮すべき検査値や併用薬は認められない。

4　○　バルプロ酸ナトリウムは抗てんかん剤であり、治療薬物モニタリングの対象薬物である。肝機能検査値に異常は認めないが高齢であるため、バルプロ酸の血中濃度を注意深くモニタリングする必要がある（Point 参照）。

5　×　改訂長谷川式簡易知能評価スケールは、9 項目の設問で構成された簡易知能評価スケールである。処方 2 の追加にあたり、新たに知能評価を行うべき情報は認めない。

Ans.　4

■Point■

　　患者は、脳出血の後遺症と疑われる遅発性のてんかんと診断されている。したがって、症候性てんかんである可能性が高い。症候性てんかんは、頭部外傷、脳血管障害などによる脳の器質的な損傷が原因で起こる症候群で、高齢では発生頻度が高くなる。症候性てんかんの治療については、不明な点が多く、薬物治療についても十分なエビデンスはない。したがって、バルプロ酸ナトリウムの薬物治療モニタリングにおいては、副作用の評価・防止とともに治療効果の評価が重要になる。

問 247（薬理）

　　処方1及び処方2のいずれかの薬物の作用機序として正しいのはどれか。**2つ選べ。**
1　ホスホジエステラーゼⅤの阻害
2　コリンエステラーゼの阻害
3　第Ⅷ因子の直接阻害
4　GABA トランスアミナーゼの阻害
5　シナプス小胞タンパク質 SV2A の阻害

■Approach■　抗凝固薬、抗てんかん薬、排尿障害改善薬の作用機序に関する問題

■Explanation■

　　処方1および処方2の薬物の作用機序を以下に記す。

　　エドキサバンは、経口で血液凝固第 Xa 因子を可逆的かつ選択的に阻害することにより、血栓の形成を抑制する。

　　ジスチグミンは、アセチルコリン（ACh）分解酵素であるコリンエステラーゼを可逆的に阻害して ACh 濃度を増大させることにより、膀胱排尿筋の M_3 受容体を刺激する。その結果、膀胱排尿筋の収縮力が増大して排尿困難が改善される。

　　ウラピジルは、膀胱括約筋や尿道平滑筋に存在するアドレナリン α_1 受容体を遮断して、排尿障害を改善する。

　　バルプロ酸は、神経興奮に関わる Na^+ チャネルおよび T 型 Ca^{2+} チャネルの抑制作用、GABA の分解に関わる GABA トランスアミナーゼの阻害による GABA 濃度増加作用を示し、抗てんかん効果を発揮する。

1　×　ホスホジエステラーゼⅤを阻害する薬物は処方中にはない。なお、ホスホジエステラーゼⅤを阻害する薬物にはシルデナフィルなどがある。
2　○　ジスチグミンの機序である。
3　×　第Ⅷ因子を阻害する薬物は処方中にない。エドキサバンは第 Xa 因子を直接阻害する。
4　○　バルプロ酸の機序である。
5　×　シナプス小胞タンパク質 SV2A を阻害する薬物は処方中にない。なお、脳の SV2A（Synaptic Vesicle Protein 2A）と特異的に結合するという新規作用機序をもつ抗てんかん薬として 2010 年から我が国で販売されている薬物には、レベチラセタムがある。

Ans.　2、4

■Point■

　　処方1および処方2に示された薬物の機序を問う基本的な問題であり、確実に得点したい。レベチラセタムはシナプス小胞タンパク質 SV2A を阻害する以外にも、N 型 Ca^{2+} チャネル阻害、細胞内 Ca^{2+} の遊離抑制、GABA およびグリシン作動性電流に対するアロステリック阻害の抑制、神経細胞間の過剰な同期化の抑制など、抗てんかんに関わる様々な薬理作用が確認されており、難治性の部分てんかん患者の治療薬として重要な選択肢のひとつとなっている。

生物・物理・化学

衛生

薬理

薬剤

病態・薬物／治療

法規・制度／倫理

実務

問248-249 62歳女性。身長152 cm、体重41 kg。片頭痛と抑うつに対して次の処方が出されていた。
（処方）

リザトリプタン口腔内崩壊錠10 mg	1回1錠
	頭痛時　10回分（10錠）
ミルタザピン錠30 mg	1回1錠（1日1錠）
	1日1回　就寝前　28日分

問248（実務）

　患者の訴えとして「就寝中に脚の表面ではなく深部に虫が這うような不快感を自覚するが、この不快な感覚は幾分軽快し、日中は自覚することは無い。また時に痛みも自覚する。」があった。この症状への対策として適切なのはどれか。**2つ**選べ。

1　ミルタザピン錠の増量
2　オランザピン錠の追加
3　ガバペンチンエナカルビル錠の追加
4　ビペリデン錠の追加
5　プラミペキソール錠の追加

▌Approach▌　レストレスレッグス症候群の症状及び薬物治療に関する問題
▌Explanation▌

　患者の訴えにある症状から、レストレスレッグス症候群（RLS）を発症していると考えられる。また、パーキンソン病、鉄欠乏性貧血及び遺伝的背景などがないことから、特発性RLS治療薬を投与すべきである。

1　×　ミルタザピン錠は、ノルアドレナリン・セロトニン作動性抗うつ剤であり、特発性RLSには適応がない。
2　×　オランザピン錠は、統合失調症及び双極性障害の治療薬であり、抗悪性腫瘍薬投与時の制吐にも使用されるが、特発性RLSには適応がない。
3　○　ガバペンチン エナカルビル錠は、RLS治療剤であり、中等度から高度の特発性RLSに適応がある。
4　×　ビペリデン塩酸塩錠は、抗パーキンソン剤であり、特発性RLSには適応がない。
5　○　プラミペキソール錠は、RLS治療剤であり、中等度から高度の特発性RLSに適応がある。

Ans.　3、5

▌Point▌

　現在、使用可能な特発性RLS治療薬は次表の通りである。いずれも中等度から高度の特発性RLSに対して適応があるため、使用にあたっては国際レストレスレッグス症候群研究グループの診断基準及び重症度スケールに基づき慎重に診断を実施し、基準を満たす場合にのみ投与する。ドパミンアゴニストは、その投与によりオーグメンテーション（症状発現が2時間以上早まる、症状の増悪等）が認められた場合は、減量または中止する。また、ガバペンチン エナカルビルは、原則、ドパミンアゴニストによる治療で十分な効果が得られない場合、またはオーグメンテーション等によりドパミンアゴニストが使用できない場合に限り投与する。

分類	薬剤
ドパミンアゴニスト	プラミペキソール塩酸塩水和物錠 ロチゴチンパッチ
抗てんかん薬 （RLS 治療剤としての作用機序は不明である）	ガバペンチン エナカルビル錠

問 249（薬理）

前問の選択肢 1 〜 5 に挙げた薬物の作用機序に関する記述のうち、正しいのはどれか。**2 つ**選べ。

1 ミルタザピンは、アドレナリン α_2 受容体を遮断する。

2 オランザピンは、ドパミン D_2 受容体を選択的に遮断する。

3 ガバペンチンは、神経終末の Ca^{2+} 流入を促進する。

4 ビペリデンは、ムスカリン性アセチルコリン受容体を遮断する。

5 プラミペキソールは、セロトニンの再取り込みを選択的に阻害する。

▌Approach▌ 抗うつ薬、抗てんかん薬、統合失調症治療薬、パーキンソン病治療薬の作用機序に関する問題

▌Explanation▌

前問選択肢 1 〜 5 の薬物の作用機序を以下に記す。

ミルタザピンは、ノルアドレナリン作動性神経およびセロトニン作動性神経に存在するアドレナリン α_2 受容体を遮断することにより、ノルアドレナリンとセロトニンの放出を促進する。また、セロトニン 5-HT$_2$ および 5-HT$_3$ 受容体を遮断するため、抗うつに関わる 5-HT1 受容体が優先的に刺激される。

オランザピンはドパミン D_2 受容体、セロトニン 5-HT$_2$ 受容体、5-HT$_6$ 受容体、アドレナリン α_1 受容体、ヒスタミン H$_1$ 受容体を遮断するほか、ドパミン D_1、セロトニン 5-HT$_3$、ムスカリン受容体なども幅広く遮断することにより、統合失調症の陽性症状と陰性症状に有効性を示す。

ガバペンチンは興奮性神経系のシナプス前終末に存在する電位依存性 Ca^{2+} チャネルの $\alpha_2\delta$ サブユニットに結合して Ca^{2+} チャネルを介した細胞内 Ca^{2+} 流入を抑制することで、グルタミン酸などの興奮性神経伝達物質の遊離を抑制する。また、抑制性神経系において GABA トランスポーターを活性化することで GABA 神経系の機能を増強することも報告されている。

ビペリデンは中枢性のムスカリン性アセチルコリン受容体遮断薬で、黒質−線条体のドパミン作動性神経の機能低下によって生じた相対的なコリン作動性神経系の機能亢進を抑制するために用いる。D_2 受容体遮断薬服用時の薬剤性パーキンソン症候群の治療に有効である。

プラミペキソールは非麦角系のドパミン D_2 受容体刺激薬で、線条体の D_2 受容体を刺激することにより、抗パーキンソン病効果を示す。

1 ○ 上述の解説参照。

2 × 比較的選択的にドパミン D_2 受容体を遮断して統合失調症の陽性症状を改善する（陰性症状には無効）のは、ハロペリドールなどである。

3 × ガバペンチンは神経終末の Ca^{2+} 流入を抑制する。

4 ○ 上述の解説参照。

5 × セロトニン作動性神経終末で、選択的にセロトニントランスポーターを阻害し、セロトニンの再取り込みを阻害するのは、フルボキサミンなどである。

Ans. 1、4

■ Point ■

　レストレスレッグス症候群では、四肢（主に下肢）に不快な感覚が出現して下肢を動かしたくなる欲求が生じる。その結果、不眠（入眠障害や中途覚醒等）が起こり、日常生活に支障をきたす。催眠薬は無効で、ドパミン D_2 受容体刺激薬か、ガバペンチンの投与が有効とされる。なお、ガバペンチンは経口での吸収にバラつきがあるとされ、プロドラッグであるガバペンチン エナカルビルを投与する。

　本問はレストレスレッグス症候群の病態を知らなくても、前問選択肢の薬物の作用機序がわかれば正解を導けるようになっている。難易度の低い問題なので、取りこぼし厳禁である。

問250-251　35歳女性。身長160 cm、体重48 kg。学生時代より重度の花粉症のため、投薬治療を受けていた。1年ほど前より片頭痛が徐々に強くなり、かかりつけ医を受診して以下の処方1で治療を受けている。

（処方1）

エレトリプタン錠20 mg	1回1錠
	頭痛時　10回分（10錠）
ロメリジン錠5 mg	1回1錠（1日2錠）
	1日2回　朝夕食後　28日分
モンテルカスト口腔内崩壊錠10 mg	1回1錠（1日1錠）
	1日1回　就寝前　28日分

問250（薬理）

　処方1で片頭痛の治療及び予防の目的で処方されている薬物の作用機序として正しいのはどれか。2つ選べ。

1　5-リポキシゲナーゼを阻害して、ロイコトリエンの合成を阻害する。
2　Na^+チャネルを遮断してグルタミン酸の遊離を抑制する。
3　Ca^{2+}チャネルを遮断して頭蓋血管を拡張する。
4　セロトニン5-HT_{1D}受容体を刺激して三叉神経からのカルシトニン遺伝子関連ペプチド（CGRP）の遊離を抑制する。
5　シクロオキシゲナーゼ-1（COX-1）を阻害して、プロスタグランジンの生合成を抑制する。

▌Approach▌　片頭痛治療薬の作用機序に関する問題

▌Explanation▌

1　×　5-リポキシゲナーゼを阻害して、ロイコトリエンの合成を阻害する薬物は、処方中にない。モンテルカストはロイコトリエン（LT）受容体のうち、cysLT1受容体を遮断して抗アレルギー作用を発揮する。なお、第二世代の抗ヒスタミン薬であるオキサトミドは、抗ヒスタミン作用（H_1受容体遮断作用）、ケミカルメディエーター遊離を抑制作用、5-リポキシゲナーゼ阻害によるロイコトリエン合成抑制作用などを併せ持つ。

2　×　Na^+チャネルを遮断して神経興奮を抑え、グルタミン酸の遊離を抑制することで、片頭痛の予防作用を発揮するのは、バルプロ酸やトピラマートなどである。これらの薬物は処方されていない。

3　○　ロメリジンは片頭痛の予防薬で、選択的に脳血管のCa^{2+}チャネルを遮断することにより、片頭痛発作の誘発に関与する脳血管の収縮を抑制する。

4　○　エレトリプタンは片頭痛の発作治療薬で、頭蓋血管平滑筋に存在する5-HT_{1B}受容体を刺激することにより、頭痛発作時に拡張している頭蓋血管を収縮するとともに、頭蓋血管周囲の三叉神経に存在する5-HT_{1D}受容体を刺激することにより、痛みに関わる神経ペプチドであるサブスタンスPやカルシトニン遺伝子関連ペプチド（CGRPなど）の放出を抑制する。その結果、血管を収縮させ、炎症を抑制する。

5　×　COX-1を阻害して、プロスタグランジン合成を阻害する薬物は、処方中にない。なお、アスピリンなどのNSAIDsはCOX-1およびCOX-2を阻害して、プロスタグランジン生合成を抑制する。

Ans.　3、4

■ Point ■

　　片頭痛は慢性頭痛のひとつで、片側（両側のこともある）のこめかみから目のあたりにかけて、脈を打つようにズキンズキンと痛むのが特徴である。片頭痛治療薬は、予防薬と発作治療薬の2つに大別できる。予防薬は、片頭痛発作の誘発に関与する脳収縮の収縮を抑制するロメリジンや片頭痛発作の引き金となる神経発火を抑えるバルプロ酸などがある。また、機序は不明だが、プロプラノロールも予防薬として使われている。一方で、発作治療薬としては主にトリプタン製剤（スマトリプタンなど）が使われる。トリプタン製剤は、頭痛発作時に拡張している頭蓋血管を収縮させるとともに、三叉神経からの痛みに関わる神経ペプチドを抑制して、片頭痛時の痛みを抑えることができる。

問 251（実務）

　　帰宅後に発熱、倦怠感、喉の痛みを自覚し、近医を受診した。急性扁桃炎と診断され、処方2が処方された。

（処方2）

アセトアミノフェン錠 200 mg	1回1錠（1日3錠）	
	1日3回　朝昼夕食後　5日分	
エリスロマイシン腸溶錠 200 mg	1回1錠（1日4錠）	
トラネキサム酸錠 250 mg	1回1錠（1日4錠）	
	1日4回　朝昼夕食後・就寝前　5日分	

　処方1との併用を考慮し、かかりつけ薬剤師が行う疑義照会として最も適切なのはどれか。1つ選べ。

1　モンテルカストの作用が増強するおそれがあるため、アセトアミノフェン錠を半量にする。
2　血栓形成のおそれが強くなるため、トラネキサム酸錠を半量にする。
3　エレトリプタンの作用が増強するおそれがあるため、エリスロマイシン腸溶錠をアジスロマイシン錠に変更する。
4　ロメリジンの作用が減弱するおそれがあるため、エリスロマイシン腸溶錠をアジスロマイシン錠に変更する。
5　肝機能が悪化するおそれがあるため、アセトアミノフェン錠をイブプロフェン錠に変更する。

■ Approach ■　代表的な医薬品の相互作用に関する問題

■ Explanation ■

1　×　モンテルカスト口腔内崩壊錠とアセトアミノフェン錠の併用においては、注意すべき相互作用はない。
2　×　トラネキサム酸錠は抗プラスミン剤であり、凝固因子製剤等との併用には注意が必要であるが、処方1の薬剤との併用においては、注意すべき相互作用はない。
3　○　エレトリプタン臭化水素酸塩錠は、主として CYP3A4 により代謝される。エリスロマイシン（EM）と併用すると EM の CYP3A4 阻害作用により、エレトリプタンのクリアランスが減少するため注意が必要である。マクロライド系抗生物質のアジスロマイシンは、扁桃炎に適応があり CYP3A4 を阻害しないため、変更は適切である。
4　×　ロメリジンは、Ca^{2+} チャネル遮断作用を主作用とする片頭痛治療剤であり、EM との併用においては、注意すべき相互作用はない。

5　×　アセトアミノフェンの高用量（1日総量 1500 mg 超）・長期投与により重篤な肝障害が発現する可能性があるが、本症例の用量は 1 日 600 mg であり、投与日数も 5 日間であるため、他剤への変更の必要はない。

Ans.　3

■Point■

　エレトリプタン臭化水素酸塩錠は、主として CYP3A4 により代謝される。以下の代謝酵素阻害作用を有する薬物等によりクリアランスが減少し、作用が増強するおそれがあるため、併用注意である。
- マクロライド系抗生物質（エリスロマイシン、ジョサマイシン、クラリスロマイシン）
- 抗真菌剤（イトラコナゾール）
- カルシウム拮抗薬（ベラパミル）
- 飲食物（グレープフルーツジュース）

また、同様の理由により、HIV プロテアーゼ阻害薬（リトナビル）とは、併用禁忌となっている。

問 252-253　59 歳男性。体重 72 kg。糖尿病、高血圧、脂質異常症に対する治療を受けていた。同時期にうつ病に対しパロキセチンで治療を開始したが、抑うつが改善した後気分が高揚したため、双極性障害と診断され任意入院した。入院後特に焦燥感が強いと患者から訴えがあった。現在の服用薬剤は処方 1 のとおり。

（処方 1）

炭酸リチウム錠 200 mg	1 回 2 錠（1 日 2 錠） 1 日 1 回　朝食後　14 日分
リスペリドン錠 1 mg	1 回 3 錠（1 日 6 錠） 1 日 2 回　朝夕食後　14 日分
ロスバスタチン錠 2.5 mg	1 回 1 錠（1 日 1 錠） 1 日 1 回　夕食後　14 日分
メトホルミン塩酸塩錠 500 mg	1 回 1 錠（1 日 2 錠） 1 日 2 回　朝夕食後　14 日分
オルメサルタン メドキソミル錠 20 mg	1 回 1 錠（1 日 1 錠） 1 日 1 回　朝食後　14 日分

問 252（薬理）

　処方 1 のいずれかの薬物の薬理作用にあてはまるのはどれか。2 つ選べ。

1　B 型モノアミンオキシダーゼ（MAO_B）の阻害
2　ドパミン D_2 受容体とセロトニン $5-HT_{2A}$ 受容体の遮断
3　ホスファチジルイノシトール（PI）代謝回転の促進
4　アンジオテンシン変換酵素の阻害
5　AMP 活性化プロテインキナーゼ（AMPK）の活性化

■Approach■　高血圧症治療薬、脂質異常症治療薬、躁病治療薬、統合失調症治療薬、糖尿病治療薬の作用機序に関する問題

■Explanation■

処方1の薬物の作用機序を以下に記す。

炭酸リチウムの躁病治療効果を担う作用機序については不明な点も多いが、イノシトール−1−リン酸分解酵素を阻害してホスファチジルイノシトール（PI）代謝回転を抑制すること、ノルアドレナリンやセロトニンなどの遊離抑制・取込み促進などが関与すると考えられている。

リスペリドンはドパミン D_2 受容体を遮断するとともに、セロトニン 5−HT_{2A} 受容体も遮断することで、統合失調症の陽性症状と陰性症状を改善する。D_2 遮断作用よりも 5−HT_{2A} 遮断作用のほうが高く、serotonin−dopamine antagonist（SDA）と呼ばれる。

ロスバスタチンは肝臓内に能動的に取り込まれ、コレステロール生合成系の律速酵素である HMG−CoA 還元酵素を選択的かつ競合的に阻害することで、コレステロール産生を抑制する。その結果、肝臓内のコレステロール含量が低下して、血中に存在する LDL の肝臓への取り込みが促進するため、血中コレステロール低下が起こる。

メトホルミンは AMP 活性化プロテインキナーゼ（AMPK）を活性化することで、肝臓における糖産生の抑制作用や骨格筋における糖取込み促進作用を発揮し、血糖を低下させる。

オルメサルタン メドキソミルは経口投与後に活性代謝物オルメサルタンに変換され、血管平滑筋および副腎皮質のアンジオテンシンⅡ AT_1 受容体を遮断することにより、血管拡張作用と利尿作用を示す。

1　×　MAO_B を阻害してドパミン分解を抑制することにより、抗パーキンソン作用を示すのは、セレギリンやラサギリンである。本問ではそのような薬物は処方されていない。

2　○　リスペリドンの機序である。

3　×　PI 代謝回転を抑制するのは、炭酸リチウムである。

4　×　オルメサルタンは血管平滑筋および副腎皮質のアンジオテンシンⅡ AT_1 受容体を遮断することにより、血管拡張作用と利尿作用を示す。アンジオテンシン変換酵素は阻害しない。アンジオテンシン変換酵素を阻害することで血圧を低下させるのは、カプトプリルなどである。

5　○　メトホルミンの機序である。

Ans.　2、5

■Point■

処方1に示された薬物の機序を問う問題である。躁病、統合失調症、脂質異常症、糖尿病、高血圧症など多岐にわたる領域の治療薬が出題されているが、すべて基本的な作用機序である。代表的な統合失調症治療薬および糖尿病治療薬の機序を知っているだけでも正解を導けるので、確実に得点したい。

生物・物理・化学・

衛生

薬理

薬剤

治療 病態・薬物

倫理 法規・制度・

実務

問 253（実務）

　患者から、ふらつきがひどくて歩きづらいとの訴えが強かった。また、家族より、時折発汗、流涎、手の震えに加えて身動きもせず黙り込むなどの症状も散見されるとの情報を得た。副作用軽減を念頭に、主治医に薬剤師が提案する内容として最も適切なのはどれか。1 つ選べ。

1　ロスバスタチン錠の増量
2　リスペリドン錠の減量
3　メトホルミン塩酸塩錠の減量
4　オルメサルタン メドキソミル錠の増量
5　ブロチゾラム錠の追加

▌Approach▌　代表的な治療薬の副作用症状に関する問題

▌Explanation▌

　患者の訴えや家族よりの情報から、処方薬のうち、リスペリドン錠の副作用である神経系障害があらわれている可能性がある。

1　× 　ロスバスタチン錠は、HMG−CoA 還元酵素阻害作用を有する脂質異常症治療薬であり、増量を必要とする情報はない。

2　○ 　患者には、リスペリドン錠が 1 日 6 mg 処方されている。通常、成人にはリスペリドンとして 1 回 1 mg 1 日 2 回より開始し、徐々に増量して、維持量は 1 日 2 〜 6 mg を原則としている。副作用が疑われることから減量の提案が適切である。

3　× 　メトホルミン塩酸塩錠は、ビグアナイド系糖尿病治療薬であり、減量を必要とする情報はない。

4　× 　オルメサルタン メドキソミル錠は、高親和性 AT_1 レセプターブロッカーに分類される高血圧症治療薬であり、増量を必要とする情報はない。

5　× 　ブロチゾラムは、ベンゾジアゼピン系の睡眠導入剤であり、追加を必要とする情報はない。

Ans.　2

▌Point▌

　リスペリドンの副作用において、神経系障害は重大な副作用ではないものの、比較的あらわれやすく注意が必要な副作用である。発生頻度が 5 ％以上の神経系障害には、アカシジア、振戦、構音障害、傾眠、めまい・ふらつき、5 ％未満の神経系障害には、頭痛、ジストニー、鎮静、運動低下、立ちくらみ、ジスキネジア、無動、しびれ感、痙攣、仮面状顔貌、頭部不快感、錯感覚、さらに、頻度不明にはよだれ、平衡障害や運動障害等が報告されている。本患者の症状は、ほとんどがリスペリドンによる神経系障害に相当すると考えられる。

問 254-255　83歳男性、独居。日常生活活動作はほぼ自立している。心房細動や高血圧、軽度のアルツハイマー型認知症で薬物治療を受けていた。3ヶ月前に転倒し強い腰痛と軽度不眠のために医療機関にかかり、治療が開始された。昨夜自宅居間で転倒し、頭部を強打したため救急車で搬送され、入院となった。お薬手帳から入院時の持参薬は処方1と処方2であった。来院時の主な所見は、下肢の浮腫や多数の紫斑を認めるほか、PT-INR 2.3、血清クレアチニン 1.7 mg/dL、eGFR 30.5 mL/min/1.73 m² であった。なお、画像解析から頭部に出血等の異常は認めていない。

お薬手帳より

（処方1）

ワルファリン錠 1 mg	1回2錠（1日2錠）
ビソプロロール錠 2.5 mg	1回1錠（1日1錠）
	1日1回　朝食後　28日分
リバスチグミンパッチ 4.5 mg	1回3枚（1日3枚）
	1日1回　朝　28日分
	胸部、上腕部、背部のいずれかに貼付
	（全 84 枚）

（処方2）

ニトラゼパム錠 5 mg	1回1錠（1日1錠）
	1日1回　就寝前　28日分
プレガバリン口腔内崩壊錠 75 mg	1回1錠（1日2錠）
	1日2回　朝夕食後　28日分
リバスチグミンパッチ 4.5 mg	1回1枚（1日1枚）
	1日1回　28日分
	胸部、上腕部、背部のいずれかに貼付
	（全 28 枚）

問 254（薬理）

処方1及び処方2の薬物の副作用に関する記述のうち、正しいのはどれか。2つ選べ。

1　プレガバリンは、γ-アミノ酪酸 GABA_B 受容体を刺激し、めまいや眠気を誘発する。

2　リバスチグミンは、アセチルコリン受容体を遮断することで、尿失禁を起こす。

3　ニトラゼパムは、GABA の作用を増強して、ふらつきや倦怠感、残眠感を生じる。

4　ワルファリンは、ビタミンKが関与する血液凝固因子の生成を抑制することで、出血傾向を生じる。

5　ビソプロロールは、アドレナリン α 受容体とアドレナリン β 受容体を遮断することで尿失禁を誘発する。

■ Approach ■　アルツハイマー型認知症治療薬、抗凝固薬、高血圧症治療薬、催眠薬、神経障害性疼痛治療薬の副作用に関する問題

■ Explanation ■

1　×　プレガバリンは、シナプス前終末に存在する電位依存性 Ca^{2+} チャネルの $\alpha_2\delta$ サブユニットに結合して Ca^{2+} チャネルを介した細胞内 Ca^{2+} 流入を抑制することで、興奮性神経伝達物質の

過剰遊離を抑制し、鎮痛効果を発揮する。プレガバリンは構造上 GABA に類似するが、GABA（GABA$_A$、GABA$_B$、ベンゾジアゼピン）受容体には結合しない。GABA$_B$ 受容体を刺激することで、めまいや眠気を誘発するのはバクロフェンである。

2　×　リバスチグミンは、アセチルコリン（ACh）の分解に関わるアセチルコリンエステラーゼとブチリルコリンエステラーゼを阻害することにより、脳内 ACh 量を増加させ、アルツハイマー型認知症で障害された脳内コリン作動性神経機能を賦活化する。リバスチグミンは中枢移行性の高い薬物であるが、末梢 ACh 量が増加すると、末梢の ACh 受容体を刺激することで尿失禁などを引き起こすことがある。

3　○　ニトラゼパムはベンゾジアゼピン系薬物で、GABA$_A$ 受容体のベンゾジアゼピン結合部位を刺激する。その結果、GABA の GABA$_A$ 受容体への結合が促進され、GABA による Cl$^-$ チャネル開口が促進し、催眠作用、抗不安作用、抗てんかん作用、筋弛緩作用が発揮される。これらの中枢抑制作用により、ふらつきや倦怠感、残眠感を生じる。

4　○　ワルファリンは肝臓でビタミン K 依存性凝固因子（第 II、VII、IX、X 因子）の生合成を抑制することで血液凝固を抑制するため、出血傾向の副作用が起こる。ビタミン K 依存性凝固因子は、合成の最終段階で還元型ビタミン K およびビタミン K 依存性カルボキシラーゼの存在下で、その凝固因子前駆体のアミノ末端側のグルタミン酸（Glu）残基が γ-カルボキシグルタミン酸（Gla）残基に変換されるが、ワルファリンはこのビタミン K 代謝サイクルの中のビタミン K 依存性エポキシド還元酵素とビタミン K キノン還元酵素の両者を非可逆的に阻害する。

5　×　ビソプロロールはアドレナリン β$_1$ 受容体を選択的に遮断することで心抑制を起こし、不整脈や高血圧の治療効果を示す。なお、β 受容体を遮断するとともに α 受容体も遮断することで、膀胱括約筋と尿道平滑筋の α$_1$ 受容体を遮断して尿失禁を誘発するのは、カルベジロールなどである。

Ans.　3、4

■ Point ■

　薬物の副作用を丸暗記するのではなく、各々の薬物の作用機序からどのような副作用が生じうるか推定できるような論理的思考を身に付けておこう。

問 255（実務）

　薬剤部にお薬手帳をもとに薬剤を整理するよう医師より依頼があった。聞き取りの結果、ふらつきは 3 ヶ月前の転倒以後に自覚するようになったこと、1 ヶ月ほど前より尿失禁を繰り返すこと、腰痛は既に軽快しているとの情報を得た。医師への薬剤整理の提案として適切なのはどれか。2 つ選べ。

1　リバスチグミンパッチをまとめた上で減量
2　ニトラゼパム錠の服用を朝食後に変更
3　ビソプロロール錠を中止
4　プレガバリン口腔内崩壊錠を中止
5　ワルファリン錠を減量

■ Approach ■　代表的な治療薬の副作用に関する問題

■ Explanation ■

1　○　患者の症状であるふらつきや尿失禁の原因は、リバスチグミンパッチの副作用である可能性

がある。リバスチグミンパッチは、コリンエステラーゼ阻害作用を有するアルツハイマー型認知症治療剤であり、現在1日量の上限である18 mgが処方されていることから、1枚4.5 mg製剤を1枚13.5mg製剤にまとめて、投与量を減量する提案は適切である。

2　×　患者の症状であるふらつきの原因は、ニトラゼパム錠の副作用である可能性がある。ニトラゼパム錠は、ベンゾジアゼピン系睡眠薬であり、朝食後服用に変更すると昼間に眠気やふらつきがあらわれる可能性が高くなる。

3　×　ビソプロロール錠は、選択的β_1遮断作用のある心房細動治療薬である。3カ月前の転倒以前から服用しており、中止は適切でない。

4　○　患者の症状であるふらつきや尿失禁の原因は、プレガバリン口腔内崩壊錠の副作用である可能性がある。プレガバリン口腔内崩壊錠は、疼痛治療薬である。腰痛はすでに軽快していることから、中止の提案は適切である。

5　×　患者が再び転倒し、来院した際の所見「下肢の多数の紫斑」は、転倒による打撲により皮下出血が起きたものと考えられる。一方、PT-INR値は2.3とコントロールされていることから、ワルファリンを減量するとの提案は適切でない。

Ans.　1、4

┃Point┃

　プレガバリン口腔内崩壊錠は、各種興奮性神経伝達物質の放出を抑制することにより鎮痛作用を発揮する疼痛治療薬であり、疼痛の原因となる炎症等を抑える効果はない。具体的には、神経前シナプスにおけるCa^{2+}チャネルの$\alpha_2\delta$サブユニットに結合してCa^{2+}の流入を低下させ、興奮性神経伝達物質の放出を抑制することで鎮痛効果を発揮するとされる。プレガバリンは、ほとんど代謝を受けず尿中排泄されるため、本症例のように腎機能が低下している可能性のある高齢者では、クレアチニンクリアランス値を参考に投与量、投与間隔を調節するなど、慎重に投与する必要がある。

問 256-257　24歳女性。身長 156 cm、体重 40 kg。以前より労作性の息切れを自覚していた。出産後に血圧低下、呼吸状態の悪化を来し、スクリーニングの結果、肺高血圧症と診断を受け、以下の処方で治療を開始した。

（処方）

フロセミド錠 20 mg	1回1錠（1日1錠）	
エプレレノン錠 50 mg	1回1錠（1日1錠）	
タダラフィル錠 20 mg	1回2錠（1日2錠）	
	1日1回　朝食後　7日分	
ボセンタン錠 62.5 mg	1回2錠（1日4錠）	
	1日2回　朝夕食後　7日分	

点滴静注　エポプロステノール静注用 1.5 mg
（1.5 mg/ バイアル　3本）4.5 mg
生理食塩液 300 mL
流速 3 mL/h で持続投与

問 256（薬理）

　薬物の作用機序に関する以下の記述のうち、処方薬のいずれにも該当しないのはどれか。1つ選べ。

1　血管平滑筋において、ホスホジエステラーゼ V を阻害し、細胞内サイクリック GMP（cGMP）の分解を抑制して、血管を拡張させる。
2　集合管において、アルドステロン受容体を遮断して Na^+/K^+ 交換系を抑制し、利尿効果を示す。
3　エンドセリン ET_A 受容体を選択的に遮断し、エンドセリン-1 による血管収縮を抑制する。
4　プロスタノイド IP 受容体を刺激し、細胞内サイクリック AMP（cAMP）産生を促進させて血管拡張作用と血小板凝集抑制作用を示す。
5　ヘンレ係蹄上行脚において、$Na^+-K^+-2Cl^-$ 共輸送系を阻害し、対向流増幅系を抑制する。

Approach　肺高血圧症治療薬の作用機序に関する問題
Explanation

1　○　タダラフィルの機序である。ホスホジエステラーゼ V は cGMP を分解する酵素で、ヒトの肺動脈平滑筋に多く存在する。タダラフィルはホスホジエステラーゼ V を選択的に阻害することにより、肺動脈平滑筋内の cGMP 量を増加させて肺動脈を弛緩させる。

2　○　エプレレノンの機序である。遠位尿細管後半部と集合管では、アルドステロンが尿細管および集合管の細胞内で鉱質コルチコイド受容体（アルドステロン受容体）と結合し、$Na^+, K^+-ATPase$ を活性化させるタンパク質である Sgk1 を誘導させて、Na^+/K^+ 交換系を促進する。その結果、血中への Na^+ と水の取り込みと尿細管への K^+ 排泄が促進され、抗利尿作用が発揮される。エプレレノンはアルドステロン受容体を選択的に遮断することにより、アルドステロンによる Na^+/K^+ 交換系を抑制し、水の再吸収を抑制する。

3　×　エンドセリン-1 は強力な血管収縮作用を持ち、肺動脈性肺高血圧症では産生量が増加している。ボセンタンはエンドセリン ET_A 受容体および ET_B 受容体の両方を非選択的に遮断することにより、肺動脈を拡張させる。エンドセリン-1 は、主に ET_A 受容体を介して血管平滑筋

を収縮させ、ET_B 受容体は内皮細胞からのプロスタサイクリンや NO 放出に関わることから、ET_A 受容体を選択的に遮断する肺動脈性肺高血圧症の治療薬として、アンブリセンタンなどがある。

4　○　エポプロステノールの機序である。エポプロステノールはプロスタグランジン I_2 製剤で、Gs タンパク質共役型のプロスタノイド IP 受容体を刺激し、アデニル酸シクラーゼを活性化して細胞内 cAMP を増加させる。血管平滑筋の cAMP 増加は血管を拡張させ、血小板の cAMP 増加は血小板凝集を低下させる。

5　○　フロセミドの機序である。フロセミドはヘンレ係蹄上行脚で $Na^+-K^+-2Cl^-$ 共輸送系を阻害し、Na^+ および K^+ の能動的再吸収を抑制する。その結果、腎間質における尿濃縮機構（対向流増幅系）が抑制され、ヘンレ係蹄下行脚における水の能動的再吸収が抑制される。

Ans.　3

■Point■

　　肺高血圧症では右心室から肺に血流が流れにくくなり、低酸素血症による呼吸困難や疲労感などが出現し、日常生活に支障をきたす。その治療薬としては、肺血管を拡げるプロスタグランジン I_2 誘導体（ベラプロスト、エポプロステノール）、肺血管収縮分子エンドセリン-1 の受容体遮断薬（ボセンタン、アンブリセンタン）、cGMP 分解を担うホスホジエステラーゼ V の阻害薬（タダラフィルなど）がある。また、可溶性グアニル酸シクラーゼ（sGC）活性化薬であるリオシグアトも覚えておきたい。

┌───

　問 257（実務）

　　経過観察のため受診したところ、肺機能については改善を示しつつあるが、顔面や四肢のむくみなど未だ改善が見られない症状を認めた。さらに、生化学検査のうち血清カリウム値が 4.1 mEq/L から 3.0 mEq/L に低下していたことから、薬剤師が医師から処方について相談された。以下のうち、最も適切な提案内容はどれか。1 つ選べ。

1　トルバプタン錠の追加
2　エポプロステノール静注用の増量
3　フロセミド錠の増量
4　アスパラギン酸カリウム錠の追加
5　リオシグアト錠の追加

└───

■Approach■　肺動脈性肺高血圧症の薬学的管理に関する問題

■Explanation■

1　○　患者には、顔面や四肢のむくみ、および血清カリウム値の低下が認められることから、肺高血圧症に基づく心不全により細胞外液が貯留しているものと考えられる。トルバプタン錠は、ループ利尿薬等他の利尿薬で効果不十分な心不全における体液貯留を適応とする V_2 受容体拮抗剤であり、適切な提案である。

2　×　エポプロステノール静注用は、血管拡張作用を有するプロスタグランジン系の肺動脈性肺高血圧症治療薬である。患者の肺機能は改善を示していることから、増量の提案は適切でない。

3　×　フロセミドは、ループ利尿薬であり心不全によるむくみの改善は期待できるが、カリウム排泄作用があることから、患者の低カリウム血症を悪化させる可能性がある。

4　×　選択肢 1 の解説参照。また、処方薬のエプレレノン錠は、選択的アルドステロンブロッカーであり、カリウム製剤との併用は禁忌となっている。

5　×　リオシグアト錠は、可溶性グアニル酸シクラーゼ（sGC）刺激作用を有する肺動脈性肺高血圧症治療薬である。患者の肺機能は改善を示しているため、新たな肺動脈性肺高血圧症治療薬の追加が必要な状況ではない。また、患者にはリオシグアト錠と併用禁忌であるホスホジエステラーゼ5阻害薬のタダラフィル錠が処方されている。

Ans.　1

▎Point▎

　　肺動脈性肺高血圧の薬物治療では、以下の治療薬により肺の血管を拡げて血液の流れを改善する肺血管拡張療法が行われる。

分類	治療薬
プロスタサイクリン及びその誘導体	注射用エポプロステノールナトリウム セレキシパグ錠 トレプロスチニル注射液 イロプロスト吸入液 ベラプロストナトリウム徐放錠
エンドセリン受容体拮抗薬	ボセンタン水和物錠 マシテンタン錠 アンブリセンタン錠
ホスホジエステラーゼ5阻害薬	タダラフィル錠 シルデナフィルクエン酸塩錠
可溶性グアニル酸シクラーゼ刺激薬	リオシグアト錠

物理・化学・生物

衛生

薬理

薬剤

病態・薬物治療

法規・制度・倫理

実務

問 258-259　85歳男性、独居。慢性閉塞性肺疾患（COPD）のため処方1による治療を受けていた。また、処方1のアドヒアランスは維持されていた。しかし、最近、他職種の報告や薬剤師自身の訪問時の確認から、経皮的動脈血酸素飽和度（SpO$_2$）が90％を下回る機会が増え、湿性咳嗽などの症状が悪化していた。

（処方1）

アンブロキソール塩酸塩徐放錠45 mg　　　1回1錠（1日1錠）
　　　　　　　　　　　　　　　　　　　1日1回　朝食後　14日分

ツロブテロールテープ2 mg　　　　　　　1回1枚
　　　　　　　　　　　　　　　　　　　1日1回　1枚貼付　7日分（全7枚）

　患者は、サポートがあれば吸入剤の使用が可能である。また、貼付剤の長期使用によると思われるかぶれが目立つ。

問 258（実務）

この患者の処方変更を医師に提案するにあたり、適切な薬物はどれか。2つ選べ。

1　アテノロール
2　ロキソプロフェンナトリウム
3　ウメクリジニウム臭化物
4　インダカテロールマレイン酸塩
5　硝酸イソソルビド

■ Approach ■　慢性閉塞性肺疾患の薬学的管理に関する問題

■ Explanation ■

1　×　患者は、慢性閉塞性肺疾患（COPD）にて経皮的動脈血酸素飽和度（SpO$_2$）の低下を認めるため、1秒量や努力肺活量の改善効果が期待できる治療薬に処方を変更または追加する必要がある。アテノロールは心臓選択性β遮断剤であり、COPDによる諸症状の緩解は確認されていない。

2　×　ロキソプロフェンナトリウムは非ステロイド性抗炎症薬であり、COPDによる諸症状の緩解は期待できない。

3　○　ウメクリジニウム臭化物は、長時間作用性ムスカリン受容体拮抗薬（LAMA）であり、吸入剤である。LAMAには、COPDによる諸症状の緩解が期待できること、また、患者は吸入剤の使用が可能であることから、患者の治療に適切な薬物である。

4　○　インダカテロールマレイン酸塩は、長時間作用性β$_2$刺激薬（LABA）であり、吸入剤である。LABAには、COPDによる諸症状の緩解が期待できること、また、患者は吸入剤の使用が可能であることから、患者の治療に適切な薬物である。

5　×　硝酸イソソルビドは、硝酸剤であり、COPDによる諸症状の緩解は期待できない。

Ans.　3、4

■ Point ■

　LAMAには、COPDによる諸症状の緩解が期待され、チオトロピウム臭化物水和物、グリコピロニウム臭化物、ウメクリジニウム臭化物及びアクリジニウム臭化物があり、いずれも吸入剤である。また、同様にLABAには、サルメテロールキシナホ酸塩、ホルモテロールフマル酸塩水和物及びインダカテロールマレイン酸塩があり、これらも吸入剤として市販されている。さらに、LABA＋LAMA、吸入ステロイド薬（ICS）＋LABA、ICS＋LABA＋LAMAなどの吸入配合剤もCOPD治療の選択肢である。

問 259（薬理）

　処方 1 及び前問で提案された薬物のいずれかの作用機序として、正しいのはどれか。2 つ選べ。

1　シクロオキシゲナーゼを阻害することでトロンボキサン A_2 の生合成を低下させ、気管支平滑筋を弛緩させる。

2　グアニル酸シクラーゼを活性化させることでサイクリック GMP（cGMP）を増大させ、気管支平滑筋を弛緩させる。

3　アセチルコリン M_3 受容体を遮断することで、気管支平滑筋の収縮を抑制する。

4　アドレナリン β_2 受容体を刺激することで、気管支平滑筋を弛緩させる。

5　炎症性サイトカイン産生の抑制や抗炎症性タンパク質の誘導により、気道の炎症を抑制する。

▌Approach▌　COPD 治療薬の作用機序に関する問題

▌Explanation▌

　本患者は、経皮的動脈血酸素飽和度（SpO_2）が 90％ 以上に維持できない呼吸不全状態であったため、長時間作用型 β_2 受容体刺激薬であるインダカテロール（吸入剤）と長時間作用型抗コリン薬であるウメクリジニウム（吸入剤）が提案された。

　なお、ツロブテロールは、インダカテロールと同様の長時間作用型 β_2 受容体刺激薬であるが、貼付剤によるかぶれがあるため、変更となった。また、アンブロキソールはブロムヘキシンの活性代謝産物で、II 型肺胞上皮細胞からの肺サーファクタント（表面活性物質）の分泌を促進し、気道粘膜と気道分泌物の粘着を抑制するため、湿性咳嗽の改善目的で処方されている。

1　×　処方 1 およびインダカテロール、ウメクリジニウムの機序ではない。シクロオキシゲナーゼを阻害してプロスタノイドの生合成を低下させ、解熱・鎮痛作用を示すのは、ロキソプロフェン（前問選択肢 2）である。

2　×　処方 1 およびインダカテロール、ウメクリジニウムの機序ではない。可溶性グアニル酸シクラーゼを活性化して細胞内 cGMP を増加させ、血管平滑筋を弛緩させるのは、硝酸イソソルビド（前問選択肢 5）である。

3　○　ウメクリジニウムの機序である。ウメクリジニウムはムスカリン受容体遮断薬で、気管支平滑筋に存在する M_3 受容体を遮断することにより、アセチルコリンによる気管支収縮を抑制する。

4　○　インダカテロールの機序である。インダカテロールは気管支平滑筋のアドレナリン β_2 受容体を刺激することで細胞内 cAMP を増大し、気管支を拡張させる。

5　×　処方 1 およびインダカテロール、ウメクリジニウムの機序ではない。炎症性サイトカイン産生の抑制、抗炎症性タンパク質の誘導などにより、気管支喘息を抑えるのは、合成コルチコステロイドのフルチカゾンなどである

Ans.　3、4

▌Point▌

　前問（問 258）で処方変更を医師に提案した薬物を選択させ、本問で作用機序を問う形式となっている。実務系の知識とリンクさせた総合力を養っておきたい。

　COPD の治療薬は、長時間作用型 β_2 受容体刺激薬、または長時間作用型抗コリン薬が第一選択で、症状のコントロールが難しくなった場合は、長時間作用型 β_2 受容体刺激薬および抗コリン薬の併用が行われる。本患者も長時間作用型 β_2 受容体刺激薬ツロブテロールのみで管理されていたが、呼吸不全状態となったため、両薬物（インダカテロールとウメクリジニウム）の併用が提案された。

問 260-261　60歳女性。身長 160 cm、体重 75 kg。検診にて 50 歳時に脂質異常症を、55 歳時に糖
尿病を指摘され加療中である。また、昨年より eGFR が 36.3 mL/min/1.73 m² まで低下したため
生活指導も受けている。外来診療において、次の薬剤が処方されている。

(処方)

エンパグリフロジン錠 10 mg	1回1錠	（1日1錠）
エゼチミブ錠 10 mg	1回1錠	（1日1錠）
ロスバスタチン口腔内崩壊錠 5 mg	1回4錠	（1日4錠）
	1日1回　朝食後　30日分	

問 260（実務）

　　家族歴として、父母に心筋梗塞、父に糖尿病と脳梗塞の既往があることを聴取した。血糖値は
安定しているが、LDL 値 200 mg/dL、HDL 値 20 mg/dL、TG 値 140 mg/dL のように血中脂質濃
度が十分にコントロールできていない。この患者に対する処方の修正を提案する場合、適切なの
はどれか。2 つ選べ。

1　エボロクマブ皮下注ペンの追加
2　ペマフィブラート錠の追加
3　コレスチミド錠の追加
4　イコサペント酸エチル粒状カプセルの追加
5　エンパグリフロジン錠の増量

■Approach■　脂質異常症の薬学的管理に関する問題
■Explanation■

1　○　患者には、エゼチミブ（小腸コレステロールトランスポーター阻害剤）とロスバスタチンカル
　　シウム口腔内崩壊錠（HMG-CoA 還元酵素阻害剤）が処方されているが、血清脂質濃度が十分
　　にコントロールできていない。エボロクマブはヒト抗 PCSK9 モノクローナル抗体製剤であり、
　　心血管イベントの発現リスクが高く、HMG-CoA 還元酵素阻害剤で効果不十分な高コレステ
　　ロール血症を適応とする。また、中等度腎機能障害であれば、通常の用法・用量で使用できる。

2　×　ペマフィブラート錠は、フィブラート系の脂質異常症治療薬であるが、HMG-CoA 還元酵
　　素阻害薬を投与中の患者、及びクレアチニンクリアランスが 60 mL/min 未満の腎機能障害
　　のある患者に投与すると横紋筋融解症があらわれやすくなるため、慎重投与である。患者は、
　　eGFR 値が低下しており、ロスバスタチン口腔内崩壊錠が処方されていることから、ペマフィ
　　ブラート錠の追加は適切でない。

3　○　コレスチミド錠は胆汁酸排泄促進剤であり、コレステロール低下作用を有する。また、腎機
　　能低下を認める患者にも使用できる。

4　×　イコサペント酸エチルは、コレステロール及びトリグリセリド（TG）低下作用を有する
　　EPA 製剤である。患者の TG 値はコントロールされている。

5　×　エンパグリフロジン錠は、選択的 SGLT2 阻害作用を有する 2 型糖尿病治療剤である。血糖
　　値は安定しているため、増量の必要はない。

Ans.　1、3

生物・化学・
物理・

衛生

薬理

薬剤

病態・薬物
治療

法規・制度・
倫理

実務

■Point■

　エボロクマブ（遺伝子組換え）注は、ヒトモノクローナル抗体（IgG2）で、PCSK9（プロタンパク質転換酵素サブチリシン / ケキシン 9 型）をターゲットとする高コレステロール血症治療薬である。2 週間あるいは 4 週間に 1 回皮下注射する。家族性高コレステロール血症（ヘテロ接合体、ホモ接合体）と高コレステロール血症を適応とし、以下の①と②のいずれも満たす場合に限って使用する。①心血管イベントの発現リスクが高いことが確認された場合、② HMG-CoA 還元酵素阻害剤で効果不十分、または HMG-CoA 還元酵素阻害剤による治療が適さない場合である。

問 261（薬理）

　処方されている薬物及び前問で処方の修正を提案する薬物のうち、脂質異常症の改善に寄与する薬物の作用機序はどれか。2 つ選べ。

1　肝細胞膜上の電位依存性 Ca^{2+} チャネルを遮断することで、血中への VLDL 分泌を抑制する。

2　HMG-CoA の生合成を阻害することで、コレステロールの生合成を抑制する。

3　胆汁酸の小腸からの再吸収を抑制することで、肝細胞膜上の LDL 受容体数を減少させる。

4　プロタンパク質転換酵素サブチリシン/ケキシン 9 型（PCSK9）に結合することで、LDL 受容体の分解を抑制する。

5　小腸刷子縁のコレステロールトランスポーターを阻害することで、小腸からのコレステロールの吸収を抑制する。

■Approach■　脂質異常症治療薬の作用機序に関する問題

■Explanation■

　処方されている薬物および前問で処方修正を提案する薬物の作用機序を以下に記す。

　エンパグリフロジンはナトリウム - グルコース共輸送体 2（SGLT2）の阻害薬である。腎糸球体でろ過されたグルコースは近位尿細管に存在する SGLT2 によってほぼ完全に再吸収される。エンパグリフロジンは選択的かつ競合的に SGLT2 を阻害することで、尿細管からのグルコース再吸収を抑制し、グルコースの尿中排泄を増加させる。

　エゼチミブは、小腸上部の刷子縁膜上に存在するコレステロールトランスポーター（NPC1L1）に結合し、NPC1L1 の機能を阻害する。その結果、小腸粘膜細胞での食事性および胆汁性コレステロールの吸収が阻害される。

　ロスバスタチンは、肝臓において HMG-CoA 還元酵素を選択的かつ競合的に阻害してコレステロール生合成を抑制する。その結果、肝臓内のコレステロール含量が低下し、これを補うために血中 LDL の肝臓への取り込みが増加することで、血中コレステロールが低下する。

　エボロクマブは、LDL 受容体分解促進タンパク質である PCSK9 に結合して、PCSK9 の LDL 受容体への結合を阻害する。その結果、LDL 受容体の分解が抑制され、LDL 受容体を介した血中 LDL の肝細胞内への取り込みが促進される。

　コレスチミドは消化管で胆汁酸を吸着して糞中への排泄を促進し、胆汁酸の腸肝循環を抑制する。不足した胆汁酸を補充するため、肝臓でのコレステロールから胆汁酸への異化が促進し、肝コレステロール含量が低下する。その結果、肝で LDL 受容体が増加して、血中 LDL の肝への取り込みが亢進し、血中コレステロールが低下する。

1　×　処方薬および前問で提案された薬物の機序ではない。

2　×　ロスバスタチンは HMG-CoA の生合成を阻害するのではなく、HMG-CoA 還元酵素を阻害

することで肝でのコレステロール生合成を抑制する。

3 × コレスチミドは、胆汁酸の小腸からの再吸収を抑制することで、肝細胞膜上のLDL受容体数を増加させる。

4 ○ 前問で提案されたエボロクマブの機序である。

5 ○ 処方中のエゼチミブの機序である。

Ans. 4、5

■ Point ■

　　エボロクマブはPCSK9を標的とした新しい機序の脂質異常症治療薬で、**105回問263**でも出題されている。ロバスタチンなどのスタチン系（HMG–CoA還元酵素阻害薬）との併用で、既存薬では十分にLDLを低下できない高コレステロール血症の患者に対する有効性が期待されている。同じ機序を持つアリロクマブも覚えておきたい。

問 262-263　50歳男性。身長165 cm、体重65 kg。膠原病として全身性強皮症と診断され、以下の処方で加療中である。

（処方）

プレドニゾロン錠 5 mg	1回4錠（1日4錠） 1日1回　朝食後　21日分
シロスタゾール口腔内崩壊錠 50 mg	1回1錠（1日2錠） 1日2回　朝夕食後　21日分
ベラプロストナトリウム錠 20 ng	1回2錠（1日6錠） 1日3回　朝昼夕食後　21日分

問 262（薬理）

　強皮症の治療には毛細血管閉塞の改善を目的として抗血小板薬が用いられる。処方薬の中で、抗血小板作用を示す薬物の機序として正しいのはどれか。**2つ選べ。**

1　トロンボキサン（TX）合成酵素を選択的に阻害することにより、TXA_2 の産生を阻害する。
2　プロスタノイド IP 受容体を刺激して、血小板内のサイクリック AMP（cAMP）産生を増加させる。
3　ホスホジエステラーゼⅢを選択的に阻害して、血小板内の cAMP を増加させる。
4　セロトニン 5-HT_2 受容体を遮断することにより、血小板内 Ca^{2+} 濃度の上昇を抑制する。
5　ADP 受容体のサブタイプである $P2Y_{12}$ 受容体を遮断することにより、血小板内の cAMP の減少を抑制する。

▌Approach▐　抗血小板薬の作用機序に関する問題
▌Explanation▐

　処方薬の中で抗血小板薬はシロスタゾールとベラプロストである。
　シロスタゾールは cAMP の分解を担うホスホジエステラーゼⅢを選択的に阻害することにより、細胞内 cAMP を増大させ、血小板の活性を低下させるとともに血管平滑筋を弛緩させる。
　ベラプロストはプロスタグランジン I_2 製剤で、Gs タンパク質共役型のプロスタノイド IP 受容体を刺激することにより、アデニル酸シクラーゼを活性化させ、細胞内 cAMP を増加させる。その結果、血小板凝集抑制作用および血管拡張作用を示す。
　プレドニゾロンは合成糖質コルチコイド製剤で、抗アレルギー、抗炎症、免疫抑制作用などを示す。

1　×　トロンボキサン合成酵素を阻害してトロンボキサン A_2 の産生を阻害することで、血小板凝集を抑制するのは、オザグレルである。
2　○　ベラプロストの機序である。
3　○　シロスタゾールの機序である。
4　×　セロトニンアドレナリン 5-HT_2 受容体を遮断することで、血小板凝集を抑制するのは、サルポグレラートである。
5　×　Gi タンパク質共役型の ADP 受容体サブタイプ $P2Y_{12}$ 受容体を遮断することにより、血小板内 cAMP を増加させ、血小板凝集を抑制するのは、クロピドグレルなどである。

Ans.　2、3

■ Point ■

　本問では、リード文中に強皮症の治療に必要な薬理作用が示されており、処方薬中から該当する作用機序を選択するという形式である。ベラプロストおよびシロスタゾールの作用機序は頻出なので、確実に得点しておきたい。

問 263（実務）

　右つまさきや踵に潰瘍を認め、皮膚硬化の経過が思わしくないため入院治療を開始するにあたり、シクロホスファミドを処方することになったと医師より連絡があった。薬剤師が医師に対して提案する内容として最も適切なのはどれか。1つ選べ。

1　プレドニゾロン錠の減量・中止
2　プレドニゾロン錠の増量
3　シロスタゾール口腔内崩壊錠の増量
4　シロスタゾール口腔内崩壊錠の減量・中止
5　ベラプロストナトリウム錠の増量

■ Approach ■　全身性強皮症の薬学的管理に関する問題

■ Explanation ■

1　○　プレドニゾロン錠は、全身性強皮症に伴う皮膚硬化の治療のために処方されていると考えられるが、経過が思わしくない。今回、皮膚硬化の治療のためにシクロホスファミドが処方されることになったことから、プレドニゾロン錠は減量あるいは中止すべきである。

2　×　選択肢1の解説参照。

3　×　シロスタゾール錠は、全身性強皮症に伴う皮膚潰瘍の治療のために処方されていると考えられる。とくに増量すべき理由は見当たらない。

4　×　選択肢3の解説参照。シロスタゾール錠を減量・中止すべき理由は見当たらない。

5　×　ベラプロストナトリウム錠は、全身性強皮症に伴う皮膚潰瘍の治療のために処方されていると考えられる。すでに上限量が処方されており、さらに増量すべき理由は見当たらない。

Ans.　1

■ Point ■

　強皮症には、全身性強皮症と限局性強皮症がある。限局性強皮症は皮膚のみの病気で内臓を侵さないが、全身性強皮症は皮膚や内臓が硬化あるいは線維化する。現在、全身性強皮症に対する薬物治療は、いずれも対症療法となっている。皮膚硬化に対してはステロイド、肺線維症に対してはステロイドやシクロホスファミド、血管病変にはプロスタサイクリンやエンドセリン受容体拮抗薬などが使用されている。

> 問 264-265　63歳男性。体重 64 kg。左腎にがんを指摘され部分摘出術を受けた。その後、再発と骨転移、膵転移を認め、分子標的薬の投与が行われたものの再再発との評価を受け、先月よりニボルマブの単剤療法が開始された。

問 264（実務）

　ニボルマブの投与3回を経過した時点で1日6回以上の下痢、強い腹痛、発熱37.5 ℃以上、鮮血便を認めたため大腸内視鏡検査を実施したところ、消化管潰瘍の所見を認め潰瘍性大腸炎と診断された。初期治療に用いる薬剤として最も適切なのはどれか。1つ選べ。

1　ペムブロリズマブ点滴静注
2　アダリムマブ皮下注
3　イピリムマブ点滴静注
4　ロペラミド塩酸塩錠
5　メチルプレドニゾロン錠

Approach 代表的な医薬品の副作用とその対応に関する問題

Explanation

1　×　患者は、下痢等の症状からニボルマブによる大腸炎を発症したものと考えられる。頻回の下痢、腹痛、鮮血便などの症状があり、大腸内視鏡検査の結果、潰瘍性大腸炎との診断を受けていることから、初期治療にはステロイド薬の投与が適している。ペムブロリズマブ（遺伝子組換え）は、ヒト化抗ヒト PD-1 モノクローナル抗体であり、その製剤は抗悪性腫瘍剤に分類される。

2　×　アダリムマブ皮下注は、ヒト型抗ヒト TNF-α モノクローナル抗体製剤であり、中等症または重症の潰瘍性大腸炎に適応を有するが、使用は既存治療で効果不十分な場合に限られている。

3　×　イピリムマブ（遺伝子組換え）は、ヒト型抗ヒト CTLA-4 モノクローナル抗体であり、その製剤は抗悪性腫瘍剤に分類される。

4　×　ロペラミドは、腸の μ 受容体に作用する止瀉薬であり、潰瘍性大腸炎の患者には原則禁忌となっている。

5　○　選択肢1の解説参照。メチルプレドニゾロン錠は、潰瘍性大腸炎を適応とするステロイド薬である。

Ans.　5

Point

　潰瘍性大腸炎の治療（寛解導入療法）に使用される医薬品には、5-アミノサリチル酸（5-ASA）製剤、ステロイド薬、アザチオプリンなどの免疫調整薬、ヤヌスキナーゼ（JAK）阻害薬、抗 TNF-α 抗体製剤、抗 α4 β7 インテグリン抗体製剤及び免疫抑制薬がある。このうち、5-ASA 製剤とステロイド薬以外は、既存治療で効果が不十分な場合に使用が制限されているため、潰瘍性大腸炎の初期治療には、5-ASA 製剤あるいはステロイド薬を使用する。その後は、炎症の程度や病巣の広がりに応じて治療薬が選択される。

問 265（薬理）

前問で選択した薬物の作用機序に関する記述のうち、正しいのはどれか。1つ選べ。

1 ヘルパーT細胞内のカルシニューリンを阻害することで、インターロイキン-2の産生を低下させる。

2 アウエルバッハ神経叢のオピオイドμ受容体を刺激することで、アセチルコリンの遊離を抑制し、蠕動運動を抑制する。

3 T細胞の細胞傷害性Tリンパ球抗原-4（CTLA-4）に結合することで、T細胞の活性を維持する。

4 可溶性腫瘍壊死因子α（TNF-α）と結合することで、抗炎症作用を発揮する。

5 受容体との複合体が核内に移行し、糖質コルチコイド応答配列に結合することでタンパク質の生成を調節する。

■Approach■ ニボルマブによるirAE治療に用いる薬物の作用機序を問う問題

■Explanation■

ニボルマブおよびペムブロリズマブ（前問選択肢1）はヒト抗PD-1モノクローナル抗体で、PD-1に特異的に結合する。その結果、PD-1がPD-1のリガンド（PD-L1およびPD-L2）と結合するのを阻害し、腫瘍特異的な細胞傷害性T細胞を活性化し、腫瘍増殖を抑制する。

ニボルマブなどの免疫チェックポイント阻害剤によって生じる副作用は、従来の抗がん剤や分子標的薬とは異なり、皮膚、消化器、呼吸器、甲状腺、下垂体など様々な臓器に及ぶ。このような有害事象の総称を「免疫関連有害事象（immune-related adverse events：irAE）」と呼び、免疫チェックポイント阻害による過剰な自己免疫反応が引き起こすと考えられている。irAEの頻度は比較的少なく、軽度であれば慎重な管理のもとで、ニボルマブによる治療を継続できるが、中等度から高度のirAEでは致命的な結果が報告されているため、早期発見が重要である。

ニボルマブのirAEには大腸炎（下痢、血便、腹痛、発熱など）が報告されており、適切な治療（合成副腎皮質ステロイド製剤の投与など）が必要である。前問においてもメチルプレドニゾロンが寛解導入療法で選択された。

1 × ヘルパーT細胞内でFK506結合タンパク質と複合体を形成してカルシニューリンの活性化を阻害し、インターロイキン-2などのサイトカインの産生を抑えるのは、タクロリムスである。

2 × アウエルバッハ神経叢のオピオイドμ受容体を刺激してアセチルコリンの遊離を抑制し、蠕動運動を低下させるのはロペラミド（前問選択肢4）である。

3 × イピリムマブ（前問選択肢3）は細胞傷害性Tリンパ球抗-4（CTLA-4）に対するヒト型モノクローナル抗体で、CTLA-4と特異的に結合することにより、抗原提示細胞上のCD80/CD86分子にCTLA-4が結合するのを阻害する。その結果、活性化T細胞の抑制調節を遮断し、腫瘍抗原特異的なT細胞の増殖・活性化により腫瘍増殖を抑制する。

4 × TNF-αと特異的に結合することで、TNF-αによって生じる炎症を抑制するのはアダリムマブ（前問選択肢2）である。アダリムマブは可溶性TNF-αと結合することにより、細胞表面のTNF-α受容体に可溶性TNF-αが結合するのを抑制するとともに、膜結合型TNF-αにも結合してTNF-α産生細胞のアポトーシスを誘導して、抗炎症効果を発揮する。

5 ○ メチルプレドニゾロンの記述である。メチルプレドニゾロンは細胞膜を通過し、細胞質内の受容体と結合して複合体を形成した後、核内の糖質コルチコイド応答配列に結合して種々のタンパク質の発現を促進または抑制する。これらのタンパク質が、強力な抗炎症作用や免疫抑制作用を発揮する。

Ans. 5

▌Point▌

　　ニボルマブの副作用として腸炎が起こることを知らなくても、リード文に潰瘍性大腸炎となった
ことが記されている。前問で、潰瘍性大腸炎における強い腹痛や血便症状を抑えるのに有効な初期
治療薬としてメチルプレドニゾロンが選択できれば、本問ではその作用機序を選べばよい。合成副
腎皮質ステロイド製剤の機序は確実に正解しておきたい。

問 266-267　70歳男性。体重 50 kg。皮膚科を受診して帯状疱疹の診断を受け、処方1の記載され
た処方箋を薬局に持参してきた。お薬手帳の内容を確認すると、以下の薬剤を継続的に服用して
おり、血清クレアチニン値 6.0 mg/dL と記載されていた。また、血液透析は実施していないこと
を確認した。

（処方1）

ファムシクロビル錠 250 mg	1回2錠（1日6錠） 1日3回　朝昼夕食後　7日分

（お薬手帳の記載薬剤）

テルミサルタン錠 40 mg	1回1錠（1日1錠） 1日1回　朝食後
セベラマー塩酸塩 250 mg	1回4錠（1日12錠） 1日3回　朝昼夕食直前

　薬剤師はファムシクロビル錠の添付文書等から薬物動態及び用法・用量に関する以下の情報を
得た。

【健康成人における薬物動態】

　ファムシクロビルは経口投与後、速やかに代謝され、血漿中には活性代謝物であるペンシクロ
ビルのみが検出される。

　ペンシクロビルの尿中排泄率（推定値）：75%

　ペンシクロビルの腎クリアランス：530 mL/min

【用法・用量の目安】

クレアチニンクリアランス （mL/min）	帯状疱疹の治療
≧ 60	1回 500 mg を 1 日 3 回
40 － 59	1回 500 mg を 1 日 2 回
20 － 39	1回 500 mg を 1 日 1 回
＜ 20	1回 250 mg を 1 日 1 回

問 266（薬剤）

　健康成人におけるペンシクロビルの主な消失経路と考えられるのはどれか。1 つ選べ。

1　小腸上皮細胞内での代謝
2　肝代謝
3　糸球体ろ過
4　尿細管分泌
5　胆汁排泄

■Approach■　ペンシクロビルの主消失経路に関する問題

■Explanation■

　ペンシクロビルの尿中排泄率 75% より腎排泄型薬物と判断できるので、主な消失経路は選択肢 1、2、
5 ではない。

次に糸球体ろ過が主な消失経路であるならば、健康成人での腎クリアランスは GFR に近い 100 ～ 130 mL/min 付近を示すはずであるが、腎クリアランスは 530 mL/min と GFR よりかなり大きい値である。したがって、尿細管分泌が主な消失経路と判断でき、正答は 4 となる。

Ans.　4

▎Point▎

ペンシクロビルの薬物動態について調べておく。

問 267（実務）

薬剤師の対応として最も適切なのはどれか。1 つ選べ。

1　処方内容に問題がないと考え、そのまま調剤した。
2　ファムシクロビル錠 250 mg を 1 回 2 錠で 1 日 2 回の投与とするよう、処方医に提案した。
3　ファムシクロビル錠 250 mg を 1 回 2 錠で 1 日 1 回の投与とするよう、処方医に提案した。
4　ファムシクロビル錠 250 mg を 1 回 1 錠で 1 日 1 回の投与とするよう、処方医に提案した。
5　ファムシクロビル錠の投与は避けるよう、処方医に提案した。

▎Approach▎　代表的な医薬品の腎障害時の用量設定に関する問題

▎Explanation▎

ファムシクロビルのクレアチニンクリアランス（Ccr）に応じた用法・用量の目安が、添付文書情報として与えられている。患者情報（年齢、体重）と血清クレアチニン値に基づき、Cockcroft-Gault 式から Ccr を推算すると、（140 － 年齢 70 歳）× 体重 50 kg/（72 × 血清クレアチニン値 6.0 mg/dL）≒ 8.1 mL/min となるため、1 回 250 mg 1 日 1 回投与を提案する。

Ans.　4

▎Point▎

ファムシクロビルの帯状疱疹に対する通常の用法・用量は処方 1 の通りである。ファムシクロビルは、クレアチニンクリアランス（Ccr）値 ≧ 60 の場合は、通常の用法・用量を投与し、Ccr 値 < 20 の場合は、1 回 250 mg を 1 日 1 回投与する。また、血液透析患者には 250 mg を透析直後に投与し、次回透析前に追加投与は行わない。核酸類似体抗ヘルペスウイルス薬であるアシクロビルとバラシクロビルは、ファムシクロビルと同様に腎機能障害のある患者に対しては、Ccr 値に基づく用法・用量の調節が必要である。一方、非核酸類似体抗ヘルペスウイルス薬であるアメナメビルは、肝代謝されて主に糞中に排泄されるため、Ccr 値に基づく用法・用量の調節は必要ない。

問 268-269　38 歳女性。腰痛のため近医を受診したところ以下の薬剤を処方され、1 歳 0 ヶ月の幼児（体重 9 kg）を伴って薬局を訪れた。

（処方）

　　　アセトアミノフェン錠 200 mg　　　1 回 2 錠（1 日 4 錠）

　　　　　　　　　　　　　　　　　　　1 日 2 回　朝夕食後　7 日分

　幼児は、1 回の授乳で 200 mL 程度の母乳を飲むことがあるとのこと。母乳による育児の継続を強く望んでいるが、薬の服用後に母乳中に薬が移行して子どもに影響することに不安を持っているとのことであった。

　アセトアミノフェンの乳汁／血漿中薬物濃度比は 0.91 〜 1.4 とされている。また、アセトアミノフェン錠の添付文書から薬物動態及び用法・用量に関する以下の情報を得た。

【薬物動態】

　成人にアセトアミノフェン 400 mg を経口単回投与後の最高血漿中濃度は 9.0 μg/mL であり、投与 12 時間後には血漿中からほぼ完全に消失していた。

【用法・用量】

　通常、幼児及び小児にはアセトアミノフェンとして、体重 1 kg あたり 1 回 10 〜 15 mg を経口投与する。

問 268（薬剤）

　患者が指示どおりに服用した場合、乳汁 200 mL あたりに含まれるアセトアミノフェン量は、保育する幼児における最低用量に対し、最大で何 % に達する可能性があるか。最も近い値を 1 つ選べ。なお、アセトアミノフェンの血漿から乳汁への分布は速やかに平衡状態に達するものとする。

1　2.8

2　9.0

3　25

4　90

5　250

■ Approach ■　乳汁中に排泄されるアセトアミノフェン量を求める計算問題

■ Explanation ■

　アセトアミノフェンの乳汁濃度と血漿中濃度の濃度比は、問題文より、

$$\frac{\text{アセトアミノフェン乳汁濃度}}{\text{アセトアミノフェン血漿中濃度}} = 0.91 \sim 1.4$$

　幼児・小児のアセトアミノフェンの 1 回あたりの投与量は、10 〜 15（mg/kg）なので、体重 9 kg の幼児の 1 回あたりに服用可能なアセトアミノフェンの量は、

　10（mg/kg）× 9（kg）〜 15（mg/kg）× 9（kg）= 90 〜 135（mg）。最低量は 90（mg）となる。

　成人に 1 回 400 mg を単回経口投与した時の最高血漿中濃度（C_{max}）は 9.0（μg/mL）で、12 時間後には血漿中からほぼ完全に消失することがわかっている。

　患者は、アセトアミノフェンの錠剤を 1 回 400 mg、1 日 2 回服用するので、1 回服用時で乳児が摂取するアセトアミノフェン量は、

　9.0（μg/mL）× 0.91 × 200（mL）〜 9.0 × 1.4 × 200（mL）= 1638（μg）〜 2520（μg）

＝ 1.638（mg）〜 2.520（mg）なので、最大 2.52（mg）となる。

したがって、乳汁 200mL あたりに含まれるアセトアミノフェン量は、保育する幼児における最低用量に対し、最大で $\frac{2.52(\text{mg})}{90(\text{mg})} \times 100 = 2.8$（%）に達する可能性がある。

Ans. 1

■ Point ■

乳児への薬物負荷量＝［授乳時の平均血漿中薬物濃度］×［M/P 比］×［哺乳量］の式で考える。

問 269（実務）

薬剤師の患者への説明として最も適切なのはどれか。1 つ選べ。

1 母乳中への薬物の移行量が多いので、処方の中止を医師に連絡する必要があります。
2 母乳中への薬物の移行量は少量ですが、授乳は中止してください。
3 母乳と粉ミルクで育児に大きな違いはないので、授乳を中止するのが無難です。
4 母乳中への薬物の移行量は少量であり、薬剤服用中でも授乳可能です。
5 ロキソプロフェン錠に変更すれば、母乳中に薬物が移行しないので安全です。

■ Approach ■ 代表的な医薬品の母乳中への移行に関する問題

■ Explanation ■

1 × 最高血中濃度到達時刻におけるアセトアミノフェンの母乳中への移行量を、アセトアミノフェンの乳汁 / 血漿中薬物濃度比から推測すると、最大母乳中濃度は 12.6 μg/mL となる。1 歳児（体重 9 kg）なので離乳食を併用していると考えられるが、母乳を中心にしているとしても 1 回の哺乳量は 200 mL 程度と考えられるため、アセトアミノフェンの摂取量は、12.6 μg/mL × 200 mL ＝ 2.52 mg、体重 1 kg あたりでは、0.28 mg/kg となる。したがって、アセトアミノフェンの母乳中移行は、少量のため授乳を中止または避ける必要はないと考えられる。また、アセトアミノフェンは投与 12 時間後には血漿中からほぼ完全に消失することから、1 日 2 回の服用の直前に授乳すれば、さらに影響は低くなる。
2 × 選択肢 1 の解説参照。患者は母乳による育児の継続を強く望んでいるため、授乳を続けられる対応を提案し、説明すべきである。
3 × 選択肢 1、2 の解説参照。
4 ○ 選択肢 1 の解説参照。
5 × ロキソプロフェン錠は、動物実験で乳汁中への移行が報告されているため、治療上の有益性及び母乳栄養の有益性を考慮し、授乳の継続又は中止を検討する必要がある鎮痛・抗炎症薬である。

Ans. 4

■ Point ■

母乳に移行しやすい薬物の特徴は、①弱塩基性であること、②脂溶性であること、③血漿タンパク結合率が低いことなどである。母乳移行しやすい薬物として、アミオダロン、アマンタジン、エトレチナート、テトラサイクリンなどが知られており、これらの薬物投与中は授乳を避ける必要がある。ただし、乳児に移行する薬物の量は、通常では母親に投与された薬物量の1%以下である。また、乳児の1日薬物摂取量は、母乳中の薬物濃度と1日哺乳量との積により決まり、薬物による影響を評価する指標となる。

問 270-271　64歳男性。心筋梗塞、慢性胃炎。5年前に心筋梗塞を発症して以来、以下の処方薬を継続的に服用している。最近、血便が頻回に認められたため受診し、内視鏡検査を受けたところ大腸がんと診断され、摘出手術を受けた。明日から XELOX 療法※を実施する予定である。

※ XELOX 療法：カペシタビン＋オキサリプラチン

（処方）
　　　　ワルファリン錠 1 mg　　　1回 2.5 錠（1日 2.5 錠）
　　　　　　　　　　　　　　　　　1日 1回　朝食後　28日分
　　　　ファモチジン錠 10 mg　　　1回 1錠（1日 2錠）
　　　　　　　　　　　　　　　　　1日 2回　朝夕食後　28日分

問 270（実務）
　外来化学療法室の薬剤師の対応として適切なのはどれか。2 つ選べ。
1　カペシタビンの吸収に影響するので、高脂肪食を避けるよう、患者に指導する。
2　ファモチジン錠をシメチジン錠に変更するよう、医師に処方提案する。
3　血中カルシウム濃度を測定し、低カルシウム血症の有無を確認するよう、医師に提案する。
4　ワルファリンによる出血リスクが上昇するので、注意すべき自覚症状について患者に指導する。
5　手足症候群の発現に注意するよう、患者に指導する。

■Approach■　がん化学療法における薬学的管理に関する問題

■Explanation■

1　×　カペシタビンの吸収に対して、食事は影響しないと考えられている。通常、カペシタビン錠は、1日 2回朝食後と夕食後 30分以内に服用する。

2　×　ファモチジンは、代謝酵素に関連する相互作用を示さない。シメチジンは、ワルファリンの代謝酵素である CYP2C9 を阻害して代謝を遅延するため、シメチジンとワルファリンは併用注意である。

3　×　XELOX 療法の実施により低カルシウム血症を発症しやすくなるとの報告は認められない。また悪性腫瘍は、しばしば高カルシウム血症を合併することが知られている（Point 参照）。

4　○　記述の通り。

5　○　カペシタビンの重大な副作用の1つとして、手足症候群がある。重大な副作用については、主な初期症状を患者に説明し、症状に気付いたら、医師または薬剤師に連絡するよう指導する。

Ans.　4、5

■Point■
　悪性腫瘍（固形及び血液）は、しばしば高カルシウム血症を合併し、高カルシウム血症が直接の死因となる場合がある。悪性腫瘍に伴う高カルシウム血症の約 8割は、腫瘍細胞が過剰に分泌する副甲状腺ホルモン関連タンパク（parathyroid hormone-related protein：PTHrP）によって起こり、肺扁平上皮がん、乳がんや成人 T細胞白血病での発症頻度が高いとされる。また、腫瘍が骨転移した局所で産生する骨吸収因子によっても高カルシウム血症を発症する。骨転移による高カルシウム血症は、肺がんや乳がんでの発症頻度が高く、多発性骨髄腫でもしばしば合併する。

問 271（薬剤）

　前問の対応の 1 つについて、その原因となる、XELOX 療法に伴う生理学的あるいは薬物動態学的な変化はどれか。1 つ選べ。

1　胃内容排出時間の延長
2　アルブミン濃度の低下
3　CYP3A4 の誘導
4　CYP2C9 の阻害
5　腎血漿流量の低下

■Approach■　XELOX 療法に伴う生理的あるいは薬物動態学的変化に関する問題

■Explanation■

1　×　胃内容排出時間の延長作用はない。
2　×　アルブミン濃度低下作用はない。
3　×　CYP3A4 の誘導作用はない。
4　○　カペシタビンが CYP2C9 の酵素タンパク合成系に影響し、酵素活性が低下するので、ワルファリンの代謝が阻害される。ワルファリンの作用増強が起こる。併用注意の組合せである。
5　×　腎血流量の低下作用はない。

Ans.　4

■Point■

　カペシタビンは、テガフール・ギメラシル・オテラシルカリウム配合剤（ティーエスワン）との併用で、ギメラシルがフルオロウラシルの異化代謝を阻害し、血中フルオロウラシル濃度を著しく上昇させるので、併用禁忌の組合せである。

問 272-273　62歳男性。15年前に糖尿病と診断され治療を続けてきたが、血糖値のコントロールは不十分で、下肢の潰瘍の治療目的で入院した。入院中に発熱と呼吸困難、咳を訴え、喀痰検査より MRSA 感染症と診断され、バンコマイシン塩酸塩による治療を実施することになった。

（身体所見及び検査値）

体重 60 kg、身長 170 cm、ALT 23 IU/L、AST 18 IU/L、

eGFR 24 mL/min/1.73 m^2、HbA1c 9.2%（NGSP 値）

問 272（薬剤）

この患者に対し、バンコマイシン塩酸塩を 1 日 1 回 1 g、点滴静注することになった。初回投与開始後、3 時間及び 24 時間（2 回目の投与直前）に採血を行いバンコマイシンの血中濃度を測定したところ、それぞれ 40 μg/mL 及び 16 μg/mL であった。次の採血ポイントとして、定常状態における最低血中濃度の 90% 以上に到達した最初のトラフ濃度を測定したい。この患者における消失半減期（h）と次の採血ポイントの組合せとして適切なのはどれか。1 つ選べ。

ただし、バンコマイシンの体内動態は線形 1-コンパートメントモデルに従うものとし、ln 2 = 0.693、ln 5 = 1.609 とする。

	消失半減期（h）	採血ポイント
1	12	3 回目の投与直前
2	12	4 回目の投与直前
3	14	3 回目の投与直前
4	14	4 回目の投与直前
5	16	3 回目の投与直前
6	16	4 回目の投与直前

■ Approach ■　バンコマイシンの消失半減期と繰り返し投与における採血ポイントを求める計算問題

■ Explanation ■

バンコマイシン 1 日 1 回 1 g を点滴静注したときの初回投与開始後、3 時間後と 24 時間後の血中濃度は、それぞれ 40 μg/mL と 16 μg/mL であった。

これらのデータより、消失速度定数（k_e）を計算し、消失半減期（$t_{1/2}$）を求める。

$\ln 16 = - k_e \times (24 - 3) + \ln 40$

$21 \times k_e = \ln 40 - \ln 16$

$$k_e = \frac{\ln \dfrac{40}{16}}{21} = \frac{\ln \dfrac{5}{2}}{21} = \frac{\ln 5 - \ln 2}{21} = \frac{1.609 - 0.693}{21} = \frac{0.916}{21} \fallingdotseq 0.0436 \ (h^{-1})$$

$$t_{1/2} = \frac{0.693}{0.0436 \ (h^{-1})} \fallingdotseq 16 \ (h)$$

次に定常状態の最低血中濃度（$(C_{ss})_{min}$）の 90% 以上の最低血中濃度になるのは第 n 回目投与後の最低血中濃度（$(C_n)_{min}$、第 n + 1 回目投与直前の血中濃度）かを求める。

臨床では、同一投与量で一定の投与間隔で繰り返し投与する場合、

$(C_n)_{min} = \left(1 - \left(\dfrac{1}{2} \right)^n \right) \times (C_{ss})_{min}$　より、1 半減期（n = 1）で定常状態の血中濃度の 50%$\left(\dfrac{1}{2} \right)$、2 半減期（n = 2）で 75%$\left(\dfrac{3}{4} \right)$、3 半減期（n = 3）で 87.5%$\left(\dfrac{7}{8} \right)$、4 半減期で 93.75%$\left(\dfrac{15}{16} \right)$ に達するとみなす。

したがって、90% 以上になるのは、4 半減期なので、

n = 16（h）× 4 ÷ 24（h/day）≒ 2.7（day）

第3回目投与後の最低血中濃度、すなわち第4回目投与直前の血中濃度が定常状態の最低血中濃度の90％以上となる。

Ans.　6

▋Point▋

臨床では、同一投与量一定投与間隔で繰り返し投与した場合、定常状態に到達する時間は半減期の3倍〜4倍とみなす。

実際には、この薬物の繰り返し投与における血中薬物濃度時間曲線は下図のようになる。

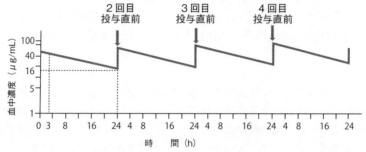

$\dfrac{(C_n)_{min}}{(C_{ss})_{min}} = 1 - e^{-nke\tau} \geqq 0.9$ となる最も近い n の整数は、

① n = 2 のとき、$1 - e^{-2 \times \frac{0.693}{16} \times 24} = 1 - e^{-2 \times \frac{3 \times 0.693}{2}} \fallingdotseq 0.87 \cdots$第3回目投与直前

② n = 3 のとき、$1 - e^{-3 \times \frac{0.693}{16} \times 24} = 1 - e^{-3 \times \frac{3 \times 0.693}{2}} \fallingdotseq 0.96 \cdots$第4回目投与直前

③ n = 4 のとき、$1 - e^{-4 \times \frac{0.693}{16} \times 24} = 1 - e^{-4 \times \frac{3 \times 0.693}{2}} \fallingdotseq 0.98 \cdots$第5回目投与直前

以上より第4回目投与直前となる。

問 273（実務）

この患者におけるバンコマイシンの治療薬物モニタリング（TDM）及び治療上の注意に関する記述として、適切なのはどれか。2つ選べ。

1　血糖値が高いとバンコマイシンの血中濃度が過小評価されるので、過量投与にならないよう注意する。

2　消失半減期が延長しているため、反復投与による血中濃度の上昇に注意する。

3　点滴終了から1〜2時間後にピーク濃度を測定し、最小発育阻止濃度以上の血中濃度であれば十分な治療効果が見込める。

4　1日1回1gの投与を続けると、定常状態ではトラフ濃度が32 μg/mLを超えると見積もられる。

5　下肢潰瘍に対する抗真菌薬治療を行う場合、アムホテリシンBとの併用は腎障害の危険性が高まるため避けることが望ましい。

▋Approach▋　代表的な抗菌薬の治療薬物モニタリングに関する問題

▋Explanation▋

1　×　バンコマイシン（VCM）血中濃度の代表的な測定方法として、非放射性免疫学的測定法がある。免疫学的測定法では、VCM 血中濃度は類似物質との交差反応の影響を受ける可能性があるが、血糖値の影響は受けない。一方、血中ビリルビンやヘモグロビン値が著しく高いと VCM 血中濃度に影響する可能性があるが、臨床上問題となるケースはほとんどない。

2　○　VCM は、ほとんどが未変化体として尿中に排出される。腎機能が低下すると半減期が延長し、AUC が増大するため、腎機能に応じた投与量・投与間隔の調節が必要となる。

3　×　VCM の臨床および細菌学的効果を予測する指標として、Area under the time-concentration curve（AUC）/ 最小発育阻止濃度（MIC）≧ 400 が知られているが、通常、実臨床では、AUC を用いずにピーク濃度ではなくトラフ濃度を AUC の代替指標とする。

4　×　注射用バンコマイシン塩酸塩を 1 日 1 回 1 g 繰り返し点滴投与した場合の、VCM の定常状態における平均血中濃度は、投与量 1 g、投与間隔（τ）1 日、全身クリアランス（CL）値（≒ eGFR 値）より、投与量 /（全身 CL × τ）として求められ、28.9 μg/mL 程度となる。定常状態におけるトラフ濃度は、この平均血中濃度未満の値となる。

5　○　VCM のような腎排泄型抗菌薬は、アムホテリシン B などの腎機能に影響を与える薬剤と併用すると腎機能障害が、発現、悪化しやすいため注意が必要である。

Ans.　2、5

■ Point ■

　薬物のクリアランス（CL）は、代謝・排泄能の指標である。薬物を含む体液を、単位時間あたりに除去する容量として表す。腎排泄型の薬物クリアランスは、クレアチニンクリアランス（Ccr）や糸球体濾過率（GFR）との相関性が高いとされる。また、VCM やアミノグリコシド系抗生物質などの腎排泄型抗菌薬では、アムホテリシン B、シクロスポリン、シスプラチンなど腎機能に影響を与える他の薬剤と併用すると腎機能障害が発現、悪化しやすいため注意が必要である。

> 問 274-275　56歳女性。10年前に高血圧と糖尿病と診断され、本日、以下の処方が記載された処方箋を薬局に持参した。
>
> （処方1）
>
> 　　　アダラート CR 錠[注1]20 mg 　　　1回1錠（1日1錠）
> 　　　　　　　　　　　　　　　　　　　1日1回　朝食後　30日分
>
> （処方）
>
> 　　　メトグルコ錠[注2]500 mg 　　　　1回1錠（1日3錠）
> 　　　　　　　　　　　　　　　　　　　1日3回　朝昼夕食後　30日分
>
> 　　$\left(\begin{array}{l}\text{注1：ニフェジピン塩酸塩徐放錠}\\\text{注2：メトホルミン塩酸塩錠}\end{array}\right)$
>
> 　患者から、医療費の負担をなるべく小さくしたいので、後発医薬品に変更できないか薬剤師に相談があった。しかし、処方箋の「変更不可」欄には両処方ともチェック（✓）が記載されていた。処方医に相談したところ、後発医薬品が先発医薬品と同等の有効性と安全性及び品質を有している根拠を説明することになった。

問 274（実務）

　薬剤師の後発医薬品に関する説明内容として、適切なのはどれか。**2つ選べ。**

1　動物を用いた薬力学的試験が実施されています。
2　溶出試験や含量均一性試験が実施されています。
3　ヒトを被験者とする相対的バイオアベイラビリティが測定されています。
4　ヒトでの第Ⅰ～第Ⅲ相試験が実施されています。
5　市販後調査が実施されています。

▌Approach▐　後発医薬品の承認申請に関する問題

▌Explanation▐

1　×　後発医薬品は通常、「規格及び試験方法」、「安定性試験」、「生物学的同等性試験」の3つの資料により承認申請されるため、効力を裏付ける薬力学的試験は実施されない。

2　○　選択肢1の解説参照。後発医薬品では、製剤に対して対照となる先発医薬品と同等以上の規格設定が承認の条件となっており、溶出試験、含量試験等が実施される。

3　○　選択肢1の解説参照。

4　×　後発医薬品は対照となる先発医薬品との生物学的同等性が実証できれば、両医薬品の臨床における有効性と安全性の同等性が担保されたと認められる。後発医薬品の承認申請には、第Ⅰ～第Ⅲ相試験など（臨床試験）の資料は求められていない。

5　×　市販後調査のうち、再審査制度及び安全性定期報告は、新医薬品等を調査対象としている。

Ans.　2、3

▌Point▐

　市販後調査（Post Marketing Surveillance；PMS）は、販売開始された医薬品の有効性及び安全性の確認と、販売前の臨床試験（治験）で得られなかった新たな作用や副作用に関する情報収集のために行われる。市販後調査は、新医薬品等を対象とする「再審査制度および安全性定期報告」、すべての医薬品が対象となる「再評価制度」、「副作用・感染症報告制度」からなっている。

> **問 275（薬剤）**
>
> この処方医に説明するときに提示する、後発医薬品と先発医薬品の生物学的同等性を規定する薬物動態パラメーターはどれか。**2つ**選べ。
>
> 1　分布容積
> 2　最高血中濃度
> 3　消失半減期
> 4　平均滞留時間
> 5　血中濃度時間曲線下面積

▌Approach▌　後発医薬品と先発医薬品の生物学的同等性を規定する薬物動態学パラメーターに関する問題

▌Explanation▌

1　×　パラメーターとして用いない。
2　○　パラメーターとして用いる。
3　×　パラメーターとして用いない。
4　×　パラメーターとして用いない。
5　○　パラメーターとして用いる。

Ans.　2、5

▌Point▌

同等性評価パラメーター

○血液を採取体液とする場合

　単回投与試験では、AUC_t 及び C_{max} を生物学的同等性判定パラメータとする。多回投与試験では、AUC_τ 及び C_{max} を生物学的同等性判定パラメータとする。C_{max} は実測値を用い、AUC は台形法で計算した値を用いる。

　AUC_∞、t_{max}、MRT、k_{el} などは参考パラメータとする。多回投与においては、C_τ も参考パラメータとする。

○尿を採取体液とする場合

　Ae_t、Ae_τ、Ae_∞、U_{max} 及び U_τ を AUC_t、AUC_τ、AUC_∞、C_{max} 及び C_τ に代わるパラメータとして用いる。

　AUC_t：最終採取時間 t までの AUC　　AUC_τ：定常状態での投与間隔間（τ）内の AUC

　AUC_∞：無限大時間までの AUC　　C_{max}：最高血中濃度

　k_{el}（または k_e）：消失速度定数　　C_τ：定常状態での投与 τ 時間での血中濃度

　t_{max}：最高血中濃度到達時間または最高尿中排泄速度到達時間

　F：被験製剤の機銃製剤に対する相対的なバイオアベイラビリティの量

　Ae_t：最終採取時間 t までの累積尿中排泄量

　Ae_τ：定常状態での投与間隔間（τ）内の累積尿中排泄量

　AUC_∞：無限大時間までの累積尿中排泄量　　U_{max}：最大尿中排泄速度

（出典：『後発医薬品の生物学的同等性試験ガイドライン』）

問 276-277　52歳女性。約1年前に乳癌（ホルモン受容体陰性、HER2陰性）と診断され、術後化学療法としてAC（ドキソルビシン＋シクロホスファミド）療法を受けたが、最近、再発が認められた。そこで二次治療として、アブラキサン®点滴静注用^(注)による化学療法を実施することになった。（注：パクリタキセル注射剤（アルブミン懸濁型））

問 276（薬剤）

　アブラキサン®点滴静注用の製剤学的特徴に関する記述のうち、適切なのはどれか。2つ選べ。
1　懸濁化剤として、メチルセルロースが添加されている。
2　パクリタキセルを人血清アルブミンに結合させてナノ粒子化した製剤である。
3　保存剤が含まれるため、懸濁液は冷所で約1週間保存できる。
4　点滴静注後、血液中で微粒子は崩壊することなく安定に存在し、パクリタキセルが腫瘍に効率よく集積する。
5　用時懸濁して用いる凍結乾燥注射剤である。

■Approach■　懸濁型凍結乾燥製剤に関する問題

■Explanation■
1　×　添加物は人血清アルブミンのみである。
2　○　直径約 130 nm のパクリタキセル製剤で用時、生理食塩液で懸濁して用いる凍結乾燥注射剤である。
3　×　保存剤は含まれていない。懸濁液は調製後速やかに使用するか、または箱に戻し、冷蔵庫（2〜8℃）に遮光保存して8時間以内に使用することになっている。
4　×　アブラキサンは静脈内投与後速やかに崩壊し、パクリタキセルが結合したアルブミンとなり、パクリタキセル本来の体内動態を示す。
5　○　安定性の観点から、用時懸濁してから用いる。

Ans.　2、5

■Point■
　アブラキサン®点滴静注用 100 mg（以下、本剤）は、人血清アルブミンにパクリタキセルを結合させナノ粒子化したパクリタキセル製剤である。本剤の有効成分であるパクリタキセルは、微小管タンパク重合を促進し脱重合を防ぐことで抗腫瘍効果を発揮するタキサン系薬剤である。本剤は水に極めて難溶性のパクリタキセルを人血清アルブミンに結合させ、凍結乾燥製剤化を実現したことにより、従来のパクリタキセル製剤の溶媒（ポリオキシエチレンヒマシ油及び無水エタノール）を使用せず、生理食塩液で懸濁し投与することが可能となった。その結果、過敏症予防のためのステロイド剤や抗ヒスタミン剤の前投薬が必須ではなくなり、点滴時間の短縮、アルコール過敏症患者への投与が可能になる等の利便性も確認された。

問277（実務）

　　本治療に関する記述のうち、適切なのはどれか。2つ選べ。

1　Dose limiting toxicity として骨髄抑制があり、好中球数及び血小板数の変動に十分留意する。

2　アルコール過敏症の患者には禁忌であり、事前に患者から聞き取りを行う必要がある。

3　末梢神経障害でしびれなどが現れたときには、減量や休薬が必要とされる。

4　パクリタキセルの他の製剤（ポリオキシエチレンヒマシ油含有製剤）に比べ過敏症が発現しにくいので、末梢より5分間かけて静注する。

5　沈殿物が認められることがあるので、投与時にはインラインフィルターを使用する。

■Approach■　代表的な抗悪性腫瘍の薬学的管理に関する問題

■Explanation■

1　○　骨髄抑制は、パクリタキセルの用量制限毒性（Dose Limiting Toxicity）である。重篤な骨髄抑制のある患者に投与すると、感染症を伴い、重篤化する可能性があるため、禁忌となっている。

2　×　パクリタキセル注射液は、溶剤として無水エタノールを含有するため、アルコールに過敏な患者へは慎重投与である。一方、パクリタキセル注射剤（アルブミン懸濁型）は、生理食塩液にて用時懸濁して使用する凍結乾燥注射剤であり、アルコールは含まない。

3　○　パクリタキセル注射剤（アルブミン懸濁型）の主な副作用には、末梢神経障害、脱毛、白血球減少、好中球減少、食欲不振等があり、末梢神経障害は発現頻度の高い副作用の1つである。しびれなどの末梢神経障害があらわれた場合には、減量、休薬等適切な処置を行う必要がある。

4　×　選択肢2の解説参照。パクリタキセル注射液及びパクリタキセル注射剤（アルブミン懸濁型）は、ともに重篤な過敏反応に関する注意が必要な薬剤である。パクリタキセル注射剤（アルブミン懸濁型）は、通常30分かけて点滴投与する。

5　×　パクリタキセル注射剤（アルブミン懸濁型）は、生理食塩液にて用時懸濁して使用する。その際、インラインフィルターは使用しない。また、投与前にこの懸濁液に沈殿物が認められ、再懸濁させても沈殿物が認められた場合は使用しない。

Ans.　1、3

■Point■

　　パクリタキセルは水に難溶性のため、パクリタキセル注射液は溶剤としてポリオキシエチレンヒマシ油、無水エタノールを使用しているが、パクリタキセル注射剤（アルブミン懸濁型）は凍結乾燥注射剤でありこれらを含まない。パクリタキセル注射剤（アルブミン懸濁型）は、必ず生理食塩液を使用して用時懸濁する。使用前に懸濁液に未懸濁物、沈殿物が認められ、再懸濁させても沈殿物が認められた場合は使用しない。また、投与時には、インラインフィルターは使用しない。一方、パクリタキセル注射液は、通常、5％ブドウ糖注射液または生理食塩液に混和して点滴静注するが、パクリタキセル注射液の希釈液は、過飽和状態にあるためパクリタキセルが結晶として析出する可能性がある。したがって、パクリタキセル注射投与時には、0.22ミクロン以下のメンブランフィルターを用いたインラインフィルターを通して投与する。

問 278-279　91歳女性。骨粗しょう症の治療でアレンドロン酸ナトリウム経口ゼリー剤を服用中である。先日、薬剤師が在宅訪問した際に手足のしびれや筋肉の硬直を訴えていたため主治医に報告したところ、本日、医師の訪問診療時に低カルシウム血症であることが判明し、食事の摂取量低下の影響で低栄養状態でもあったため、塩化カルシウム注射液（1 mEq/mL）20 mLとビーフリード輸液※500 mLを末梢血管から投与する指示が出された。翌日、訪問看護師が2剤を混合したところ、輸液が若干白濁していることに気付き、在宅訪問した薬剤師に相談があった。
※ビタミン B_1・糖・電解質・アミノ酸液
（主な電解質成分として、リン酸二カリウム、リン酸水素ナトリウム水和物、クエン酸ナトリウム水和物、L-乳酸ナトリウム、塩化カリウム、塩化カルシウム水和物、硫酸マグネシウム水和物、硫酸亜鉛水和物を含有）

問 278（薬剤）

この輸液の白濁の原因と考えられる電解質成分の組合せとして最も適切なのはどれか。1つ選べ。

1　Cl^- と Mg^{2+}
2　Cl^- と Zn^{2+}
3　PO_4^{3-} と Ca^{2+}
4　PO_4^{3-} とチアミン
5　L-$Lactate^-$ と Ca^{2+}
6　$Citrate^{3-}$ と K^+

‖ Approach ‖　配合変化に関する問題

‖ Explanation ‖

　塩化カルシウム（Cl^- あるいは Ca^{2+}）とビーフリード輸液の成分が反応し、白濁として析出したと推察できる。白濁となる代表的な組合せとして、カルシウムイオンとリン酸イオンがあり、溶解度の低いことが析出の要因である。参考までに選択肢 1、2、3、5 における水への溶解度を示す。

塩化マグネシウム	54.6 g/dL（20℃）
塩化亜鉛	395 g/dL（20℃）
リン酸カルシウム	0.002 g/dL（20℃）
乳酸カルシウム	9.7 g/dL（25℃）

Ans.　3

‖ Point ‖

配合変化における機序、変化、要因およびその変化

機序	変化	要因	配合変化
物理的変化	溶解度の減少	pH、溶解度、非水溶性溶媒	混濁、沈殿、力価低下
化学的変化	難溶性塩の生成 難溶性キレートの生成 酸化分解（着色） 加水分解 酸化還元反応	薬物の構造 添加物、光、空気、温度	力価低下
その他	容器への吸着・収着	容器の材質、可塑剤	

代表的な難溶性塩の生成：カルシウムやマグネシウムを含む注射剤や輸液類は、ほかの注射剤と混合することで主成分などと結合し、難溶性のカルシウム塩、マグネシウム塩が生成し、沈殿が生じることが多い。

問 279 （実務）

　薬剤師の助言の内容として、最も適切なのはどれか。1 つ選べ。

1　若干白濁した程度であれば静脈内投与しても問題ない。
2　インラインフィルターを使用する。
3　新たに 2 剤を混合し 8 ℃以下に保管する。
4　2 剤を混合せず、ビーフリード輸液を点滴し、側管から塩化カルシウム注射液を急速静注する。
5　2 剤を混合せず、塩化カルシウム注射液を生理食塩液に希釈し、ビーフリード輸液とは別に点滴投与する。

▌Approach▐　代表的な注射剤の投与方法に関する問題

▌Explanation▐

　1　×　ビーフリード輸液は、ブドウ糖、電解質、アミノ酸、ビタミン B_1 を一剤化した末梢静脈栄養（peripheral parenteral nutrition：PPN）用ダブルバッグ方式キット製剤である。ビーフリード輸液にカルシウム塩を含む製剤を配合すると、沈殿等の外観変化を生じることがある。白濁等の配合変化を認める注射液は、期待する薬効が得られない可能性や腎臓や肺に障害を起こす可能性があるため静脈内投与しない。

　2　×　選択肢 1 の解説参照。白濁の原因が不溶性の物質であれば、インラインフィルターの孔径より大きな物質はフィルターに捕捉されるが、期待する治療薬効が得られなくなる可能性がある。

　3　×　ビーフリード輸液は、上室液（アミノ酸・電解質液）及び下室液（ビタミン B_1・糖・電解質液）からなり、用時に隔壁を開通して上室液と下室液をよく混合する。混合したものは、保存せずに速やかに使用することとされている。

　4　×　塩化カルシウム注射液（1 mEq/mL）20 mL は、電解質補液の電解質の補正用製剤であり、必ず希釈して使用することとされている。側管からであっても、急速静注はしない。

　5　○　ビーフリード輸液に塩化カルシウム注射液を混合した際に発現した白濁は、ビーフリード輸液中に含まれるリン酸イオンと塩化カルシウム注射液のカルシウムイオンが反応してリン酸カルシウムが析出したものと考えられる。

Ans.　5

▌Point▐

　塩化カルシウム注射液には、電解質補正用（1 mEq/mL）よりも低濃度（0.36 mEq/mL）の 2 ％塩化カルシウム注射液があり、低カルシウム血症に起因するテタニー、テタニー関連症状の改善などを適応としている。2 ％塩化カルシウム注射液は、希釈して投与する必要はないが、塩化カルシウムとして、通常成人 0.4 ～ 1.0 g（カルシウムとして 7.2 ～ 18 mEq：20 ～ 50 mL）を、1 日 1 回静脈内に緩徐に注射することとされている（2 ％注射液 20 mL あたり 5 ～ 10 分間かけて静脈内に投与する）。

生物
物理・化学・

衛生

薬理

薬剤

病態・薬物
治療

法規・制度・
倫理

実務

問 280-281　72歳男性。5年前から緑内障にて以下の処方1～処方3で治療を受けていた。
（処方1）
　　　ビマトプロスト点眼液 0.03%（2.5 mL/本）　1本
　　　　　　　　　　　　　　　　　　　　1日1回　夕　両眼に点眼
（処方2）
　　　リパスジル塩酸塩水和物点眼液 0.4%（5 mL/本）　1本
　　　　　　　　　　　　　　　　　　　　1日2回　朝夕　右眼に点眼
（処方3）
　　　チモロールマレイン酸塩持続性点眼液 0.5%（2.5 mL/本）　1本
　　　　　　　　　　　　　　　　　　　　1日1回　夕　両眼に点眼
　　眼圧が高いため、今回処方3が中止となり、処方4に変更となった。
（処方4）
　　　ブリンゾラミド 1%/チモロールマレイン酸塩 0.5%配合懸濁性点眼液（5 mL/本）　1本
　　　　　　　　　　　　　　　　　　　　1日2回　朝夕　両眼に点眼

問 280（実務）
　　変更後の点眼方法の説明として適切なのはどれか。2つ選べ。
1　点眼順序はどれから開始してもよいです。
2　朝の右眼への点眼は、処方2を先に行ってください。
3　夕の右眼への点眼は、処方2→処方4→処方1の順に行ってください。
4　処方4の点眼液は、よく振ってから使用してください。
5　処方4は1回に2滴以上点眼する必要があります。

▌Approach▐　代表的な配合懸濁性点眼液の使用方法に関する問題

▌Explanation▐
1　×　処方されている点眼液のうち、新たに追加となった処方4の懸濁点眼液は、処方1と2の水性点眼液と比べ主薬の吸収に時間がかかるため、最後に点眼するのが適切である。
2　○　選択肢1の解説参照。
3　×　選択肢1の解説参照。
4　○　処方4は懸濁性点眼液であり、保存中に成分が容器内に沈殿する可能性がある。使用時にはキャップを閉じたままよく振ってから点眼する。
5　×　処方4は、配合成分であるブリンゾラミド 1%及びチモロール 0.5%の国内における承認濃度に基づき、「1回1滴、1日2回点眼する」と用法・用量が設定されている。

Ans.　2、4

▌Point▐
　　リパスジル塩酸塩水和物点眼液 0.4%及びブリンゾラミド 1%/チモロールマレイン酸塩 0.5%配合懸濁性点眼液は、点眼時に涙嚢部の圧迫を行うことにより、点眼液の鼻涙管への流出による鼻粘膜からの吸収を防ぎ、全身性の副作用発現の可能性を軽減できると考えられることから、原則として仰臥位をとり、患眼を開瞼して結膜嚢内に点眼し、1～5分間閉瞼して涙嚢部を圧迫させた後、開瞼することとされている。また、ビマトプロスト点眼液 0.03%とリパスジル塩酸塩水

和物点眼液 0.4 ％は、他の点眼剤を併用する場合には、少なくとも５分以上間隔をあけてから点眼すること、ブリンゾラミド１％／チモロールマレイン酸塩 0.5％配合懸濁性点眼液は、他の点眼剤を併用する場合には、少なくとも 10 分以上間隔をあけてから点眼することとされている。

問 281（薬剤）

　変更後の処方の各点眼液の特徴に関する記述のうち、正しいのはどれか。**２つ選べ。**

1　ビマトプロスト点眼液は、油性点眼液であるため、水性点眼液よりも先に点眼すると、水性点眼液の効果を高めることができる。

2　各点眼液に含まれるベンザルコニウム塩化物は、ソフトコンタクトレンズに吸着される。

3　リパスジル塩酸塩水和物点眼液は、塩基性薬物が主薬であるため、保存剤は添加されていない。

4　ブリンゾラミド／チモロールマレイン酸塩配合懸濁性点眼液中の懸濁粒子の粒子径は、約 15 μm である。

5　ブリンゾラミド／チモロールマレイン酸塩配合懸濁性点眼液は、点眼液の粘度を高めて懸濁状態を安定化する添加剤が加えられている。

┃Approach┃　点眼剤の特徴に関する問題

┃Explanation┃

1　×　水性点眼液の効果を弱めてしまう。

2　○　点眼薬の防腐剤として最も使用されているベンザルコニウム塩化物は高濃度では角質のタンパク質を変性させ、角膜や結膜の上皮剥離、欠損が起こることが報告されている。

3　×　保存剤は添加されている。市販品にはベンザルコニウム塩化物が含有。本成分の pK_a は 8.01 である。

4　×　懸濁性点眼液中の粒子径は 75 μm 以下である。

5　○　高分子であるカルボキシビニルポリマーが増粘剤として添加されたことで分散安定性が高まる。

Ans.　2、5

┃Point┃

点眼薬に用いられる代表的な保存剤

- パラオキシ安息香酸エステル（パラベン類）
- ベンザルコニウム塩化物（陽イオン性界面活性剤）
- クロロブタノール（アルコール類）
- ベンゾドデシニウム臭化物（陽イオン性界面活性剤）
- クロルヘキシジングルコン酸塩（陽イオン性界面活性剤）
- ホウ酸・ホウ砂

点眼薬をさす順序

　①水溶性点眼液 ➡ ②懸濁性点眼液 ➡ ③油性点眼液 ➡ ④ゲル化点眼液 ➡ ⑤眼軟膏
の順序が一般的である。

> 問 282-283 66歳男性。排尿困難となり病院を受診したところ、ホルモン感受性の前立腺癌と診断
> された。主な検査値は以下のとおり。
> （検査値）
> 　　ALT 38 IU/L、AST 28 IU/L、血清クレアチニン値 1.1 mg/dL、
> 　　BUN 12 mg/dL、PSA値 28.0 ng/mL、グリーソンスコア 9
> 　この患者は、以下の処方による治療が計画されている。
> （処方）
> 　　リュープリン®PRO注射用キット^{（注）}22.5 mg　24週に1回　皮下投与
> 　　（注：注射用リュープロレリン酢酸塩）

> **問 282（薬剤）**
> 　リュープリン®PRO注射用キットに関する記述のうち、正しいのはどれか。**2つ**選べ。
> 1　本剤は乳濁性注射剤である。
> 2　本剤のマイクロカプセルは、乳酸重合体を主たる基剤としている。
> 3　投与後、マイクロカプセルが体内でゆっくりと分解することでリュープロレリン酢酸塩を徐放
> 　出する。
> 4　本剤のマイクロカプセルの平均粒子径は、約 600 μm である。
> 5　本剤には、分散剤としてレシチンが含まれている。

■Approach■ 徐放性製剤に関する問題

■Explanation■

1　×　懸濁性注射剤である。
2　○　乳酸重合体を基剤としたマイクロカプセルにリュープロレリン酢酸塩を含有させた、DDSに
　　よる徐放性製剤である。
3　○　記述の通り。
4　×　マイクロカプセルの平均粒子径は、約 30 μm である。
5　×　レシチンは含まれていない。レシチンは脂肪乳剤（リピッドマイクロスフェア）調製時に使
　　用される。

Ans.　2、3

■Point■

　乳酸重合体（ポリ乳酸）は、生体内分解性材料として使用される生体適合性材料である。直接脱
水重縮合または開環重合により合成され、（L）乳酸、（D）乳酸および（DL）乳酸の組み合わせによ
り組成の異なる共重合体がある。使用目的に応じて平均分子量500〜200,000程度のポリマーの合成
が可能となり、薬物放出速度をコントロールできる。
　ポリ乳酸の基本構造式は、$-(OCH(CH_3)CO)_n-$　である。

問 283（実務）

　この患者の治療に関する記述のうち、適切なのはどれか。2つ選べ。

1　吸収が一定になるよう同じ部位に注射する必要がある。
2　24週を超える間隔で投与すると、臨床所見が一過性に悪化するおそれがあるので、24週後に来院するよう患者に指示する。
3　注射部位が硬結するので、注射後はよくもむよう患者に指示する。
4　血管内に注射液が混入しても徐放性は保持されるので問題ない。
5　黄体形成ホルモン放出ホルモン（LH−RH）誘導体又は合成 LH−RH に対して過敏症のある場合は禁忌なので既往歴を確認する。

■Approach■　ホルモン感受性の疾患に対する薬学的管理に関する問題

■Explanation■

1　×　リュープリン®PRO 注射用キットは、注射用リュープロレリン酢酸塩の注射用徐放性製剤である。皮下注射製剤であり、同一部位への反復投与は皮下組織に負担がかかることから、注射部位は毎回変更する。

2　○　リュープリン®PRO 注射用キットは、通常、成人には 24 週に 1 回リュープロレリン酢酸塩として、1 キット全量（22.5 mg）を皮下に投与する。24 週間持続の徐放性製剤であり、24 週を超える間隔で投与すると下垂体−性腺系刺激作用により性腺ホルモン濃度が再度上昇し、臨床所見が一過性に悪化するおそれがある。

3　×　投与部位をもむことにより、マイクロカプセルから主薬が過量に放出される可能性が懸念される。

4　×　リュープリン®PRO 注射用キットは懸濁性注射剤であり、通常、懸濁性注射剤は血管内に用いないと規定されている（日本薬局方 製剤総則）。

5　○　リュープリン®PRO 注射用キットの主成分であるリュープロレリン酢酸塩は、黄体形成ホルモン放出ホルモン（LH−RH）誘導体である。合成 LH−RH や LH−RH 誘導体に対して、過敏症の既往歴のある患者では過敏症が再発する可能性が高い。

Ans.　2、5

■Point■

　リュープリン®PRO 注射用キットは、黄体形成ホルモン放出ホルモン（LH−RH）誘導体であるリュープロレリン酢酸塩の注射用徐放性製剤である。生体内分解性高分子化合物である乳酸重合体を基剤としたマイクロカプセルにリュープロレリン酢酸塩を含有させた Drug Delivery System により徐放化され、12 週に 1 回（11.25 mg 製剤）あるいは 24 週に 1 回（22.5 mg 製剤）の皮下投与により、前立腺がん患者の血清テストステロン濃度を去勢レベル、閉経前乳がん患者の血清エストラジオールを閉経期レベルに抑制するとされている。

生物・化学・物理
衛生
薬理
薬剤
病態・薬物 治療
倫理 法規・制度・
実務

問 284–285　40歳女性。体重 50 kg。1週間前に腎移植の手術を受け、以下の処方により治療を受けている。

（処方1）
ネオーラル®(注)50 mg カプセル　　　　　　　　1回2カプセル（1日4カプセル）
　　　　　　　　　　　　　　　　　　　　　　　1日2回　朝夕食後　7日分

（注：シクロスポリン）

（処方2）
ミコフェノール酸モフェチルカプセル 250 mg　　1回4カプセル（1日8カプセル）
　　　　　　　　　　　　　　　　　　　　　　　1日2回　朝夕食後　7日分

（処方3）
プレドニゾロン錠5 mg　　　　　　　　　　　　1回2錠（1日4錠）
　　　　　　　　　　　　　　　　　　　　　　　1日2回　朝夕食後　7日分

問 284（薬剤）

ネオーラル®50 mg カプセルは、シクロスポリンの消化管吸収性を改善するための製剤学的工夫がなされている。その特徴を最もよく表している図の組合せはどれか。1つ選べ。

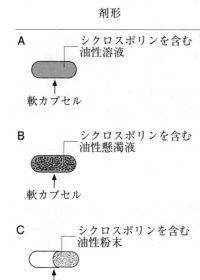
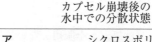
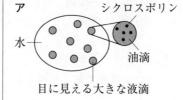
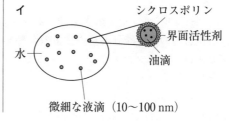

1　Aとア
2　Aとイ
3　Bとア
4　Bとイ
5　Cとア
6　Cとイ

■ Approach ■　マイクロエマルジョン製剤に関する問題

■ Explanation ■

　　軟カプセルであり、シクロスポリンが水にほとんど溶けないことから、油性溶液中に均一に分散されている。カプセル崩壊後に、水に溶解することでナノサイズの o/w 型エマルジョンを形成する。

Ans.　2

■ Point ■

　　ネオーラルカプセルは、親油性溶媒（グリセリン脂肪酸エステル）、親水性溶媒（プロピレングリコール）、界面活性剤（ポリオキシエチレン硬化ヒマシ油）をバランスよく配合したマイクロエマルジョン前濃縮物製剤であり、水に溶解することで o/w 型のマイクロエマルジョンを形成する。粒子径が 10 ～ 100 nm の微細な油滴であるため、消化管上部において吸収されやすい。食事や胆汁酸の影響を受けにくい利点を有する。

問 285（実務）

　　副作用モニタリングを目的に、薬剤師が患者と面談を行ったところ、患者から「昨晩は食欲がなく夕食をとらずに服用したが大丈夫ですか」と相談があった。シクロスポリンの血中トラフ濃度は、昨日は 211 ng/mL であったが本日は 198 ng/mL であった。薬剤師の対応として適切なのはどれか。1 つ選べ。

1　処方 1 は食事の影響が大きいので、剤形をカプセル剤から内用液剤へ変更するよう主治医に提案する。

2　食事ができない時は処方 1 を服用しないよう患者に伝える。

3　シクロスポリンの血中濃度低下による急性拒絶の予防を目的に、処方 2 を増量するよう主治医に提案する。

4　食欲のないときはグレープフルーツジュースを飲用するよう患者に伝える。

5　シクロスポリンの血中濃度変化より判断して、食事による影響は小さいので心配いらないと患者に伝える。

■ Approach ■　代表的な免疫抑制薬の治療薬物モニタリングに関する問題

■ Explanation ■

1　×　ネオーラル®カプセルの主薬であるシクロスポリンは、脂溶性であり、経口投与時の吸収に消化管内の胆汁酸分泌量や食事の影響を受けやすいことが知られている。ネオーラル®カプセルは、マイクロエマルジョンによるシクロスポリンの改良製剤であり、食事による影響を受けにくいとされる。

2　×　選択肢 1 の解説参照。

3　×　患者は、1 週間前に腎移植を受けている。シクロスポリンの腎移植後 1 カ月までの目標血中濃度（トラフ値）は 150 ～ 250 ng/mL とされており、患者のシクロスポリン血中濃度は治療域にコントロールされている。

4　×　グレープフルーツジュースは、腸管においてシクロスポリンの代謝酵素（CYP3A4）を阻害するため、シクロスポリンの血中濃度が上昇することがある。ネオーラル®カプセル服用時は、グレープフルーツジュースの飲食を避けることが望ましい。

5　○　選択肢 1 および 3 の解説参照。

Ans.　5

▌Point▌

シクロスポリンの治療薬物モニタリングにおける採血ポイントは、移植直後の急性期にはトラフ濃度のみ、またはトラフ濃度および C_2 値（服用 2 時間後の血中濃度）、あるいは AUC_{0-4} のモニタリングが必要と考えられている。腎移植後のシクロスポリン目標血中濃度は、以下の通りである。

移植後期間	トラフ値（ng/mL）	C_2 値（ng/mL）	AUC_{0-4}（ng·hr/mL）
0 〜 1 カ月	150 〜 250	1000 〜 1200	3000 〜 3500
1 〜 3 カ月	100 〜 150	800 〜 1000	2000 〜 3000
3 カ月以降	< 100	600 〜 800	1500 〜 2000

（出典：日本 TDM 学会・日本移植学会編、『免疫抑制薬 TDM 標準化ガイドライン』）

生物／物理・化学・

衛生

薬理

薬剤

治療／病態・薬物

倫理／法規・制度・

実務

106

2日目③　一般問題（薬学実践問題）

【病態・薬物治療、法規・制度・倫理／実務、実務】

◎指示があるまで開いてはいけません。

注　意　事　項

1　試験問題の数は、**問286から問345までの60問**。
15時30分から18時までの150分以内で解答すること。

2　解答方法は次のとおりである。

(1)　一般問題（薬学実践問題）の各問題の正答数は、**問題文中に指示されている**。
問題の選択肢の中から答えを選び、次の例にならって答案用紙に記入すること。
なお、問題文中に指示された正答数と**異なる数を解答すると、誤りになる**から注意すること。

（例）**問500**　次の物質中、常温かつ常圧下で液体のものはどれか。**2つ**選べ。

1　塩化ナトリウム　　2　プロパン　　3　ベンゼン
4　エタノール　　5　炭酸カルシウム

正しい答えは「3」と「4」であるから、答案用紙の

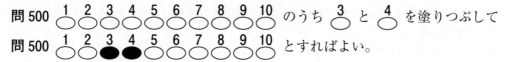

問500　1 2 3 4 5 6 7 8 9 10 のうち 3 と 4 を塗りつぶして

問500　1 2 ● ● 5 6 7 8 9 10 とすればよい。

(2)　解答は、◯の中全体をHBの鉛筆で濃く塗りつぶすこと。塗りつぶしが薄い場合は、解答したことにならないから注意すること。

悪い解答例　　**（採点されない）**

(3)　解答を修正する場合は、必ず「消しゴム」で跡が残らないように完全に消すこと。鉛筆の跡が残ったり、「」のような消し方などをした場合は、修正又は解答したことにならないから注意すること。

(4)　答案用紙は、折り曲げたり汚したりしないよう、特に注意すること。

3　設問中の科学用語そのものやその外国語表示（化合物名、人名、学名など）には誤りはないものとして解答すること。ただし、設問が科学用語そのもの又は外国語の意味の正誤の判断を求めている場合を除く。

4　問題の内容については質問しないこと。

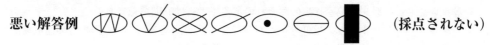

一般問題（薬学実践問題）【病態・薬物治療、法規・制度・倫理／実務】

> **問 286-287** 67歳男性。身長167 cm、体重73 kg。近医で心臓弁膜症を指摘され、病院で心エコーの検査予定であった。真夏の午前中に庭の草むしりをしていたところ、突然めまいと嘔吐が出現し、その場に倒れた。一緒に作業をしていた妻が救急車を要請し、救命救急センターに搬送された。問診・検査の結果、脳梗塞と診断された。倒れてからの時間経過は以下のとおりである。
>
> 　8：50　草むしり中に転倒
> 10：00　救命救急センターに到着
> 10：25　緊急MRIの実施
> 10：50　脳梗塞と診断

> **問 286（実務）**
> 　この患者の脳梗塞急性期に対する治療薬として、最も適切なのはどれか。1つ選べ。
> 1　アルガトロバン水和物
> 2　アルテプラーゼ
> 3　オザグレルナトリウム
> 4　ダルテパリンナトリウム
> 5　ヘパリンナトリウム

▌**Approach**▐　心原性脳塞栓症急性期に使用する治療薬に関する問題

▌**Explanation**▐

1　×　アルガトロバンは注射の抗トロンビン薬で、抗凝固薬として発症後48時間以内の脳血栓症急性期、慢性動脈閉塞症およびHIT（ヘパリン起因性血小板減少症）II型などに用いられるが、出血性脳梗塞を起こすおそれがあるので脳塞栓症又は脳塞栓症のおそれのある患者には投与禁忌である。

2　○　アルテプラーゼは遺伝子組換え組織型プラスミノーゲンアクチベータ（rt-PA）で、発症後4.5時間以内の脳梗塞急性期に血栓溶解薬として用いられる。

3　×　オザグレルナトリウムはトロンボキサン合成酵素を阻害する抗血小板薬で、クモ膜下出血術後の脳血管攣縮や脳血栓急性期に用いられるが、出血性脳梗塞を起こすおそれがあるので脳塞栓症の患者には禁忌、脳塞栓症のおそれのある患者には原則禁忌である。

4　×　ダルテパリンナトリウムは低分子ヘパリンで、抗凝固薬として血液透析時の血液凝固防止や播種性血管内凝固症候群に用いられるが、心原性脳塞栓症には適応がない。

5　×　ヘパリンナトリウムは抗凝固薬として脳塞栓症の予防・治療に使用できるが、この患者は発症後2時間しか経過していない、いわば超急性期なので、アルテプラーゼよりも優先度は劣る。

Ans.　2

▌**Point**▐
　血流速度が遅いと凝固が活性化されやすく、深部静脈血栓症、肺塞栓、心房細動による脳梗塞（心原性脳塞栓症）などで生じる血栓は凝固血栓（赤色血栓）であるため、予防には抗凝固療法の有効性が高い。逆に、血流速度が速いと血小板が活性化されやすく、心筋梗塞、脳梗塞（ラクナ、アテローム）、閉塞性動脈硬化症などで生じる血栓は血小板血栓（白色血栓）なので、抗血小板療法が優先される。

問 287（病態・薬物治療）

　この患者に前間の治療薬を選択する際に、確認が必要なのはどれか。2つ選べ。
1　頭蓋内出血の有無
2　動脈血液ガス分析の結果
3　好中球数
4　eGFR
5　脳梗塞の発症時刻

▌Approach▌　アルテプラーゼ使用の際の確認事項に関する問題

▌Explanation▌

1　○　アルテプラーゼには、脳出血、脳梗塞急性期への使用により胸部大動脈瘤破裂で死亡例あり、虚血性脳血管障害急性期患者は重篤な頭蓋内出血の危険、という内容の警告が付いており、頭蓋内出血などの出血がある患者には投与禁忌である。
2　×　特に確認の必要はない。
3　×　特に確認の必要はない。
4　×　特に確認の必要はない。
5　○　アルテプラーゼは、①虚血性脳血管障害急性期に伴う機能障害の改善（発症後4.5時間以内）、②急性心筋梗塞における冠動脈血栓の溶解（発症後6時間以内）、に適応があり、それ以降では血栓を溶解することができないため、発症時刻の確認は重要である。

Ans.　1、5

▌Point▌

　他のrt-PAとして、①急性心筋梗塞（発症後6時間以内）、②急性肺血栓塞栓症、に適応を有するモンテプラーゼがあり、心筋梗塞の場合は再灌流に急を要する場合が多いため、静注投与のモンテプラーゼ使用が推奨されている（アルテプラーゼは点滴静注）。

問 288-289　72歳女性。読書中に胸部の違和感が出現し、その直後に目の前が真っ暗になり5秒間
程度意識を失った。翌日も、30分に1回くらいの間隔で同様の数秒間の失神発作を繰り返したため、
病院に救急搬送された。

搬送時の所見：血圧 136/78 mmHg、心拍数 70 拍 / 分、赤血球数 458 × 10⁴/μL、Hb 12.9g/dL、
　　　　　　Ht 45%、白血球数7,600/μL、血小板数16 × 10⁴/μL、AST 32 IU/L、ALT26 IU/L、
　　　　　　CK（クレアチンキナーゼ）112 IU/L、血清クレアチニン値0.6 mg/dL、血糖値
　　　　　　98 mg/dL、Na 135 mEq/L、K 4.1 mEq/L

　意識消失時に心電図モニターに異常波形（下図）を認め、その際脈拍を触知しなかった。非発
作時は意識清明で、心音や呼吸音に異常はない。

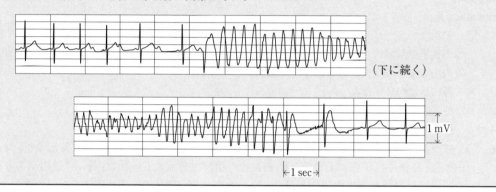

（下に続く）

1 mV

←1 sec→

問 288（病態・薬物治療）
　この患者の失神発作が起こった機序として、考えられるのはどれか。1つ選べ。
1　不整脈により、生じた血栓が脳血流を障害した。
2　不整脈により、生じた血栓が冠血流を障害した。
3　不整脈により、心拍出量が低下した。
4　心筋収縮力の低下により、心拍出量が低下した。
5　消化管出血により、血圧が低下した。

■Approach■　不整脈による失神発作の発現機序に関する問題
■Explanation■

　搬送時の所見より、これといった基礎疾患は見当たらない。心電図より QT 間隔の延長が認
められ、QRS 軸が時間とともにねじれるような特異な波形がみられることから、QT 延長症候群
（LQTS）から torsades de pointes（TdP：多形性心室頻拍）が誘発され、これが繰り返されてい
ることが推測される。QT 間隔はもともと女性の方が長いため、LQTS は女性に起こりやすい。

　そもそも、不整脈とは正常な洞調律が妨げられた状態であり、心臓から効率よく全身へ血液を
送り出すことが困難となり、駆出効率が低下して心拍出量が低下するために一過性の脳虚血発作
を招く。不整脈が原因で起こる失神をアダムス・ストークス（Adams-Stokes）症候群といい、
頻脈性・徐脈性不整脈のいずれも心拍出量の低下を伴うため両者で起こりうる。

Ans.　3

■Point■
　QT 延長そのものは無症状だが、TdP を発現した場合には失神発作、動悸、眼前暗黒感などが
みられ、心室細動などに移行すると心停止に至り、突然死を招くケースもある。先天性 LQTS に

は、K⁺やNa⁺チャネルの機能異常を伴う遺伝性（先天性）と特発性があり、遺伝子型でLQTS1〜13に分類され、LQTS1〜3で約90%を占める。LQTS1は運動中（特に水泳）、LQTS2は強烈な情動ストレス時に発症することが多く、治療には運動制限やβ遮断薬が有効である。β遮断薬の中でも、アテノロールやメトプロロールのようなβ₁選択性の高いβ遮断薬よりも、β₁非選択性のβ遮断薬であるプロプラノロールやナドロールの有効性が高い。LQTS3は睡眠中や安静時の発症が多く、メキシレチンなどのNa⁺チャネル遮断薬が有効である。

問289（実務）

家族から、最近、処方薬が変更になったとの情報を得た。そのため、変更された薬物により意識消失が引き起こされた可能性があると考えた。現在、患者は以下の薬剤を服用している。最も疑わしいのはどれか。1つ選べ。

シベンゾリンコハク酸塩錠 100 mg	1回1錠（1日3錠） 1日3回　朝昼夕食後
カルベジロール錠 10 mg	1回1錠（1日1錠）
ワルファリンカリウム錠 5 mg	1回1錠（1日1錠）
フロセミド錠 40 mg	1回1錠（1日1錠）
ランソプラゾール腸溶性口腔内崩壊錠 15 mg	1回1錠（1日1錠） 1日1回　朝食後

1　シベンゾリン
2　カルベジロール
3　ワルファリン
4　フロセミド
5　ランソプラゾール

■ Approach ■　薬剤性LQTSの原因薬物に関する問題

■ Explanation ■

「変更された薬物により意識消失が引き起こされた可能性がある」ということで、薬剤性二次性LQTSが想定される。薬剤性LQTSの原因薬物としては、下記のようなものが報告されている。

抗不整脈薬	Ⅰa群；キニジン、ジソピラミド、プロカインアミド、シベンゾリンなど Ⅰc群；フレカイニド Ⅲ群；ソタロール、ニフェカラント、アミオダロンなど Ⅳ群；ベプリジル
抗菌薬	マクロライド系、ニューキノロン系、ST合剤など
抗真菌薬	イトラコナゾールなど
抗アレルギー薬	ヒドロキシジンなど
脂質異常症治療薬	プロブコールなど
抗精神病薬	ハロペリドール、クロルプロマジンなど
三環系抗うつ薬	イミプラミン、アミトリプチリンなど
抗潰瘍薬	ファモチジン、スルピリドなど
制吐薬	ドンペリドンなど
抗悪性腫瘍薬	ドキソルビシンなど

（出典：日本循環器学会／日本不整脈心電学会『2020年改訂版不整脈薬物治療ガイドライン』）

Ans.　1

■Point■

　　二次性 LQTS の原因としては、薬剤性の他、高度な徐脈（完全房室ブロック、洞不全症候群）、電解質異常（低 K 血症、低 Mg 血症、低 Ca 血症）およびその他（心疾患、中枢神経疾患、代謝異常など）がある。

問 290–291　68 歳男性。30 歳時に結核、52 歳時に脂質異常症を指摘され、ロスバスタチンを内服中である。2 年前に急性心筋梗塞を発症し、その際に出現した心室頻拍と心室細動に対してアミオダロンによる治療が開始され、その後症状は安定していた。本日、呼吸困難のため緊急入院となった。3 ヶ月前から食欲がなく、息切れを自覚していた。入院時に発熱はなく、主な検査値は以下のとおりで、白血球数が増加、CRP、LDH が高値を示していた。

（検査値）

　　血圧 102/65 mmHg、心拍数 100 拍 / 分、SpO_2 93％、

　　Hb 12.7 g/dL、白血球数 10,600/μL、AST 26 IU/L、ALT 21 IU/L、LDH 184 IU/L、

　　eGFR 56.3 mL/min/1.73 m^2、CRP 14.3 mg/dL、

　　QTF（クォンティフェロン）陰性、モニター心電図で異常所見なし

問 290（病態・薬物治療）

　　この患者の病態として、可能性が高いのはどれか。2 つ選べ。

1　胸部聴診所見で、水泡音が聴取される。
2　血液検査で、シアル化糖鎖抗原 KL–6 の値が高値を示す。
3　動脈血液ガス検査で、高炭酸ガス血症を伴う。
4　CT にて、両側肺に広範囲のすりガラス陰影を認める。
5　肺機能検査で、％VC は変化せず、$FEV_{1.0}$％が低下している。

■Approach■　間質性肺炎の検査に関する問題
■Explanation■

　　アミオダロン投与後の呼吸困難、息切れ、白血球増加、CRP・LDH 高値、SpO_2（経皮的酸素飽和度）低下（基準値；96％以上）などから、患者は副作用で薬剤性間質性肺炎を発症しているものと思われる。eGFR の基準値は 60 mL/min/1.73m^2 以上が正常なので、軽度の腎機能低下が認められる。

1　×　断続性ラ音には捻髪音と水泡音があり、間質性肺炎、マイコプラズマ肺炎、クラミジア肺炎などでは捻髪音、急性呼吸窮迫（促迫）症候群（ARDS）、肺水腫、肺炎、気管支拡張症、慢性気管支炎、びまん性汎細気管支炎などでは水泡音が聴取される。

2　○　KL–6 は、肺のⅡ型肺胞上皮細胞で産生され、間質性肺炎で高値となり、さらに活動期では非活動期と比べて有意に高値となることから、間質性肺炎の診断や活動性を評価する指標として有用である。

3　×　間質性肺炎などの拘束性換気障害では、PaO_2 低下により低酸素血症となるが、代償性の過換気により $PaCO_2$ は低下することが多い。閉塞性換気障害では、気流制限に伴うガス交換障害のために低酸素血症や高炭酸ガス血症（$PaCO_2$↑）となり、呼吸性アシドーシスを呈する。

4　○　胸部 CT 所見として、両側肺底部に末梢優位のわずかなすりガラス様陰影と蜂巣肺（線維

化の終末像）を伴う網状影を認める。

5 × 拘束性換気障害では、$FEV_{1.0}$ %（1秒率）は低下しないが、% VC（%肺活量）の低下（% VC < 80%）が認められる。それ故、肺や胸郭が広がりにくいため吸気しづらいが、気道閉塞はないので呼気はスムーズに行える。

Ans. 2、4

┃Point┃

　換気障害は閉塞性と拘束性に疾患を分類し、肺機能、血液ガスなどの検査値の相違、胸部X線・CT所見の特徴などをまとめるとともに、専門用語の理解が重要である。

問 291（実務）

　この患者への対応として、適切なのはどれか。<u>2つ</u>選べ。

1　アミオダロンを中止する。
2　ステロイドパルス療法を実施する。
3　ステロイド吸入療法を実施する。
4　人工呼吸器を装着する。
5　リファンピシンを投与する。

┃Approach┃ 薬剤性間質性肺炎の治療に関する問題

┃Explanation┃

1 ○ 薬剤性間質性肺炎の場合は、まず原因となる薬物の投与を中止する。

2 ○ 中等症以上の薬剤性間質性肺炎では、ステロイドの投与またはステロイドパルス療法を施行する。

3 × ステロイド吸入療法は、ぜん息の長期管理に用いられる。薬剤性間質性肺炎の治療には、ステロイドの全身投与が行われる。免疫学的機序のような間接障害によって細胞が傷害される場合はステロイド投与の有効性は高いが、直接的に細胞が傷害される場合は効果が乏しい場合が多い。

4 × SpO_2 は正常時より若干低下しているが、加齢によっても低下する数値であり、呼吸不全の状態とは考えられないので、人工呼吸器装着は不要である。

5 × QFT（クォンティフェロン検査）は、結核菌感染者の末梢血中に存在するメモリーT細胞に結核菌特異抗原を接触させると、細胞性免疫反応でIFN-γが産生・放出させる性質を利用した結核菌感染診断法の一つで、ELISA法によりIFN-γを定量する方法である。QFT陰性のため、リファンピシン投与は不適切である。

Ans. 1、2

┃Point┃

薬剤性間質性肺炎の主な原因薬物

化学療法薬	ブレオマイシン、シクロホスファミド、メトトレキサート、ブスルファン、マイトマイシンC、パクリタキセル、など
分子標的薬	抗EGFR抗体薬、EGFR-TK阻害薬、免疫チェックポイント阻害薬、など
抗リウマチ薬	メトトレキサート、サラゾスルファピリジン、レフルノミド、など
抗菌薬	ミノサイクリン、βラクタム系、ニューキノロン系、など
その他	アミオダロン、インターフェロン、など

物理・化学・生物

衛生

薬理

薬剤

病態・薬物 治療

法規・制度・倫理

実務

問 292-293　13歳女児。身長 127 cm、体重 23 kg。多飲、多尿、口渇と 1 ヶ月に 3 kg の体重減少があった。ある朝、全身倦怠感、下痢、嘔吐があり、意識障害となったため母親が救急車を要請し、病院に搬送された。1 型糖尿病と診断され入院となった。搬送時の検査データを下に示す。

（検査値）

　　血糖値 770 mg/dL、尿糖（4 ＋）、尿蛋白（－）、尿中ケトン体（4 ＋）、

　　Na 132.0 mEq/L、K 4.2 mEq/L、動脈血液ガス pH 7.1、HCO_3^- 9.0 mEq/L

問 292（病態・薬物治療）

　　この患児の病態及び検査に関する記述のうち、正しいのはどれか。2 つ選べ。

1　インスリン過剰状態にある。

2　アルカローシスによって、血中重炭酸イオンの減少がみられる。

3　高血糖により脂肪分解が抑制されている。

4　呼気中にアセトン臭が認められる。

5　Glutamic acid decarboxylase（GAD）抗体が陽性である可能性が高い。

■ Approach ■　1 型糖尿病（DM）の病態に関する問題

■ Explanation ■

1　×　1 型 DM なので、β 細胞は破壊され、絶対的インスリン欠乏に陥っていると考えられる。

2　×　患者は高血糖（≧ 250 mg/dL）、尿中ケトン体が（4 ＋；高ケトン血症）、アシドーシス（pH 7.3 未満）、低 HCO_3^- 血症（＜ 18 mEq/L）であることから、糖尿病性ケトアシドーシスの状態である。

3　×　インスリン不足による糖利用能の低下は、β 酸化による脂肪の分解促進を招き、ケトン体が生成され、糖尿病ケトアシドーシスの原因となる。

4　○　脂肪の β 酸化により、アセトン、アセト酢酸、β ヒドロキシ酪酸などのケトン体が生成されるため、呼気中にアセトン臭が認められる。

5　○　グルタミン酸デカルボキシラーゼ（GAD）は、グルタミン酸から GABA を合成する酵素で、膵臓にも分布し、GABA はインスリン分泌促進作用をもつ。GAD 抗体は膵臓を攻撃する自己抗体で、1 型 DM 発症直前から血中に検出され、発症直後に最も高率となる。

Ans.　4、5

■ Point ■

　　1 型 DM の大部分は自己免疫的機序で発症し、膵島細胞成分に対する自己抗体が検出されることが多い。膵島関連自己抗体としては GAD 抗体の他に、膵島細胞抗体（ICA）、インスリン自己抗体（IAA）、抗インスリノーマ関連タンパク 2（IA-2）抗体および亜鉛輸送担体 8（ZnT8）抗体などが、1 型 DM マーカーとして臨床で使用されている。

問 293（実務）

この患児への初期対応として適切なのはどれか。2つ選べ。

1 ジペプチジルペプチダーゼ-4（DPP-4）阻害薬の経口投与
2 インスリンの点滴静注
3 グルコン酸カルシウムの点滴静注
4 生理食塩液の点滴静注
5 5％ブドウ糖注射液の点滴静注

▊Approach▊ 1型糖尿病患者への初期対応に関する問題

▊Explanation▊

1 × DPP-4阻害薬は、インクレチン分解酵素であるDPP-4を選択的に阻害し、活性型GLP-1・GPI濃度を高め、血糖依存的にインスリン分泌を促進する。したがって、1型DMには無効である。

2 ○ 初期対応として適している。

3 × グルコン酸カルシウムは低Ca血症やCa補給に用いられる他、細胞膜安定化作用を利用して高K血症の初期治療にも用いられる。血清K値（3.5〜5.0 mEq/L）は正常なので、投与の必要はない。

4 ○ 糖尿病性ケトアシドーシスの初期治療は、十分な輸液と電解質の補正およびインスリンの適切な投与である。輸液として、体重の変化から脱水の程度を大まかに推定し、直ちに生理食塩液点滴静注（500〜1,000 mL/時）を開始する。

5 × 血糖値が770 mg/dLとかなり高いので、ブドウ糖注射液は全く必要ない。

Ans. 2、4

▊Point▊

糖尿病性ケトアシドーシスは若年1型DM患者に多くみられ、発症前の既往・誘因としては、インスリン治療の中断・減量や感染、ストレスが挙げられる。2型DMでもインスリン抵抗性増大や清涼飲料水の多飲（清涼飲料水ケトーシス、ペットボトル症候群）などが原因で起こることもある。SGLT2阻害薬投与によって、正常血糖でもケトアシドーシスを発症することがある。

問 294-295　48歳男性。近視でハードコンタクトレンズを使用している。45歳時より眼科でドライ
アイと診断され、ジクアホソルナトリウム点眼液を処方され、点眼している。ここ数年2〜4月
頃に発作性反復性のくしゃみ、水性鼻漏と鼻閉の症状が出ていたが、この時期を過ぎると楽にな
るので経過をみていた。本年2月にこれら症状が悪化し、眼もかゆくなったため、病院を受診し、
ビラスチン錠とエピナスチン塩酸塩点眼液が処方され、処方箋をもって来局した。

問 294 （病態・薬物治療）
　この患者の病態として、考えられるのはどれか。2つ選べ。
1　鼻粘膜でⅡ型アレルギー反応が起こっている。
2　ハウスダストやダニが原因である。
3　鼻内所見で鼻粘膜に発赤がみられる。
4　気管支ぜん息を合併しやすい。
5　抗原飛散数の増加により症状が増悪する。

■Approach■　花粉症の病態に関する問題
■Explanation■
　　患者はアレルギー性鼻炎の三主徴である発作性反復性くしゃみ、水性鼻漏、鼻閉を呈し、2〜4
月限定ということで、季節性アレルギー性鼻炎、いわゆる花粉症である。
1　×　アレルギー性鼻炎は、鼻粘膜のマスト細胞や好塩基球に結合したIgEに外界から進入した
　　抗原が結合し、ヒスタミンやロイコトリエンなどが放出されて起こるⅠ型アレルギー疾患
　　である。
2　×　花粉症の場合は、スギ・イネ・キク科植物の花粉がアレルゲンである。通年性の場合は、
　　主にハウスダストやダニがアレルゲンとなる。
3　○　鼻鏡検査で鼻腔粘膜の腫脹や色調変化を認める。通年性では下鼻甲介粘膜の蒼白化が見
　　られるが、季節性では発赤を呈することが多い。
4　×　花粉症の場合はアレルギー性鼻炎を合併しやすい。通年性の場合は気管支ぜん息を合併
　　しやすい。
5　○　北海道・沖縄以外ではアレルギー性鼻炎の中でスギ花粉症が最多であり、近年の花粉飛
　　散量増加により、患者数増加と発症の若年化が問題となっている。

Ans.　3、5
■Point■
　　Ⅰ型アレルギー機序で発症する疾患は比較的身近なものが多いので、病態・治療は熟知してお
くべきである。

問 295（実務）

この患者への服薬指導として、適切なのはどれか。**2つ選べ**。

1 これらの薬剤を使用する際には自動車等の運転をしないで下さい。
2 ビラスチン錠は1日1回空腹時に服薬して下さい。
3 処方された点眼液を使用するときは、コンタクトレンズを外す必要がありません。
4 処方された点眼液を点眼する際は、点眼間隔をあける必要はありません。
5 症状がひどいときには、エピナスチン塩酸塩点眼液を一度に2滴以上続けて点眼して下さい。

■Approach■　点眼剤使用時の注意に関する問題

■Explanation■

1 ×　ビラスチンは、添付文書に自動車運転の注意記載がない第2世代 H_1 受容体遮断薬である。エピナスチン点眼液も全身投与ではないので、眠気の副作用はほぼない。

2 ○　ビラスチンは経口投与で食事の影響を受けやすく、バイオアベイラビリティが有意に低下するため、1日1回空腹時投与とされる。

3 ○　コンタクトレンズ装着時に点眼で問題となるのは、防腐剤である塩化ベンザルコニウムである。エピナスチン塩酸塩点眼液には塩化ベンザルコニウムが添加剤として使用されていないため、ハードコンタクトレンズ装着のまま点眼してもかまわない。

4 ×　エピナスチン塩酸塩は、点眼液では1回1滴、1日4回（朝・昼・夕・就寝前）、持続性点眼液では1回1滴、1日2回の指示があるので、それなりに点眼間隔をあける必要がある。

5 ×　上記参照。一度に2滴以上の点眼は用法・用量の逸脱になる。

Ans.　2、3

■Point■

ビスラチンの他、同じ第2世代 H_1 受容体遮断薬のフェキソフェナジン、ロラタジンおよびデスロラタジンにも添付文書上に「自動車の運転」に関する記載がないため、運転が避けられない場合も使用可能である。

問 296-297　50歳男性。5年前に病院の循環器内科で僧帽弁閉鎖不全症を指摘され、外来で経過観察中であった。2ヶ月前に歯肉炎のため歯科で処置を行った後、持続性の発熱、全身倦怠感、腰痛及び四肢に点状出血を認めたため、精査目的で入院となった。聴診により心尖部で収縮期雑音が聴取された。また、血液培養によって、*Streptococcus salivarius*（緑色レンサ球菌の一種）が同定され、薬剤感受性試験を行ったところ、以下のような結果が得られた。

抗菌薬	MIC（ppm）	判定
ベンジルペニシリン	≦ 0.06	Sensitive
メロペネム	≦ 0.06	Sensitive
セフトリアキソン	≦ 0.06	Sensitive
レボフロキサシン	＞ 4	Resistant
バンコマイシン	≦ 0.25	Sensitive

問 296（実務）

この患者に投与する抗菌薬と投与期間の組合せとして、適切なのはどれか。1 つ選べ。

	抗菌薬（注射）	投与期間
1	ベンジルペニシリン	4 週間
2	メロペネム	4 週間
3	セフトリアキソン	2 週間
4	レボフロキサシン	2 週間
5	バンコマイシン	1 週間

■ Approach ■　感染性心内膜炎（IE）治療に用いる抗菌薬の選択に関する問題

■ Explanation ■

　　患者には後天性弁膜症の基礎疾患があり、歯科治療後に発症し、持続性の発熱、全身倦怠感、腰痛および四肢点状出血などの症状、また心雑音聴取となると、IE の罹患が疑われ、緑色レンサ球菌が同定されたことでほぼ確定診断される。

　　自己弁 IE 治療の第一選択薬はペニシリン G で、2,400 万単位 / 日を 6 回に分割、または持続投与で、投与期間は 4 週間が推奨されている。ペニシリンアレルギーの場合や高齢者、腎機能低下例では、セフトリアキソン（2 g/ 回、1 回 / 日、4 週間）、β ラクタム系薬にアレルギーの場合はバンコマイシン（1 g/ 回、2 回 / 日または 15 mg/kg/ 回、2 回 / 日、4 週間）が用いられる。（『感染性心内膜炎の予防と治療に関するガイドライン』JCS2017）

1　○　上記参照。
2　×　メロペネムの治療効果に関する臨床的エビデンスはない。
3　×　セフトリアキソンを使用する場合の投与期間は、原則 4 週間である。
4　×　ニューキノロン系は感受性を示さない。
5　×　バンコマイシンを使用する場合の投与期間は、原則 4 週間である。

Ans.　1

■ Point ■

　　緑色レンサ球菌は口腔レンサ球菌とも呼ばれ、う歯の原因菌である。歯科処置や口腔の衛生状態が悪いことで血中に入り、付着性に富み、IE の主要な原因菌となる。

生物・物理・化学

衛生

薬理

薬剤

病態・薬物治療

法規・制度・倫理

実務

問 297 （病態・薬物治療）

この患者の入院時の検査結果として、妥当なのはどれか。2つ選べ。

1　心エコー検査で、疣贅（疣腫）が認められる。
2　血液検査で、赤血球沈降速度（赤沈、ESR）が遅延している。
3　血液検査で、γ-グロブリン濃度が低下している。
4　血液検査で、CRP 値が上昇している。
5　冠動脈造影検査で、血管閉塞が認められる。

▌Approach▌　IE 患者の検査に関する問題

▌Explanation▌

1　○　疣贅とは、病原微生物が付着・増殖した後、フィブリン・線維性組織によって取り囲まれてできあがった硝子様の小血栓のことである。心エコー検査で、疣贅、膿瘍、弁の新たな部分的裂開の検出は、IE の確定診断には必須である。

2　×　炎症反応を反映して、血液検査では、赤沈亢進、白血球・CRP・γ-グロブリン・フィブリノゲン増加がみられる。

3　×　解説 2 参照。

4　○　解説 2 参照。

5　×　冠動脈造影検査で、腫瘍血管塞栓、敗血症性梗塞、感染性動脈瘤などがみられるが、血管閉塞は観察されない。

Ans.　1、4

▌Point▌

　IE の発症には、弁膜疾患や先天性心疾患に伴う異常血流、人工弁置換術後などに異物の影響で生じる非細菌性血栓性心内膜炎が重要とされる。すなわち、非細菌性血栓性心内膜炎を有する例において、歯科処置などにより一過性の菌血症が生じると、その部位に菌が付着・増殖し、疣腫が形成されると考えられている。IE の病態の中心は、菌血症と弁膜の炎症性破壊による心機能不全、疣腫による塞栓症である。

問 298-299　成人男性の HIV 感染症患者が、発熱や乾性咳嗽の症状を訴え外来受診した。身体所見として、頭痛、嘔吐などの中枢神経症状はなかった。胸部 X 線検査で、両側びまん性のすりガラス陰影が認められた。この患者の CD4 陽性リンパ球数は、120/μL であった。なお下図は、感染時からの経過時間と CD4 陽性リンパ球数との関係に、CD4 陽性リンパ球数の減少に伴って発症する日和見感染症を示したものである。

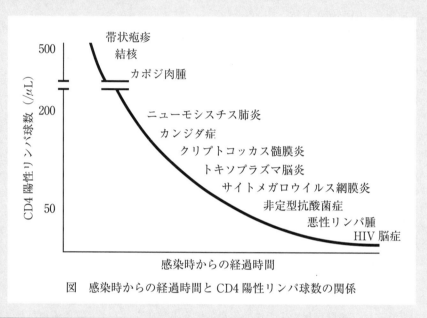

図　感染時からの経過時間と CD4 陽性リンパ球数の関係

問 298（病態・薬物治療）
　この患者の症状を引き起こした病原体として考えられるのはどれか。1 つ選べ。
1　カンジダ
2　クリプトコッカス
3　サイトメガロウイルス
4　トキソプラズマ
5　ニューモシスチス

■Approach■　HIV 感染症患者の症状および検査所見から推測される合併症に関する問題
■Explanation■

　この患者は感染症が進行して免疫力が低下し（CD4 陽性リンパ球数が 200/μL 未満）、明らかに AIDS 期に入っており、AIDS 指標疾患の日和見感染や悪性腫瘍を合併する可能性が極めて高い。最も高頻度なのがニューモシスチス肺炎で、比較的多いのが食道カンジダ症であり、その他、設問にあるような合併症がみられる。

　本患者には発熱や乾性咳嗽の症状があり、胸部 X 線検査で両側びまん性のすりガラス様陰影が認められたことから、ニューモシスチス肺炎に罹患しているものと考えられる。

Ans.　5

■ Point ■
細胞性免疫能低下による AIDS の日和見感染症

	病原体	主な症状	主な治療薬
真菌	ニューモシスチス	肺炎	ST 合剤、ペンタミジン
	カンジダ	口腔咽頭炎、食道炎	アムホテリシン B リポソーム製剤、フルコナゾール
	クリプトコッカス	髄膜炎	
原虫	トキソプラズマ	脳炎、脳膿瘍	サルファ剤＋ピリメタミン
	クリプトスポリジウム	下痢	なし（対症療法）
ウイルス	サイトメガロウイルス	網膜炎、肺炎、腸炎	ガンシクロビル、ホスカルネット
	単純ヘルペスウイルス	皮膚・粘膜潰瘍	
細菌	非結核性抗酸菌	リンパ節炎、播種性感染症	エタンブトール、クラリスロマイシン、ニューキノロン
	結核菌	肺外結核が特徴	抗結核薬

問 299（実務）
この患者の日和見感染症の治療に用いる薬剤として、適切なのはどれか。1 つ選べ。
1　アシクロビル錠
2　アムホテリシン B シロップ
3　スピラマイシン錠
4　スルファメトキサゾール・トリメトプリム配合錠
5　フルコナゾールカプセル

■ Approach ■　ニューモシスチス肺炎の治療薬選択に関する問題

■ Explanation ■
1　×　アシクロビルは抗ヘルペスウイルス薬で、*P. jirovecii* には無効である。
2　×　アムホテリシン B はポリエンマクロライド系深在性抗真菌薬で、*P. jirovecii* には無効である。
3　×　スピラマイシンは 16 員環マクロライド系抗生物質で、*P. jirovecii* には無効である。
4　○　スルファメトキサゾール・トリメトプリム（ST 合剤）は、ニューモシスチス肺炎治療の第 1 選択薬である。ST 合剤が使用できない場合には、ペンタミジンやアトバコンが用いられる。
5　×　フルコナゾールはトリアゾール系深在性抗真菌薬で、*P. jirovecii* には無効である。

Ans.　4

■ Point ■
　ニューモシスチス肺炎は、主に細胞性免疫不全患者が *Pneumocystis jirovecii* が経気道感染することにより生じる重症肺炎である。*P. jirovecii* は、現在では酵母様真菌に分類されているが、真菌細胞膜成分であるエルゴステロールがなく、多くの抗真菌薬が無効である。

問 300-301　51歳男性。2年前に Stage Ⅳ の直腸がんと診断され、抗がん剤による治療が開始された。現在、四次治療中で、医師からがん遺伝子パネル検査※を提案された。「がんの多い家系であり、がんが遺伝であることがはっきりするのは不安で、がん遺伝子パネル検査を受けることについて悩んでいる。」と、担当薬剤師に相談があった。そこで、薬剤師は、認定遺伝カウンセラーに相談することを勧めた。

※ヒトの遺伝子のうち、がんの発生に関わる遺伝子セット（パネル）を一度に解析する検査。同定された遺伝子変異に効果のある抗がん剤が存在すれば、治療に用いることができる。

問 300（病態・薬物治療）

　この患者のがんが遺伝性である場合、原因となり得る遺伝子として最も適切なのはどれか。1つ選べ。

1　*APC*
2　*BCR-ABL*
3　*BRCA1*
4　*EGFR*
5　*PTEN*

■Approach■　大腸がんのがん関連遺伝子に関する問題

■Explanation■

　発がんの原因となる遺伝子変異には、がん遺伝子が過剰に活性化（優性）する場合と、がん抑制遺伝子の機能が喪失（多くの場合劣性）する場合がある。がん遺伝子が活性化されていない状態の遺伝子をがん原遺伝子といい、がん原遺伝子、がん抑制遺伝子は、正常細胞において細胞増殖の制御機構に関わっている。大腸がんが関連する代表的ながん原遺伝子には、*KRAS*、*EGFR*、*BRAF* などがあり、がん抑制遺伝子には、*APC* の他、*MLH1・2*、*DCC* などがある。*APC* は、第5染色体長腕上に存在し、家族性大腸腺腫症（FAP）の原因遺伝子となる。

Ans.　1

■Point■

　大腸がん患者では、Wnt シグナルという細胞内シグナル伝達経路が過剰に活性化することが主な原因で、高頻度でがん抑制遺伝子である *APC* に変異があることが知られている。

問 301 （実務）

認定遺伝カウンセラーが作成した以下の家系図から考えられることとして、正しいのはどれか。
2つ選べ。なお、四角は男性、丸は女性を示す。

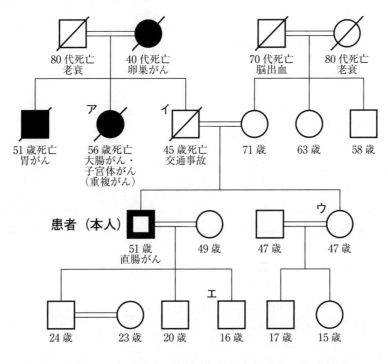

1　患者の母方の家系にがん患者が多い。
2　アの重複がんは、遺伝性のがんを疑う根拠とならない。
3　イは交通事故で死亡していなければ、がんに罹患していた可能性が高い。
4　ウは今後がんを発症する可能性が高いので、がん検診を推奨する。
5　エは未成年なので、カウンセリングの内容を伝えてはいけない。

▐Approach▐　遺伝カウンセリングによる患者情報の把握に関する問題

▐Explanation▐

1　×　患者の母方の家系では、家系図で示されている限りではがん患者がいない。むしろ、父
方の家系はがん患者が多い。

2　×　重複がんがみられるということは、遺伝性がん家系の大きな特徴の1つである。

3　○　母親、兄、姉ががんで亡くなっているので、がんに罹患していた可能性は非常に高い。

4　○　イが遺伝性腫瘍患者となる確率が高いので、がんを発症する可能性が高い。

5　×　ガイドラインには、「被験者が未成年者であっても、適切な遺伝カウンセリングを提供し
なければならない。むしろ、積極的にカウンセリングの対象として考慮され、可能な限り
彼らの自己決定が尊重されなければならない。」と記載されている。

Ans.　3、4

▐Point▐

『家族性腫瘍における遺伝子診断の研究とこれを応用した診療に関するガイドライン』（家族性
腫瘍研究会）が公表されている。

問 302-303　67 歳女性。身長 160 cm。10 年前に右乳がんに対し乳房切除術を施行した。術後 3 年で骨転移し、経年的に肝、肺にも転移した。骨転移が見つかってから、全身化学療法を実施し、現在はエリブリンによる七次治療中である。7 日前にエリブリンの 5 サイクル目（1 サイクル：day1 と day8 投与、day15 休薬）の day1 の投与を行った。その後、倦怠感の出現、食欲の低下、歩行困難の進行が認められ、本日、入院となった。疼痛の訴えはない。7 日前と本日の体温、体重、主な検査値は下表のとおりである。

体温・体重・検査値の推移

	7 日前	本日
体温（℃）	36.3	38.7
体重（kg）	42.6	40.1
好中球数（/μL）	820	440
CRP（mg/dL）	2.5	20.4

問 302（実務）

本日、この患者に行う治療として、適切なのはどれか。2 つ選べ。

1　エリブリンの 5 サイクル目 day8 の投与
2　タゾバクタム・ピペラシリン水和物の投与
3　好中球減少症に対してエポエチンの投与
4　倦怠感に対してフェンタニルの投与
5　食欲不振に対して末梢静脈栄養法又は皮下輸液の実施

■ Approach ■　エリブリン投与後のステージⅣ乳がん患者に対する治療に関する問題
■ Explanation ■

1　×　エリブリン治療により、発熱や好中球減少が著しいので、エリブリンの再投与は中止すべきである。

2　○　CRP 値（通常、≦ 0.3 mg/dL）がかなり高く、著しい好中球減少を考え併せると、何らかの感染症を合併していると考えられるので、抗生物質投与は適している。タゾバクタム（β-ラクタマーゼ阻害薬）・ピペラシリン（広範囲ペニシリン系抗生物質）はグラム陰性菌に対する抗菌作用が強い。

3　×　エポエチンは赤血球の産生を促す造血因子なので、好中球減少症には無効である。

4　×　フェンタニルは麻薬性鎮痛薬で、倦怠感を緩和するような作用はない。本患者は発熱しているので、フェンタニル MT パッチ、パッチ、テープを使用する場合は副作用発現に注意する。

5　○　本患者に対する治療の一環として適している。

Ans.　2、5

■ Point ■

乳がんには、CDK（サイクリン依存性キナーゼ）4/6 阻害薬や PARP 阻害薬などの新たな分子標的薬も次々に登場しており、治療ガイドラインから目が離せない。2021 年 3 月 1 日現在、乳がんに適応を有する分子標的薬を次表にまとめた。

抗体薬	• トラスツズマブ（抗 HER2 抗体薬）　• ペルツズマブ（抗 HER2 抗体薬） • ベバシズマブ（抗 VEGF 抗体薬）　• アテゾリズマブ（抗 PD-L1 抗体薬） • トラスツズマブ エムタンシン（＋微小管阻害薬） • トラスツズマブ デルクステカン（＋トポ I 阻害薬）
小分子	• ラパチニブ(HER2-TKI)　• エベロリムス(mTOR 阻害薬)　• パルボシクリブ(CDK4/6 阻害薬) • アベマシクリブ（CDK4/6 阻害薬）　• オラパリブ（PARP 阻害薬）

問 303（病態・薬物治療）

　この患者は、がん悪液質が進行していると考えられた。この患者の病態に関する記述のうち、誤っているのはどれか。1 つ選べ。

1　全身の炎症状態を伴っている。
2　複合的な代謝障害が起こっている。
3　筋肉量が減少している。
4　パフォーマンス・ステータスが低下している。
5　総エネルギー消費量が増加している。

▐ Approach ▐　悪液質の病態に関する問題

▐ Explanation ▐

　悪液質とは、「通常の栄養サポートでは完全に回復することができず、進行性の機能障害に至る、骨格筋量の持続的な減少（脂肪量減少の有無にかかわらず）を特徴とする多因子性の症候群」と定義される（EPCRC ガイドライン）。つまり、異化の亢進により筋肉および脂肪が消耗されて、体重減少をきたす状態である。体重減少の程度が著しいものを「るいそう」という（一般的に標準体重より 20％以上少ないもの）。

1　×　がん悪液質では、経口摂取不良 / 全身性炎症を伴うことが多い（EPCRC ガイドライン）。
2　×　悪液質発生の機序はいまだ不明な点が多いが、食欲低下や炎症反応の亢進状態、インスリン抵抗性、タンパク異化状態の亢進など、複合的な代謝障害であることがわかってきている。
3　×　体重、脂肪組織および骨格筋は減少する。
4　×　パフォーマンス・ステータスとは、全身状態の指標の 1 つで、患者の日常生活の制限の程度を示したものである。本患者は、すでに骨・肝・肺転移があり、TNM 分類ではステージⅣの状態なので、症状はかなり進行していることがうかがえる。パフォーマンス・ステータスはグレード 3 か 4 と推察される（下表参照）。
5　○　安静時エネルギー消費量や炎症タンパクの合成は増加するが、歩行困難の進行があるので、身体活動レベルは下がり、総エネルギー消費量は低下する。

Ans.　5

▐ Point ▐

がんにおけるパフォーマンス・ステータス（ECOG）

グレード 0	まったく問題なく活動できる。発症前と同じ日常生活が制限なく行える。
グレード 1	肉体的に激しい活動は制限されるが、歩行可能で、軽作業や座っての作業は行うことができる。例：軽い家事、事務作業
グレード 2	歩行可能で、自分の身のまわりのことはすべて可能だが、作業はできない。日中の 50％以上はベッド外で過ごす。
グレード 3	限られた自分の身のまわりのことしかできない。日中の 50％以上をベッドか椅子で過ごす。
グレード 4	まったく動けない。自分の身のまわりのことはまったくできない。完全にベッドか椅子で過ごす。

※一般に化学療法が行えるのはグレード 0 ～ 2 の患者で、グレード 3 と 4 の場合は、原則として行わない。

生物・物理・化学・

衛生

薬理

薬剤

病態・薬物 治療

法規・制度・ 倫理

実務

問 304-305　17歳男性。2日前、体育の授業でバスケットボールをした際、左臀部の痛みを自覚した後に腫れも出現した。左臀部は硬く腫脹し、筋肉内出血が疑われた。受診時の血液検査結果は以下のとおりであった。

　（検査値）

　　赤血球数 $375 \times 10^4/\mu L$、Hb 11.2 g/dL、Ht 35%、白血球数 6,800/μL、

　　血小板数 $38 \times 10^4/\mu L$、プロトロンビン時間 11.0 秒（基準値 10 ～ 14）、

　　活性化部分トロンボプラスチン時間 72.0 秒（基準対照 32.2）、

　　出血時間 3分 30 秒（基準値 1.0 ～ 5.0 分）、AST 62 IU/L、ALT 21 IU/L、

　　LDH 350 IU/L、血清クレアチニン値 0.6 mg/dL、ADAMTS 13 抗体陰性、

　　フィブリノゲン・フィブリン分解産物　3 $\mu g/mL$（基準値 1 ＜ 5）

本例にデスモプレシン注射液の投与を行ったところ、出血症状の改善が認められた。

問 304（病態・薬物治療）

　この患者で欠乏している血液凝固因子はどれか。1 つ選べ。

1　第Ⅷ因子
2　第Ⅸ因子
3　第Ⅹ因子
4　フィブリノゲン
5　フォン・ヴィレブランド因子

■Approach ■　血液凝固因子および血小板凝集・凝固関連物質が欠乏する疾患に関する問題

■Explanation ■

　　筋肉内出血（深部出血）、プロトロンビン時間正常、活性化部分トロンボプラスチン時間（APTT）延長より血友病と考えられ、デスモプレシンで症状が改善することなどから、本患者は血友病 A と推測される。

1　○　血友病 A は、X 染色体長腕の遺伝子異常によって発症する先天性血液疾患（伴性劣性）で、血液凝固第Ⅷ因子の凝固活性の先天的欠乏により、出血傾向をきたす。

2　×　第Ⅸ因子欠乏により血友病 B が発症する。

3　×　第Ⅹ因子が欠乏する疾患として、非常にまれではあるが先天性第Ⅹ因子欠損症がある。

4　×　フィブリノゲンは、播種性血管内凝固症候群（消費亢進）や、肝硬変、肝臓がん（肝機能障害：産生低下）などで欠乏する。

5　×　フォン・ヴィレブランド因子は、フォン・ヴィレブランド病で欠乏する。血栓性血小板減少性紫斑病では、フォン・ヴィレブランド因子切断酵素（AMADTS13）の活性低下により、正常のフォン・ヴィレブランド因子が作られない。

Ans.　1

■Point ■

　　プロトロンビン時間（PT）は外因系の凝固異常を見る検査で、ワルファリンの効果判定に用いられる（実際には PT-INR が用いられる）。APTT は内因系の凝固異常をみる検査で、ヘパリンの効果判定に用いられる。両者は延長の有無によって血液疾患のスクリーニングに用いられる。

生物・物理・化学

衛生

薬理

薬剤

治療 病態・薬物

倫理 法規・制度・

実務

問 305（実務）

　欠乏している因子の定期補充療法が開始されることになった。両親と本人に対して、薬の説明や生活上注意すべき点を指導するよう、医師から薬剤師に依頼があった。患者への説明として適切なのはどれか。**2つ選べ。**

1　2週間1回、点滴投与するために外来通院が必要です。

2　出血した際には、1分以内に薬を投与する必要があります。

3　薬の効果が減弱した場合は、インヒビターとよばれる物質が原因です。

4　皮下出血が懸念されるため、予防接種を受けることはできません。

5　ヒト血液由来の製品を使用する場合は、感染症のリスクを完全に排除することができません。

▌Approach▌　血液凝固第Ⅷ因子製剤による定期補充療法の注意点に関する問題

▌Explanation▌

1　×　インヒビターのない血友病患者に対する止血治療ガイドライン（日本血栓止血学会）では、血友病Aに対して第Ⅷ因子製剤を使用する場合は、1回 20 〜 50 U/kg で週3回または2日に1回静注を推奨している。

2　×　定期補充療法は、定期的に凝固因子を補充することで重症の患者を中等症〜軽症の状態にとどめて出血頻度を減らし、血友病性関節症の発症を防ぐ目的で行われており、出血した際の対症療法として頓用するものではない。

3　○　治療で繰り返し第Ⅷ因子製剤などの生物学的製剤を補充することで、これらに対する抗体（インヒビター）が生じ、補充の効果が減弱することがある。

4　×　現在の予防接種はすべて皮下注射で実施されるため、通常どおり予防接種を受けることが可能である。出血が起こった場合には、十分に圧迫止血する。

5　○　記述の通り。

Ans.　3、5

▌Point▌

　インヒビター保有先天性血友病Aに対しては、以下のような治療法がある。

①インヒビター中和療法：血中のインヒビターを中和し、止血レベルに達するだけの大量の第Ⅷ因子を投与。

②バイパス止血療法：第Ⅶa因子や第Ⅹa因子などを用いることで、インヒビターによって活性低下した第Ⅷ因子を介さない凝固（外因系）を活性化し、止血。

③免疫寛容導入療法：血友病Aに対し、定期的に第Ⅷ因子製剤投与を繰り返すことで免疫寛容を導入。

問306-307　60歳女性。10年前に2型糖尿病の診断を受けた後、インスリン補充療法による薬物治療を行っている。薬剤師が面談したところ、患者は毎月の支払費用を負担に感じていたとのことであった。そこで、医師にインスリン グラルギンのバイオ後続品に切り替えることで医療費軽減になることを提案し、医師はバイオ後続品への切り替えを認めた。薬剤師は、このバイオ後続品の添付文書等を確認した上で、患者に説明することになった。なお、併用薬はない。

問306（実務）

　このバイオ後続品に切り替えるにあたり薬剤師が説明する内容として正しいのはどれか。2つ選べ。

1　今まで使っていたお薬と比べて効果に変わりないことが確認されています。
2　今まで使っていたお薬と比べて低血糖などの副作用は同様ですので、切り替えた後も同様に注意して生活してください。
3　今まで使っていたお薬より安定性が悪いので、開封後も冷蔵庫で保管してください。
4　今まで使っていたお薬と主成分と添加剤は全く同じです。
5　今まで使っていたお薬と同じ製造販売業者のものです。

■Approach■　バイオ後続品に関する問題
■Explanation■

1　○　バイオ後続品は、国内で既に新有効成分含有医薬品として承認されたバイオテクノロジー応用医薬品（先行バイオ医薬品）と同等／同質の品質、安全性及び有効性を有する医薬品として、異なる製造販売業者により開発される医薬品であり、「バイオ後続品の品質・安全性・有効性確保のための指針」に基づき有効性が確認されている。

2　○　記述の通り。選択肢1の解説参照。

3　×　選択肢1の解説参照。「バイオ後続品の品質・安全性・有効性確保のための指針」に基づき安定性試験が実施され、品質が確認されている。

4　×　バイオ後続品に求められる先行バイオ医薬品との同等性／同質性は、先行バイオ医薬品とバイオ後続品の品質特性がまったく同一であることを求めるものではない。また、バイオ後続品の製剤処方が、先行バイオ医薬品と同一であることは必須ではないとされている。

5　×　選択肢1の解説参照。

Ans.　1、2

■Point■

　バイオ後続品に求められる先行バイオ医薬品との同等性／同質性とは、先行バイオ医薬品に対して、バイオ後続品の品質特性がまったく同一であるということを意味するものではなく、品質特性において類似性が高く、かつ、品質特性に何らかの差異があったとしても、最終製品の安全性や有効性に有害な影響を及ぼさないと科学的に判断できることを意味する。すなわち、主成分が全く同じであることを求めるものではない。また、製剤設計に関して有効性や安全性に影響を与えない限り、バイオ後続品の製剤処方が先行バイオ医薬品と同一であることは必須ではないとされている。つまり、バイオ後続品において、より安全性の高い添加剤を用いた製剤処方とすることも可能である。

生物 物理・化学・

衛生

薬理

薬剤

病態・薬物 治療

倫理 法規・制度・

実務

問 307（法規・制度・倫理）

　このバイオ後続品は、先行バイオ医薬品の特許期間、再審査期間の終了後に開発されたものである。バイオ医薬品の場合、一般的な化学合成の医薬品とは特性が異なるため、バイオ後続品の製造販売承認申請に必要な資料は、通常の後発医薬品とは異なる。次のうち、後発医薬品の承認申請には不要であるが、バイオ後続品の承認申請に必要になる資料はどれか。1 つ選べ。ただし、吸入粉末剤の後発医薬品は例外とする。

1　製造方法に関する資料
2　費用対効果に関する資料
3　生物学的同等性に関する資料
4　臨床試験成績に関する資料
5　添付文書等記載事項に関する資料

▌Approach▌　バイオ後続品の意義と承認申請上の留意点の理解を問う問題
▌Explanation▌

1　×　製造方法に関してはすべてではないが後発医薬品の承認申請資料に必要。また、規格及び試験方法に関する資料は両者ともに必須である。
2　×　費用対効果に関する資料は承認申請資料としては両者ともに必要とされていない。
3　×　生物学的同等性に関する資料は後発医薬品の承認申請に必要とされるが、バイオ後続品の承認申請には必要とされない。
4　○　バイオ後続品（バイオシミラー）は品質・安全性・有効性につき先行バイオ医薬品との比較において「同等性 / 同質性」が求められる。バイオシミラーに関する同等性 / 同質性評価の目標の1つに「非臨床試験・臨床試験により、薬物動態・安全性・有効性が先行バイオ医薬品と同等／同質であることを実証する」が挙げられ、承認申請時にはその資料添付が求められる。後発医薬品の承認申請には臨床試験成績資料は求められていない。
5　×　後発医薬品の承認申請には、先発医薬品と異なる部分を明確（赤枠囲み）にした添付文書（案）、先発医薬品との異同を示した対照表などの提出が求められる。

Ans.　4

▌Point▌

　バイオ医薬品はバイオテクノロジーを応用した複雑な製造工程を経て製品化され、かつ製品としても大分子量で構造が複雑であるという点で化学合成品とは異なる。したがって、後発医薬品とは異なり、バイオ後続品に関する同等性／同質性評価の目標は以下のように品質特性だけではない多岐なものになる。

① 先行バイオ医薬品に対し、品質特性において類似性が高い。
② 品質特性に何らかの差異があっても、最終製品の安全性及び有効性に有害な影響を及ぼさないと科学的に判断できる。
③ 非臨床試験・臨床試験により、薬物動態・安全性・有効性が先行バイオ医薬品と同等／同質であることを実証する。

> **問 308-309** 病院の医薬品情報室の薬剤師が医薬品医療機器情報配信サービス（PMDA メディナビ）より医薬品の安全性速報を受信した。薬剤師は、その情報をもとに院内での必要な対応を行うとともに、直ちに当該医薬品の使用患者及び使用状況を把握するため電子カルテより使用患者の抽出を行った。

> **問 308（法規・制度・倫理）**
> 「安全性速報」に関する説明として正しいのはどれか。1 つ選べ。
> 1 MedDRA（Medical Dictionary for Regulatory Activities）とも呼ばれる医薬品安全性情報である。
> 2 特に重要で緊急に伝達を必要とする副作用について、当該製造販売業者が作成する情報で、「イエローレター」とも呼ばれる。
> 3 医薬品等の安全性に関する重要な情報であり、緊急安全性情報に準じ厚生労働省の指示等で、製造販売業者が作成する情報である。
> 4 医薬品の使用によって、健康被害が生じた場合に、医療従事者が厚生労働大臣（情報の整理を独立行政法人医薬品医療機器総合機構（PMDA）に行わせることとした場合には PMDA）に提出する情報である。
> 5 PBRER（Periodic Benefit-Risk Evaluation Report）とも呼ばれる国際的な安全性評価情報である。

■ Approach ■ 市販後安全対策のうち安全性情報の提供のしくみに関する問題

■ Explanation ■

1 × MedDRA は、ICH 加盟国に共通の医薬用語集（ICH-M1：ICH 国際医薬用語集）で、臨床試験（治験）や副作用報告等の情報を国際的に共有できる。日本では MedDRA/J：日本語版 MedDRA が使用されている。

2 × 緊急安全性情報（イエローレター）の説明である。緊急安全性情報は、イエローレターとも称され、安全性速報（ブルーレター）よりも一段緊急性・重要性の高い添付文書等改訂情報である。

3 ○ 安全性速報（ブルーレター）は、医薬品・医療機器の添付文書等改訂内容が「使用の際に注意喚起をすべきもの」の場合に製造販売業者が作成する。発出の判断は主に厚生労働省が行うが、一部製造販売業者の自主判断によることもある。医療従事者向け文書と国民向け文書があり、医療従事者向け速報の配布は義務とされ、国民向け速報の配布は患者への影響の大きさに応じて判断される。

4 × 医薬品・医療機器等安全性情報報告制度における「医薬品安全性情報報告書」の説明である。医薬品・医療機器等安全性情報報告制度は、医薬品医療機器等法第 68 条の 10 第 2 項に基づき、医薬関係者が医薬品等の使用で発生した健康被害等の情報を厚生労働大臣（報告窓口は PMDA）に報告する制度である。

5 × PBRER は、国際的な安全性評価情報で「定期的ベネフィット・リスク評価報告」のことである。製造販売業者が当該薬品と同一成分を販売している各国の関連企業から安全性情報を収集・分析して得たベネフィット・リスクプロファイルの評価結果を、ICH 参加国及び参加地域の規制当局に提出するための共通な基準が PBRER の ICH ガイドラインに示されている。PBRER の内容は、安全性定期報告に含まれる。

Ans. 3

■Point■

医薬品の安全性等の「使用上の注意」にまつわる情報の公開について

　通常、使用上の注意などにまつわる情報は、医薬品医療機器等法第52条の2に基づき、新たに明らかになった内容を添付文書に記載して（改訂）公開することとなるが、その情報の緊急性・重要性に鑑みて、改訂を待たずに公開すべき場合がある。その最も緊急性の高い情報の公開が緊急安全性情報（イエローレター）である。緊急安全性情報は、医薬食品局安全対策課長名義で配布が指示され、製造販売業者にはその指示を受けてから4週間以内の配布・伝達が義務付けられている。

問 309（実務）

　薬剤師が、この病院内で行う措置として適切なのはどれか。1つ選べ。

1　当該医薬品を使用している患者名をホームページに公開して、注意喚起を促す。
2　院内の職員へ安全性速報が発出されたことを周知する。
3　緊急安全性情報ではないことから、使用上の注意の改訂情報が出されるまで周知を留保する。
4　当該医薬品を使用している患者に、すぐに中止するよう連絡する。
5　当該医薬品を使用している患者数を独立行政法人医薬品医療機器総合機構（PMDA）に報告する。

■Approach■　安全性速報受信後の対応に関する問題

■Explanation■

1　×　安全性速報（ブルーレター）は、一般的な使用上の注意の改訂情報よりも迅速な使用に際しての注意喚起や適正使用のための対応が必要な場合に厚生労働省からの配布指示、又は製造販売業者の自主判断により、発出される情報である。この情報に基づき、医療機関や薬局などは速やかに対応すべきことが求められるが、「注意喚起」といった場合、だれを対象とするのか、どのような方法を用いるのかによっては、不適切かつ危険な情報使用になり得る。通常ホームページは不特定多数の人間が閲覧可能であり、ここに本人の同意なく患者名及び処方内容を公表することは、個人情報の保護の観点から不適切であり、注意喚起効果も得られないかむしろ悪影響があることも考えられる。

2　○　院内関係者への注意喚起として適切な対応である。

3　×　安全性速報の主旨から、迅速な対応が求められる。

4　×　安全性速報は、使用に際しての注意喚起や適正使用のための対応に関する情報であり、直ちに使用の中止を求めるものではない。

5　×　安全性速報の対象となった医薬品の製造販売業者は、安全性速報の配布計画をPMDAに提出することになっているが、患者数の報告は求められていない。

Ans.　2

■Point■

　安全性速報（ブルーレター）は、保健衛生上の危害発生・拡大の防止のため、緊急安全性情報に準じ、医薬関係者に対して一般的な使用上の注意の改訂情報よりも迅速な注意喚起や適正使用のための対応の注意喚起が必要な状況にある場合に、以下に掲げる措置を実施するに当たって、厚生労働省からの命令、指示、製造販売業者の自主的な決定その他により作成される。

• 警告欄の新設又は警告事項の追加
• 禁忌事項若しくは禁忌・禁止事項の新設又は追加
• 新たな安全対策の実施（検査等）を伴う使用上の注意の改訂
• 安全性上の理由による効能効果、使用目的、性能、用法用量、使用方法等の変更
• 安全性上の理由により、回収を伴った行政措置（販売中止等）
• その他、当該副作用・不具合等の発現防止、早期発見等のための具体的な対策

（薬食安発1031第1号平成26年10月31日）

> **問 310-311** 81 歳男性。以前、ダラツムマブ（遺伝子組換え）の治験に参加していた。この医薬品の製造販売が承認され、薬価収載されるまでの期間に限り、無償提供プログラムがあることを知り、参加することになった。なお、この医薬品の治験では症例数が限られていたことから、製造販売業者が作成した医薬品リスク管理計画（RMP）には、全例を対象にした特定使用成績調査の実施と安全性検討事項として Infusion reaction、骨髄抑制、感染症が設定されていた。

問 310（実務）

本剤投与によって起こりうる副作用を軽減するための処置として適切なのはどれか。2 つ選べ。

1 Infusion reaction を軽減させるために、本剤投与前に副腎皮質ホルモンを投与する。
2 遅延性の Infusion reaction を軽減させるために、本剤投与後に抗ヒスタミン薬を投与する。
3 骨髄抑制のために ABO 式血液型の検査を定期的に行う。
4 慢性閉塞性肺疾患もしくは気管支ぜん息のある患者には、投与後処置として気管支拡張薬及び吸入ステロイド薬の投与を検討する。
5 A 型肝炎ウイルスの再活性化を防ぐために肝炎ウイルスマーカーのモニタリングを行う。

■ Approach ■ ヒト型 IgGκ 型 CD38 モノクローナル抗体の薬学的管理に関する問題
■ Explanation ■

1 ○ ダラツムマブ（遺伝子組換え）の投与により、アナフィラキシー、気管支痙攣、呼吸困難等の infusion reaction があらわれることがある。ダラツムマブ（遺伝子組換え）の投与開始後約 60 ～ 120 分後に発現しやすい infusion reaction を軽減させるために、投与開始 1 ～ 3 時間前に副腎皮質ホルモン、解熱鎮痛剤及び抗ヒスタミン剤を投与する。また、投与開始後 24 時間以降に発現する遅発性の infusion reaction を軽減させるために、必要に応じて投与後に副腎皮質ホルモン等を投与する。

2 × 選択肢 1 の解説を参照。

3 × ダラツムマブ（遺伝子組換え）は、赤血球上に発現している CD38 と結合し、間接クームス試験結果が偽陽性となる可能性があるため、輸血が予定される場合には投与前に不規則抗体のスクリーニングを含めた一般的な輸血前検査を実施する。

4 ○ 慢性閉塞性肺疾患若しくは気管支ぜん息のある患者では、ダラツムマブ（遺伝子組換え）投与後に遅発性を含む気管支痙攣の発現リスクが高くなるおそれがある。

5 × B 型肝炎ウイルスキャリアの患者又は HBs 抗原陰性で HBc 抗体陽性もしくは HBs 抗体陽性の患者では、ダラツムマブ（遺伝子組換え）の投与により B 型肝炎ウイルスの再活性化による肝炎があらわれることがある。ダラツムマブ（遺伝子組換え）投与開始後は継続して肝機能検査や肝炎ウイルスマーカーのモニタリングを行う。

Ans. 1、4

■ Point ■

ダラツムマブ（遺伝子組換え）はヒト型 IgGκ 型 CD38 モノクローナル抗体であり、赤血球上に発現している CD38 と結合し、間接クームス試験結果が偽陽性となる可能性がある。本剤による間接クームス試験への干渉を回避するために、ジチオスレイトール（DTT）処理を考慮する必要がある。また、この干渉は最終投与より 6 カ月後まで持続する可能性があるため、必要に応じて投与前に不規則抗体のスクリーニングを含めた一般的な輸血前検査を実施する。輸血が予定さ

れている場合は、本剤を介した間接クームス試験への干渉について関係者に周知する。さらに、新規ヒト型 IgGκ 型 CD38 モノクローナル抗体として、イサツキシマブ（遺伝子組換え）が 2020 年 8 月に薬価収載されたが、infusion reaction に対する注意や間接クームス試験への干渉の可能性はダラツムマブ（遺伝子組換え）と同様である。ただし、infusion reaction 軽減のための対応における併用薬の投与時期や内容は異なるので注意する。

問 311（法規・制度・倫理）

　我が国の医療保険制度では、保険で認められている診療に加えて、薬価基準に収載されていない医薬品を使用すると、いわゆる混合診療となり、すべての医療が保険対象外となるのが原則である。しかし、この無償提供プログラムに参加した患者の場合、ダラツムマブの薬剤料以外の医療費については保険外併用療養費制度によって保険給付の対象になる。この無償提供プログラムは、次のどれに該当するか。1 つ選べ。

1　評価療養
2　患者申出療養
3　選定療養
4　未承認薬療養
5　適応外療養

▌Approach▌　治験医療の医療保険制度上の位置づけに関する問題

▌Explanation▌

1　○　治験医療とそれに伴う被験者に対する治験薬剤の給付は、保険外併用療養費制度における「評価療養」（健康保険法第 63 条（療養の給付）第 2 項第 3 号）に該当する。

2　×　「患者申出療養」（健康保険法第 63 条（療養の給付）第 2 項第 4 号）は、主旨は評価療養と共通するが、あくまで患者の申し出を起点とする点で、本事例は該当しない。

3　×　本事例における薬剤給付は、選定療養（健康保険法第 63 条（療養の給付）第 2 項第 5 号）に定める「厚生労働大臣が定める療養」には該当しない。

4　×　健康保険法に規定する保険外併用療養費制度には、未承認薬療養、並びに適応外療養というカテゴリーはない。

5　×　選択肢 4 の解説参照。

Ans.　1

▌Point▌

保険外併用療養制度（評価療養、患者申出療養、選定療養）

　保険適用可能な基礎部分は保険を適用し、保険評価が不可能な部分は自費とする仕組みである。

1．評価療養（健康保険法第 63 条（療養の給付）第 2 項第 3 号）：厚生労働大臣が定める高度の医療技術を用いた療養その他の療養であって、保険給付の対象とすべきものであるか否かについて、適正な医療の効率的な提供を図る観点から評価を行うことが必要な療養（次号の患者申出療養を除く）として厚生労働大臣が定めるもの＝将来の保険医療導入を見越してそのための評価を行う目的がある。

　　法令に規定する先進医療、治験医療（医薬品、再生医療等製品、医療機器：以下医薬品等）、承認後で保険収載以前の医薬品等の使用、保険適用医薬品等の適応外使用　など

2．患者申出療養（健康保険法第 63 条（療養の給付）第 2 項第 4 号）：未承認薬等を迅速に保険外

併用療養として使用したいという患者の要請に応えるため、患者の申出を起点とする新たな仕組みとして創設された。将来の保険適用を想定したデータ、科学的根拠の集積を目的とする。国が安全性・有効性等を確認すること、保険収載に向けた実施計画の作成を臨床研究中核病院に求め、国が確認すること、及び実施状況等の報告を臨床研究中核病院に求めることなどを制度位置付けの条件とする。

3．選定療養（健康保険法第63条（療養の給付）第2項第5号）：将来の保険導入を想定し評価するものではなく、保険の標準的医療給付に対して法に定める一定範囲に限定して自費負担で特別の療養環境、医療資材等の使用を認める。例：差額ベッド、歯科治療材料など

問 312-313　34歳女性（患者A）。閉経前早期乳がんの患者。部分切除術後の迅速病理診断の結果によりエストロゲン受容体が陽性、プロゲステロン受容体が陰性、HER2が陰性であった。タモキシフェンクエン酸塩の処方を検討しているため、医師から薬剤師に、患者に対する薬剤の情報提供依頼があった。

問 312（法規・制度・倫理）

薬剤師と患者Aの以下の会話において、治療に対する患者の葛藤を要約している薬剤師のコミュニケーションはどれか。1つ選べ。

薬剤師：①医師からはどの様な説明がありましたか？

患者A：手術後の抗がん剤治療について薬剤師さんから説明を聞いてと言われました。

薬剤師：②抗がん剤治療についてどの様にお考えですか？

患者A：抗がん剤の副作用は怖いと聞いているので心配です。

薬剤師：③副作用が心配なんですね。

患者A：はい。実はそろそろ子どもが欲しいと思っていたので・・・この治療を受けて妊娠に影響がないのか心配です。

薬剤師：④この治療が妊娠にどのような影響があるのか心配なんですね。

患者A：はい。でも、もし治療をしないで再発したら家族にも迷惑をかけるので悩んでいます・・・。

薬剤師：⑤妊娠への影響も心配だけれど治療をしないで再発するのも困る、と悩まれているんですね。

患者A：そうなんです。このお薬で大丈夫でしょうか？

1　①

2　②

3　③

4　④

5　⑤

■Approach■　患者の意思決定に向かう薬剤師の支援スキルに関する問題

■Explanation■

1　×　患者の現状認識の程度及び内容を患者自身の言葉で語ってもらい、共に確認・共有する段階のコミュニケーションプロセス。

2　×　提示されている方向性に対して患者が持つ考え、感情を掘り起こすことによって心理的なネガティブ要因（不安・心配）を探索するためのコミュニケーションプロセス。

3　×　患者が感じている不安・心配が当然のことであるという共感的態度を保ちつつ、さらに患者の感じるネガティブ要因の現実あるいは生活価値的側面を明らかにするための確認プロセス。

4　×　治療に対して患者が感じているネガティブ要因を整理し、患者にも自分の不安心配の実体を理解してもらうためのコミュニケーションプロセス。

5　○　患者が治療に対して持っているネガティブ要因と、同時に感じている治療を受けないことに対するネガティブな要因を明らかにし、患者の葛藤を要約するとともに整理を図り意思決定を促そうとするコミュニケーションプロセス。

Ans.　5

▌Point▌
患者の葛藤と医療職による意思決定支援

　ヒトは、予期しない事態に直面したとき、落胆や恐れや不安といった混乱と混迷の中で、動かない新たな現実に対応するために多くの模索を開始せざるを得ない。直面する現実、その現実に直面している自分、自らの生活実感や価値観など、さまざまなファクターの優先順位を考え、取捨選択を行っていくとき、底流にある恐れや不安も含めて葛藤が生じるが、この葛藤の処理次第で大きく意思決定が左右され得る。

　医療職は、適時適切な情報提供と確認、相手の生活感や価値観に迫り共感をもってともに整理し、葛藤の解決を支援し、意思決定に至る伴走者の役割を果たさなければならない。

　病気や治療についての情報提供によって患者の情報不足が解消され、治療選択肢や見通しに関する理解が深まり、混乱を助長する「不確かさ」を軽減できる。治療選択にあたっては、身体的・社会的・経済的影響など多くの懸念を抱え、何からどのように考えたらよいか混乱すると予測されるが、共感をもって行われるコミュニケーションの中で患者自身の性向が明らかになり、患者が自分の生活感や価値観に気づくことによって「不明瞭な感覚」が改善される。そして患者は医療者との情報や感情の共有、あるいは1つ1つの段階における相互確認によって孤立感が軽減され、大切にされている感覚や安心感の中で選択ができるようになる。

　葛藤を構成するファクターは意思決定に際して重視考慮すべきファクターであり、これを明確に認識し、理解と共感に基づく支援のもとで、自分の価値観を踏まえて優先順位をつけていく、あるいは取捨選択を行うことが納得できる後悔の少ない意思決定の筋道である。

　参考：小山富美子．がん患者のがん治療意思決定を促進する介入に関する文献レビュー．大阪医科大学看護研究雑誌 2017; 7: 105-113

問 313（実務）

薬剤師と患者Aの以下の会話において、薬物治療に関する説明として<u>誤っている</u>のはどれか。1つ選べ。

薬剤師：⑥タモキシフェンはAさんの症状に合った治療薬だと思います。

患者A：このお薬はいつまで続けなくてはいけないのですか。

薬剤師：⑦タモキシフェンは再発予防として5年程度飲むことになります。

患者A：そんなに長く飲むのですね。その間は妊娠できないのでしょうか。

薬剤師：⑧胎児に影響がでる可能性があるので、妊娠を希望される場合はタモキシフェンの内服を中止して1ヶ月以上空けてからになります。

患者A：そうですか・・・。他の抗がん剤はどうなのでしょうか？

薬剤師：⑨再発予防にはシクロフォスファミドというお薬もありますが、無月経になることがあります。

患者A：だから私にはタモキシフェンが合っているということですね。

薬剤師：⑩そうですね。妊娠時期については生殖補助技術もありますので、ご家族とご相談くださいね。

患者A：はい、よくわかりました。家族ともよく相談してみます。

1　⑥
2　⑦
3　⑧
4　⑨
5　⑩

■ Approach ■ 乳がんに対するホルモン療法における薬学的管理に関する問題

■ Explanation ■

1　○　患者は閉経前早期乳がん術後の患者であり、患部の病理検査結果はエストロゲン受容体が陽性である。タモキシフェンは、閉経の前後に関係なく使用できる抗エストロゲン薬であり、患者の症状にあった治療薬といえる。

2　○　タモキシフェンを手術後に5年間服用すると、乳がん再発の危険性を減らすことができることが明らかとなっている。

3　×　タモキシフェンは、妊娠中の投与で自然流産、先天性欠損、胎児死亡が報告されており、妊婦または妊娠している可能性のある婦人には禁忌となっている。また、タモキシフェンの消失には、投与終了後2～3カ月を要するとの報告もあり、この期間は避妊が必要である。

4　○　患部のエストロゲン受容体が陽性であっても、がん細胞が増えるスピードが速いと考えられる場合には、細胞障害性抗がん薬も使用される。乳がんの標準化学療法では、直接卵巣にも作用して無月経になるリスクの高いシクロホスファミドが使用される。

5　○　生殖可能年齢の女性乳がん患者に対しては、乳がんの薬物療法による妊孕性低下（妊娠しづらくなる）のリスクを説明し、将来の妊娠希望がある患者には、生殖補助医療（あらかじめ妊娠する可能性を残しておくための医療）の選択についても配慮が求められる。

Ans.　3

▌Point▌

　　タモキシフェンを投与された患者で自然流産、先天性欠損、胎児死亡が報告されており、また、動物実験で妊娠及び分娩への影響並びに胎仔への移行が認められているので、タモキシフェンは、妊婦又は妊娠している可能性のある婦人には投与しない。また、治療に際して妊娠していないことを確認する。さらに、治療中はホルモン剤以外の避妊法を用いるように指導する。閉経前乳がん患者に対して、タモキシフェンにリュープロレリン酢酸塩などの黄体形成ホルモン放出ホルモン（LH-RH）誘導体を併用すれば、生理を止めることができる。

問 314-315　病院に勤務する薬剤師が参画して、医薬品医療機器等法に基づく承認申請を目的とはしないが、製薬企業から資金提供を受けて、向精神薬の有効性・安全性を確認する介入試験を実施することになった。製薬企業から経済的支援を受けていた場合、科学的に問題のある研究を行うのではないか、という「疑い」が生じる可能性がある。

問 314（法規・制度・倫理）

　　この介入試験において、研究者である薬剤師が遵守すべき関連法令や指針に関する記述のうち、適切なのはどれか。1 つ選べ。

1　製造販売後調査に該当するので、GPSP 省令に基づき実施する。
2　一般の医療に該当するので、遵守すべき関連法令や指針はない。
3　特定臨床研究に該当するので、臨床研究法に基づき実施する。
4　治験に該当するので、GCP 省令に基づき実施する。
5　人を対象とする医学系研究に該当するので、人を対象とする医学系研究に関する倫理指針に基づき実施する。

▌Approach▌　人を対象とする医学系研究において、研究者が遵守すべき関連法規及び指針に関する問題

▌Explanation▌

1　×　製薬企業から資金提供を受けて実施する医薬品の有効性及び安全性を確認する介入試験は、市販後臨床試験には該当しないので、GPSP 省令適用対象とはされない（市販後臨床試験は GPSP 省令、GCP 省令の遵守が求められる）。
2　×　この事例は介入を伴うため、通常の手順で行われる医療（一般の医療）とは言えない。
3　○　医薬品の有効性及び安全性に関する臨床試験は、臨床研究法の規制対象である「特定臨床研究」（Point 参照）に該当し、臨床研究法に基づいて実施する必要がある。
4　×　本問の事例は承認申請を目的としないので治験に該当しない。治験とは、「医薬品の製造販売承認申請書に添付して厚生労働大臣に提出する資料のうち、臨床試験の試験成績に関する資料の収集を目的とする試験」（医薬品医療機器等法第 2 条第 17 項）である。
5　×　本問の介入試験は「人を対象とする医学研究」ではあるが、3 の解説及び Point に示すように、臨床研究法における「特定臨床研究」に該当するので臨床研究法に基づき実施する。

Ans.　3

▌Point▌

　　人を対象とする医学系研究と遵守すべき法規や指針を以下に示す。

臨床研究における法令の適用範囲

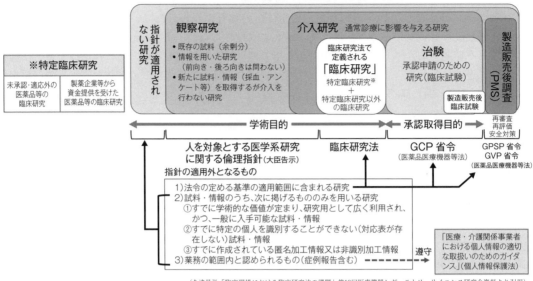

(久津見弘「臨床現場における臨床研究法の課題」第19回医療機器レギュラトリーサイエンス研究会資料より引用)

問 315（実務）

　この研究に参画した薬剤師が、研究の信頼性を確保するため行う対応として、適切なのはどれか。1つ選べ。

1　利益相反（Conflict of Interest）を開示する。
2　知的財産権（特許権など）を取得する。
3　複数の企業より公平に資金提供を受ける。
4　産学連携研究は可能な限り実施しない。
5　研究成果の公表は行わない。

■ Approach ■　医学系研究における利益相反に関する問題

■ Explanation ■

1　○　人を対象とする医学系研究において、外部との経済的な利益関係等によって、公的研究で必要とされる公正かつ適正な判断が損なわれる、又は損なわれるのではないかと第三者から懸念が表明されかねない事態を利益相反（Conflict of Interest：COI）という。COIの管理では、COIが明らかとされ、評価されていることが必要である。

2　×　知的財産（特許など）とは、知的創造活動によって生み出されたものを創作した人の財産と考えるもので、知的財産権の取得は研究の信頼性の確保に繋がるものではない。

3　×　選択肢1の解説参照。複数の企業より公平に資金提供を受けることは、研究の信頼性の確保に繋がるものではない。

4　×　選択肢1の解説参照。人を対象とする医学系研究において、産学連携研究は重要であり、COIを適正に管理した上で実施されるべきである。

5　×　選択肢1の解説参照。COIのある場合は、COIを適正に管理したうえで研究を実施し、研究成果とともにCOIを公表する。

Ans.　1

■Point■

　利益相反（Conflict of Interest：COI）は、人を対象とする生命科学・医学系研究に関する倫理指針の中において、その管理が以下のとおり定められている。

（1）研究者等は、研究を実施するときは、個人の収益等、当該研究に係る利益相反に関する状況について、その状況を研究責任者に報告し、透明性を確保するよう適切に対応しなければならない。

（2）研究責任者は、医薬品又は医療機器の有効性又は安全性に関する研究等、商業活動に関連し得る研究を実施する場合には、当該研究に係る利益相反に関する状況を把握し、研究計画書に記載しなければならない。

（3）研究者等は、（2）の規定により研究計画書に記載された利益相反に関する状況を、本倫理指針に規定するインフォームド・コンセントを受ける手続において研究対象者等に説明しなければならない。

問 316-317　新人薬剤師の導入研修で、以下の処方を題材として提示した。患者は、2歳女児。体重 12 kg。各成分の添付文書等による 1 回の適正使用量（成分量）は【表1】のとおりとする。

（処方）

テオフィリンドライシロップ 20%	1回 0.90 g（1日 1.80 g） 1日2回　朝食後・就寝前 5日分
クラリスロマイシンドライシロップ 10%	1回 0.60 g（1日 1.20 g） 1日2回　朝夕食後 5日分
耐性乳酸菌製剤散 100%	1回 0.28 g（1日 0.84 g） 1日3回　朝昼夕食後 5日分
カルボシステインドライシロップ 50%	1回 0.24 g（1日 0.72 g） 1日3回　朝昼夕食後 5日分
クレマスチンドライシロップ 0.1%	1回 0.90 g（1日 1.80 g） 1日2回　朝夕食後 5日分

【表1】1回の用量（成分量）

テオフィリン	1回量	4 mg/kg
クラリスロマイシン	1回量	5 mg/kg
耐性乳酸菌製剤散	1回量	23 mg/kg
カルボシステイン	1回量	10 mg/kg
クレマスチン	1回量	16 μg/kg

問 316（実務）

　用量が適切でないため疑義照会すべき薬剤はどれか。2つ選べ。

1　テオフィリンドライシロップ 20%
2　クラリスロマイシンドライシロップ 10%
3　耐性乳酸菌製剤散 100%
4　カルボシステインドライシロップ 50%
5　クレマスチンドライシロップ 0.1%

■Approach■　計量調剤の処方箋監査における用法・用量の確認に関する問題

■ Explanation ■

1 ○ 研修用の題材処方におけるテオフィリン製剤は 20% ドライシロップであり、1 回処方量は製剤量として 0.90 g であるから、1 回の成分量は、0.90 g × 0.2 = 0.18 g = 180 mg である。一方、添付文書に基づくテオフィリンの適正使用量（成分量）は、1 回量 4 mg/kg × 体重 12 kg = 48 mg である。題材処方におけるテオフィリンドライシロップの処方量は、適正使用量を大きく超えているため、疑義照会すべきである。

2 × クラリスロマイシン製剤の 1 回の成分量は、0.60 g × 0.1 = 0.06 g = 60 mg である。添付文書に基づくクラリスロマイシンの適正使用量（成分量）は、1 回量 5 mg/kg × 体重 12 kg = 60 mg であり、題材処方におけるクラリスロマイシンドライシロップの処方量は、適正使用量である。

3 × 耐性乳酸菌製剤の 1 回の成分量は、0.28 g × 1 = 0.28 g = 280 mg である。添付文書に基づく耐性乳酸菌の適正使用量（成分量）は、1 回量 23 mg/kg × 体重 12 kg = 276 mg であり、題材処方における耐性乳酸菌製剤散の処方量は、適正使用量である。

4 × カルボシステイン製剤の 1 回の成分量は、0.24 g × 0.5 = 0.12 g = 120 mg である。添付文書に基づくカルボシステインの適正使用量（成分量）は、1 回量 10 mg/kg × 体重 12 kg = 120mg であり、題材処方におけるカルボシステインドライシロップの処方量は、適正使用量である。

5 ○ クレマスチン製剤の 1 回の成分量は、0.90 g × 0.001 = 0.0009 g = 900 μg である。添付文書に基づくクレマスチンの適正使用量（成分量）は、1 回量 16 μg/kg × 体重 12 kg = 192 μg であり、題材処方におけるクレマスチンドライシロップの処方量は、適正使用量を大きく超えているため、疑義照会すべきである。

Ans.　1、5

■ Point ■

　　計量調剤の処方箋監査における用法・用量の確認では、処方箋の用量の妥当性を確認する。特に、小児に対する処方の場合には、薬用量に注意が必要である。幼小児向けの製剤の添付文書には、年齢別の 1 日量（製剤量）や 1 日体重 kg あたりの成分量あるいは力価など異なる形式で表示しているものがあるので注意する。処方箋についても用量の記載が、製剤量か成分量かを適切に確認する必要がある。

問 317（法規・制度・倫理）

　この処方どおりに薬剤を提供した後に疑義に気が付き、医師に照会した結果、用量が適切ではないことが判明した場合、薬剤師がとるべき対応として、適切でないのはどれか。1 つ選べ。

1　患児の家族に連絡して、次回の診察までは薬をこのまま服用させるよう指導する。
2　他にも同様の事例がないか薬局内で確認する。
3　事例に関して、事実を経時的に整理して記録する。
4　再発防止のため、指針の見直しや従事者が行う対策を検討する。
5　公益財団法人日本医療機能評価機構に、ヒヤリ・ハット事例として報告を行う。

■ Approach ■　不適切処方・不適切調剤が判明した場合の薬剤師の対応に関する問題
■ Explanation ■

1 × まず、服用に至っているかを確認し、服用に至った場合は、健康状態の確認、服用停止の指示、迅速な受診を依頼する。服用に至っていない場合でも、再受診を依頼する。

2　○　事故類型の把握は、薬局部内での手順書改定など、再発防止につながる必要な措置である。

3　○　この事故の因果関係や経過の詳細な把握は、この事故の解決のみならず、再発防止の重要な手掛かりとなる。

4　○　上記2、3の記述にある措置を適切に実施し、本薬局レベルでの業務改善に導くことが必要である。

5　○　2009年より、「薬局ヒヤリ・ハット事例収集・分析事業」（公益財団法人日本医療機能評価機構）が実施されている。収集した事例は分析され、重大な事故を未然に防止することを目的として、広く医療安全に有用な情報として提供されている。

Ans.　1

▌Point▌

事故発生時の対応

• 患者への連絡（健康状態の確認、服薬停止、詳細についての再連絡）

• 処方医への連絡・相談と患者への再連絡・受診依頼（服薬していてもしていなくても）

• 局内における事故調査、手順書等の調査開始

• 各所への報告

薬局ヒヤリ・ハット事例収集・分析事業（公益財団法人日本医療機能評価機構）

　目的：薬局における医療安全対策に有用な情報を共有するとともに、国民に対して情報を提供することを通じて医療安全対策の一層の推進を図る。

　事例の報告範囲：医療機関でも発生しうる調剤業務に関するヒヤリ・ハット事例、医療機関に対して疑義照会を行った事例、薬局における一般用医薬品や要指導医薬品の販売に関する事例など、薬局に特徴的な事例も含まれる。

　活用：広く社会に公表（国民啓発）、医療機関の教育等への活用、製造販売業者等による注意喚起などの情報に活用。

日本薬剤師会への調剤事故報告

　日本薬剤師会では、調剤事故の再発防止等を目的に、会員薬局・薬剤師が調剤事故を起こした際の報告制度を設置している。インシデント事例を含まない「調剤事故」事例の報告制度である。

〈事例分析と会員へのフィードバック〉

　①職能対策委員会・医療事故防止検討会等において定期的に分析・検討を行う。

　②警鐘的意義が大きいと考えられる事例は、匿名化の上、都道府県薬剤師会に通知する。

　③一定期間で取りまとめ、本会ホームページ等に同内容を掲載し会員へフィードバックする。

問 318-319　75歳男性。1年前から、高血圧症、脂質異常症、高尿酸血症と不眠症のため、近医を
受診し、前回同様の以下の薬剤が処方された。患者のお薬手帳には、3日前に初めて受診した別の
泌尿器科から処方された薬が記載されていた。薬剤師が患者の家族に確認をしたところ、一昨日
から、特に午前中にぼんやりしていることが多く、最近は物忘れが目立つため、認知症を発症し
たのではないかと心配していた。

（処方）

ロサルタンカリウム錠 100 mg	1回1錠（1日1錠）
ヒドロクロロチアジド錠 12.5 mg	1回1錠（1日1錠）
ロスバスタチン錠 2.5 mg	1回1錠（1日1錠）
フェブキソスタット錠 40 mg	1回1錠（1日1錠）
	1日1回　朝食後　28日分
ブロチゾラム錠 0.25 mg	1回1錠（1日1錠）
	1日1回　就寝前　28日分

（お薬手帳）

タムスロシン塩酸塩口腔内崩壊錠 0.2 mg	1回1錠（1日1錠）
	1日1回　夕食後　14日分
エスゾピクロン錠 1mg	1回1錠（1日1錠）
	1日1回　就寝前　14日分

問 318（実務）

　この患者に薬剤師が行った対応として、適切でないのはどれか。1つ選べ。
1　睡眠薬の副作用の可能性もあるため、今回の処方について医師に確認を行った。
2　服用している薬剤が多くなってきたため、医療機関ごとにお薬手帳を分けるように患者に指示
した。
3　睡眠薬などを自己調整して服薬していないか患者に確認した。
4　かかりつけ薬剤師の制度を説明し、かかりつけ薬剤師のいる薬局で全て調剤してもらうように
勧めた。
5　認知症の可能性も否定できないため、専門医へ行くように勧めた。

■ Approach ■　複数診療を受ける患者への対応に関する問題
■ Explanation ■

1　○　患者は、不眠症のため以前から睡眠導入剤のブロチゾラム錠の処方を受けている。今回、
泌尿器科を受診し、新たに超短時間作用型睡眠剤のエスゾピクロン錠が処方されているた
め、患者のぼんやりするなどの症状は睡眠薬の副作用の可能性が考えられる。
2　×　お薬手帳は、患者が服用している薬の名前や服用量、飲み方、使い方、注意事項などを
記録する手帳であり、患者の薬歴を一元的に管理できることが特徴である。医療機関ごと
に別のお薬手帳を用意し、薬歴を分けて記載するとお薬手帳の特徴が生かせなくなる。
3　○　患者の既往歴のうち、不眠症は症状が自覚しやすいため、その治療薬の服用に関しては、
指示通りの服用となっているかを確認することは適切である。
4　○　かかりつけ薬剤師は、患者が使用する医薬品について一元的かつ継続的な薬学的管理を

担うので、かかりつけ薬剤師が複数の診療科を受診する患者を担当するのは望ましい。

5　○　患者の一昨日からの症状や物忘れは、治療薬による影響とは限らないため、75歳という年齢も考慮して専門医の診察を提案することは適切である。

Ans.　2

▌Point▌

お薬手帳は、患者が服用している薬の名前や服用量、飲み方、使い方、注意事項などを記録する手帳であり、患者の薬歴を一元的に管理することができる情報源である。

お薬手帳には、①患者の基本情報（氏名、性別、生年月日、連絡先など）、②アレルギー歴、③副作用歴、④既往歴、⑤生活習慣、嗜好品（飲酒、喫煙など）、⑥処方薬に関する継続的な記録、⑦その他の注意事項、留意点、などが記載される。

問 319（法規・制度・倫理）

この患者に対し、調剤を行うにあたり薬剤師が行った対応のうち、薬剤師法に基づいて処方箋に記入しなければならないとされているのはどれか。1 つ選べ。

1　疑義照会に対する処方医の回答内容
2　お薬手帳に関する指導の内容
3　患者の家族から聞き取りをした内容
4　かかりつけ薬剤師に関する説明内容
5　患者に行った受診勧奨の内容

▌Approach▌　薬剤師法に基づく処方箋記入事項に関する問題

▌Explanation▌

薬剤師は、調剤したときは、その処方箋に、調剤済みの旨（その調剤によって、当該処方箋が調剤済みとならなかったときは、調剤量）、調剤年月日その他厚生労働省令で定める事項を記入し、かつ、記名押印し、又は署名しなければならない。（薬剤師法第 26 条）

薬剤師法第 26 条の規定により処方箋に記入しなければならない事項は、調剤済みの旨又は調剤量及び調剤年月日のほか、次のとおりとする。

一　調剤した薬局又は病院若しくは診療所若しくは飼育動物診療施設の名称及び所在地
二　法第 23 条第 2 項の規定により医師、歯科医師又は獣医師の同意を得て処方箋に記載された医薬品を変更して調剤した場合には、その変更の内容
三　法第 24 条の規定により医師、歯科医師又は獣医師に疑わしい点を確かめた場合には、その回答の内容（薬剤師法施行規則第 15 条）

1　○　薬剤師法施行規則第 15 条 3 号に該当する。
2 ～ 5　×　いずれも薬剤師法第 26 条、及び薬剤師法施行規則第 15 条各号に該当しない。

Ans.　1

▌Point▌

各記録の意義と意図によって記入事項が変わるので、当該記録の意図を把握し、過不足のない記入を行うこと。

参考（1）：調剤録記入事項（薬剤師法施行規則第 16 条）

調剤済みとなった場合は、第一号、第三号、第五号及び第六号に掲げる事項のみ記入。

一　患者の氏名及び年令

　二　薬名及び分量
　三　調剤並びに情報の提供及び指導を行った年月日
　四　調剤量
　五　調剤並びに情報の提供及び指導を行った薬剤師の氏名
　六　情報の提供及び指導の内容の要点
　七　処方せんの発行年月日
　八　処方せんを交付した医師、歯科医師又は獣医師の氏名
　九　前号の者の住所又は勤務する病院若しくは診療所若しくは飼育動物診療施設の名称及び所在地

参考（2）：薬剤服用歴（薬歴：保険調剤における算定根拠となる記録）

① 患者の基礎情報
② 処方及び調剤内容（処方保険医療機関名、処方医氏名、処方日、処方内容、調剤日、処方内容に関する照会の内容等）
③ 患者の体質、薬学的管理に必要な患者の生活像及び後発医薬品の使用に関する患者の意向
④ 疾患に関する情報（既往歴、合併症及び他科受診において加療中の疾患に関するものを含む）
⑤ 併用薬（要指導医薬品、一般用医薬品、医薬部外品及び健康食品を含む）等の状況及び服用薬と相互作用が認められる飲食物の摂取状況
⑥ 服薬状況（残薬の状況を含む）
⑦ 患者の服薬中の体調の変化（副作用が疑われる症状など）及び患者又はその家族等からの相談事項の要点
⑧ 服薬指導の要点
⑨ 手帳活用の有無（手帳を活用しなかった場合はその理由と患者への指導の有無）
⑩ 今後の継続的な薬学的管理及び指導の留意点
⑪ 指導した保険薬剤師の氏名

問 320-321 薬局において、以下の「かぜ薬 4 −②」（薬局製造販売医薬品）を販売した。その翌日、購入者から、10 歳の息子が今朝この薬を服用して 30 分後くらいから呼吸が苦しくなり意識が薄らいできたとの電話相談があった。購入者は、購入後初めてこの医薬品を使用したとのことであった。なお、この医薬品の製造後、最初に販売したのがこの購入者であり、他の購入者はいなかった。

日本薬局方	アセトアミノフェン	0.36 g
日本薬局方	エテンザミド	0.9 g
日本薬局方	クロルフェニラミンマレイン酸塩散	0.0075 g
日本薬局方	*dl*-メチルエフェドリン塩酸塩散	0.6 g
日本薬局方	ジヒドロコデインリン酸塩散 1 %	2.4 g
日本薬局方	デンプン	適量
	全量	6.0 g

用法・用量
1 回量を次のとおりとし、1 日 3 回、食後服用する。

大人（15 才以上）	1 包 2.0 g
11 才以上 15 才未満	大人の 2/3
7 才以上 11 才未満	大人の 1/2
3 才以上 7 才未満	大人の 1/3
1 才以上 3 才未満	大人の 1/4

問 320（実務）

薬剤師の対応として適切でないのはどれか。1 つ選べ。

1 健康被害の状況を確認し、緊急の場合には受診等するように指示した。
2 大人の 1/2 の量で服用したか確認した。
3 患者とのやり取りを記録に残した。
4 各成分の投入量に間違いがなかったか当該ロットの製造記録の確認を行った。
5 当該製品の含有成分には呼吸抑制を起こす薬剤はないと判断した。

▊Approach▊ 薬局製造販売医薬品についての薬学的管理に関する問題
▊Explanation▊

薬局製造販売医薬品「かぜ薬 4 −②」の用法・用量は、平成 31 年 1 月 1 日に改正され、12 歳未満の小児は対象外となっている。したがって、**問 320 は問題として成立しない。**

用法・用量の改正前の問題であるとして、以下解説する。

1 ○ 薬局製造販売医薬品「かぜ薬 4 −②」を服用後 30 分くらいから症状があらわれているため、「かぜ薬 4 −②」の副作用とは断定できなくても購入者の状況を確認して、必要と考えられる場合に受診を勧めることは適切である。
2 ○ 購入者の 10 歳の息子が、「かぜ薬 4 −②」を用法・用量通りに服用したかを確認することは適切である。
3 ○ 購入者の情報、情報提供及び指導内容を記録することは適切である。
4 ○ 「かぜ薬 4 −②」の販売状況、及び購入者の 10 歳の息子の症状の発症状況から、「かぜ薬 4 −②」の調製記録を確認することは適切である。

5　×　「かぜ薬 4 −②」の成分のうち、特にジヒドロコデインリン酸塩は、呼吸抑制の原因となることがある。

Ans.　解なし

■Point■

　薬局製造販売医薬品のうち、コデインリン酸塩水和物又はジヒドロコデインリン酸塩を含有する一部の医薬品について、呼吸抑制のリスクを低減するとの観点から、12歳未満の小児に対する用法及び用量が削除された。

　「かぜ薬 4 −②」の用法・用量は、以前は「1回量を次のとおりとし、1日3回、食後服用する。大人（15才以上）1包 2.0 g、11才以上 15才未満 大人の 2/3、7才以上 11才未満 大人の 1/2、3才以上 7才未満 大人の 1/3、1才以上 3才未満 大人の 1/4」であったが、現在は「1回量を次のとおりとし、1日3回、食後服用する。大人（15才以上）1包 2.0 g、12才以上 15才未満 大人の 2/3」となっている。

問 321 （法規・制度・倫理）

　その後、販売したこの医薬品について調査を行ったところ、一部の成分の投入量を誤って製造していたことが判明したため、薬剤師は薬局の製造物責任の検討を行った。製造物責任に関する記述のうち、正しいのはどれか。1つ選べ。

1　この医薬品は、製造物責任法における「製造物」に該当しうる。

2　この医薬品の成分投入量が正しければ、添付文書等に不備があっても、製造物責任法における「欠陥」には該当しない。

3　購入者は、製造物責任に基づく損害賠償請求を行う場合、医薬品の「欠陥」の他に薬局の「過失」を立証する必要がある。

4　医薬品については、製造物責任法における「欠陥」は、最高の科学水準で求められる安全性を欠いていることをいう。

5　身体に損害があった場合の製造物責任に基づく損害賠償請求には、消滅時効はない。

■Approach■　薬局・薬剤師に関連する製造物責任の理解を問う問題

■Explanation■

1　○　製造物責任法における製造物とは、「製造又は加工された動産」（製造物責任法第2条第1項）であり、その製造・加工が業としての有責性に基づき実施されているもの（同法第2条第3項）をいう。すなわち、汎用性のある工業的加工製造品と考えることができ、薬局製造販売医薬品はこれに該当する。

2　×　製造物の欠陥には、その製造物の特性において通常有すべき安全性が欠けていることが定義される。（同法第2条第2項）
　　製造物の特性とはその製造物固有の事情条件を指し、当該製品の有用性のみならず、安全上必要な表示・情報、通常の使用期間、被害発生の蓋然性と想定される程度などが挙げられる。

3　×　製造物責任法は、当該製造物の欠陥と事故の因果関係のみによって製造業者の責任を問う無過失主義を取っており、被害者による製造業者等の過失立証責任はない。

4　×　製造物の欠陥とは当該製造物の特性、通常予見される使用形態、製造業者等が当該製造物を引き渡した時期その他の当該製造物に係る事情を考慮して、当該製造物が通常有すべ

き安全性を欠いていること（同法第2条第2項）とされ、最高の科学水準による安全性担保までを求めるものではない。

5　×　同法第5条に基づき損害賠償請求権には消滅時効が定められている。条件により、①損害認識があったとき、賠償者を知ったときから3年、②製造物を引き渡したときから10年。ただし、蓄積性かつ遷延性の健康被害については、被害発生時を起算点とする。

Ans.　1

Point

製造物責任法

民法における損害賠償責任を行為・システムにおける過失から製造物の欠陥に置換して製造業者等の責任を問うものである。

製造物：通常汎用性のある（使用者を特定しない）工業的加工製品で家屋等の不動産を含まない。→調剤された薬剤は該当しない（汎用性がない）。薬局製造販売医薬品、一般用医薬品等は該当する。一次産品（農作物、採取物、採血された血液など）は該当しない。

製造物の欠陥：通常有すべき安全性を欠くこと。勘案されるべき事情に当該製造物の特性、通常予見される使用形態、製造業者等が当該製造物を引き渡した時期その他の当該製造物に係る事情が挙げられる。→医薬品の場合、箱書きや添付文書の情報的欠陥は大きな欠陥である。

被害者の立証責任：製造業者の過失の立証ではなく、製造物の欠陥と損害発生の因果関係を立証すればよい。

製造業者等の免責事由：開発危険の抗弁：開発時の科学水準では欠陥を予見できなかったことを証明できる場合。部品原料製造業者等の抗弁：製品設計者の指示に基づく部品、原料を供給していることが明らかである場合。

問 322-323　58歳男性。不眠のため心療内科を受診し、以下の処方箋を持って保険薬局を訪れた。薬剤師がゾルピデム錠の添付文書を確認したところ、ゾルピデム錠は向精神薬であり、医療保険制度上、30 日の処方日数の上限があることが判明した。
（処方）
　　ゾルピデム錠 5 mg　　　　　1回1錠（1日1錠）
　　　　　　　　　　　　　　　1日1回　就寝前　60日分

問 322（実務）
　　今回のゾルピデム錠の処方に関し、薬剤師の対応として適切なのはどれか。2 つ選べ。
1　60 日処方可能な睡眠薬に変更できないか疑義照会した。
2　医師に疑義照会せずそのまま調剤した。
3　30 日分に処方変更するよう疑義照会した。
4　分割調剤して 30 日分だけ交付した。
5　30 日分の処方箋を 2 枚発行するよう医師に依頼した。

▌Approach▌　投与期間に制限のある医薬品に関する問題
▌Explanation▌

　　ゾルピデム錠は、処方日数 30 日制限のある向精神薬である。
1　○　疑義照会して、今回、睡眠薬が 60 日分必要かを確認のうえ、60 日処方が可能な同効薬への変更を提案することは適切である。
2　×　疑義照会せずに、そのまま調剤することは不適切である。
3　○　ゾルピデム錠は、30 日分まで処方可能である。
4　×　分割調剤は、処方薬の長期保存が困難であるなどが対象であり、投与期間に制限のある向精神薬の長期処方は対象とならない。
5　×　投与期間に制限のある向精神薬は、いずれの方法によっても制限期間を超えて処方することはできない。

Ans.　1、3

▌Point▌

　　ゾルピデム錠は、ベンゾジアゼピン受容体作動薬に分類される超短時間作用型睡眠剤である。同系統に分類される超短時間作用型睡眠剤には、第 3 種向精神薬の指定を受け、投与期間が 30 日までに制限されているゾルピデム錠、ゾピクロン錠、トリアゾラム錠と向精神薬の指定がなく投与期間に上限のないエスゾピクロン錠がある。エスゾピクロン錠は、60 日分の処方及び調剤が可能であるが、同効薬からの変更であっても、服薬開始後は効果・副作用のモニターを丁寧に行う必要がある。

┌───┐

問 323（法規・制度・倫理）

　我が国の医療保険制度において、向精神薬以外にも、長期投与に注意を要するために、処方日数の上限が設けられている医薬品はどれか。**2つ選べ**。

1　麻薬
2　特定生物由来製品
3　放射性医薬品
4　毒薬・劇薬に指定されている医薬品
5　薬価基準収載の翌月の初日から1年未満の新医薬品

└───┘

▐ Approach ▐　保険医療において投与日数制限のある医薬品に関する問題

▐ Explanation ▐

1　○　麻薬や向精神薬は、依存症や副作用に看視やタイムリーな対応が必要であり、また治療の方法によって剤の変更などの必要性が生じることが少なくないので、投与日数の制限が設けられている。麻薬では14日もしくは30日の制限となっている。

2　×　特定生物由来製品は、その性質からいって有害事象の発生には特別の留意が必要ではあるが、その一方で定時的に定量の継続投与を長期にわたって続けるものではない場合が多いので、投与「日数」の制限を設けることには合理性はない。

3　×　放射性医薬品についても、特定生物由来製品と同様の事情により、投与「日数」の制限を設けることには合理性はない。

4　×　保険医療に使われる医療用医薬品の大半が毒薬又は劇薬である。製造販売の承認を受け、薬価基準に収載されて一定期間の経過の中で実績に基づき用法が確立されていくことを考えれば、単に毒薬・劇薬であるという理由で投与日数の制限を設けることに合理性はない。

5　○　薬価基準収載後1年未満の新医薬品は、使用経験数が少なく、副作用の危険や投与量の適正性が十分評価されているとはいえないので、使用時にも小刻みに投与し、十分な看視・管理のもとで治療を行う必要がある。そのため、原則的に14日の投与日数制限が設けられている。

Ans.　1、5

▐ Point ▐

投与日数の上限の意義

　保険医療の主体が急性疾患対応であったときには、不適正使用による有害事象発生等の懸念を含めて、薬剤投与日数に制限を設け、必要ならば再診によって状態を観察し、新たな薬物治療を進めることに合理性があった。しかし、高齢化に伴い慢性疾患の患者が増え、状態が安定している場合には薬剤投与日数の制限があることが生活上の障害になることもあり、2002年の保険報酬改定で、一部を除いて原則的に薬剤投与日数の上限を廃止し、長期投与が可能になった。

　しかし、本問題にあるように例外的に投与日数制限が堅持されている薬剤があり、それぞれに重視すべき理由があることを踏まえ、薬剤師は患者対応に努めなければならない。

　なお、14日の投与日数制限のある医薬品につき、特殊事情による場合には30日分の処方が認められる特例があるが、これは、「海外への渡航、年末年始、（法定の）連休等により、保険医療機関の休診等のため受診が困難な場合の緊急避難的な措置」（2010年4月版『保険診療便覧』）であり、上記以外の理由による休診（お盆休みも含む）については対象外である。

> 問 324-325　震度 7 の地震が発生した。避難所では、臨時の診療所が開設されており、薬剤師が災害救助要員として参加した。この地域では、吐き気や咽頭痛の症状と共に微熱や悪寒がみられるというウイルス感染症が流行し始めていた。この感染症について、避難者の間では SNS（Social Networking Service）などで、不正確な感染対策の噂が広まっていた。

> 問 324（法規・制度・倫理）
>
> 避難者から「感染対策について色々な噂を聞いて不安になった」と相談を受けた薬剤師の対応として、適切でないのはどれか。1 つ選べ。
>
> 1　現時点で判明していること、していないことを整理して伝えた。
> 2　薬剤師は法的に薬に関する相談以外には答えることはできないと伝えた。
> 3　避難者が聞いた噂や不安になった理由について傾聴した。
> 4　避難者が不安になった理由について他職種と共有した。
> 5　これからも不安なことがあれば遠慮なく相談して欲しいと伝えた。

▌Approach▌　不正確・不適切な情報流布への薬剤師の対応に関する問題

▌Explanation▌

1　○　様々な情報が氾濫している状態では、地域住民がその情報の適否を判断するのは困難である。薬剤師は医療職の専門性に基づき、情報の整理を行い、その時点で確実と思われる情報を提供しなければならない。この記述のキーワードは「整理」である。

2　×　薬剤師法第 1 条によれば、薬剤師は、公衆衛生の向上増進、国民の健康な生活の確保を任務とし、調剤、医薬品の供給、薬事衛生の各部面で働く義務を負う。少なくとも薬事衛生に関係する相談に応じられないというのは不合理である。また、薬剤師法にも禁止規定はない。

3　○　現在の相談者の実認識や不安をよく聞きとることが良好なコミュニケーションの基本である。この記述のキーワードは「傾聴」である。

4　○　生活・公衆衛生関連の相談事項は薬剤師だけで解決するべきではなく、他職種の知見も含めて総合的な解決に導く必要がある。そのために必要な情報共有は積極的に行うべきである。この記述のキーワードは「共有」である。

5　○　情報は刻々と変化し、相談者の生活にも変化が想定されるので、当然新たな混乱が発生する可能性は高いし、また相談者の精神特性などを考慮して、継続的な関係を構築しておくことが望ましい。

Ans.　2

▌Point▌

薬剤師のプロフェッショナリティに基づく問題解決・意思決定のための良好なコミュニケーションのありかたとして、問 142、問 312 も参考にされたい。

傾聴（Active Listening）の意義

・相手が本当に話したいことを引き出して理解することを目的とする。言葉の意味を理解するだけでなく、表情や声のトーンなどまで注意を払い、相手の気持ちに寄り添いながらきくことで相手の言いたいこと、伝えたいことをより深く引き出し得る。

・ミラーリング：姿勢や表情、しぐさ、声のトーンなどを相手と同調することで、親密感や安心

感を感じさせることができる。

- バックトラッキング：相手が話したことを繰り返すことで、しっかり理解してくれているという印象を与え、共感を示すことができる。
- パラフレーズ：ある程度話を聴いたら、その内容を自分の言葉に言い換え、適宜まとめる。認識のすり合わせや、話の内容を理解していることを示せる。また、相手が自分の話の内容を客観視できるようになり、新たな気づきが生まれ、より相手の真意や素直な感情を引き出せるようになる。

問 325（実務）

その後、このウイルスはノロウイルスであることが判明した。この薬剤師の感染対策に関する対応として適切なのはどれか。<u>2 つ選べ</u>。

1　グルタラールでうがいを励行するよう指示した。
2　クロルヘキシジングルコン酸塩はノロウイルスの消毒には有効ではないと説明した。
3　メタノールで手指の消毒をするよう指示した。
4　床に嘔吐物が付着した場合は、塩素系漂白剤を使用して消毒するよう指示した。
5　石鹸とベンザルコニウム塩化物の配合液が消毒に有効であると説明した。

▌Approach▌　代表的な消毒薬の用途に関する問題

▌Explanation▌

1　×　グルタラールは、芽胞を含むすべての微生物に有効なアルデヒド系の消毒薬である。皮膚や粘膜を傷害するため、生体には使用できない。

2　○　クロルヘキシジングルコン酸塩は、一般細菌に有効なビグアナイド系の殺菌消毒薬である。ウイルスに対する効果は確定していない。

3　×　メタノールは、ランプの燃料などとして広く使われるアルコールの一種であるが、エタノールと異なり人体に有害なため、消毒には使用しない。

4　○　ノロウイルスの消毒には、塩素系消毒薬の次亜塩素酸が有効である。塩素系漂白剤は、次亜塩素酸を有効成分としており、適切な濃度に希釈して、排泄物、非金属器具及び環境の消毒に使用する。

5　×　ベンザルコニウム塩化物は、一般細菌に有効な陽イオン界面活性剤である。ウイルスに対する効果は確定していない。また、ベンザルコニウム塩化物を陰イオン界面活性剤である石鹸と配合すると消毒効果が減弱する。

Ans.　2、4

▌Point▌

ノロウイルスに対する有効な感染対策は、流行期の手洗いと患者との濃厚接触の回避である。具体的に最も有効な対策は手洗いであり、石けんと流水で 30 秒以上かけてよく手を洗い、手拭にはペーパータオルなどを使用する。また、感染者が嘔吐した場合は、換気を十分に行いながら、吐物をふき取り塩素系消毒剤（次亜塩素酸ナトリウム液 0.1 ％）で消毒する。吐物の処理にはビニール手袋と使い捨てマスクなどを使用する。さらに、感染者が着用した下着や居室の床などは、次亜塩素酸ナトリウム（0.02％）で消毒することが有効と考えられている。

■一般問題（薬学実践問題）【実務】■■■■■■■■■■■■■■■■

> **問 326** 次の薬物とその薬物が用いられる疾患又は治療の組合せのうち、用量調節に際して血中濃度を測定することが推奨されているのはどれか。2つ選べ。
>
> | | 薬物 | 疾患名又は治療名 |
> |---|---|---|
> | 1 | メトトレキサート | 関節リウマチ |
> | 2 | 炭酸リチウム | 双極性障害 |
> | 3 | バンコマイシン | クロストリジウム・ディフィシル腸炎 |
> | 4 | エベロリムス | 心臓移植 |
> | 5 | ダプトマイシン | MRSA 菌血症 |

■Approach■ 治療薬物モニタリングの対象薬物に関する問題

■Explanation■

1 × メトトレキサート（MTX）は、関節リウマチの標準的治療薬であるとともに、抗悪性腫瘍薬として白血病、リンパ腫等の治療にも使用される。MTX の治療効果及び有害事象は、その血漿中濃度と密接に関係しており、MTX を抗悪性腫瘍薬として使用した場合には、治療薬物モニタリング（TDM）の対象となっている。

2 ○ 躁病治療薬である炭酸リチウムの血漿中濃度治療域は 0.3 ～ 1.2 mEq/L（リチウム）とされ、1.5 mEq/L を超えると中枢神経系の副作用（傾眠、振戦等）が発現しやすくなるため、TDM の対象となっている。

3 × バンコマイシン（VCM）には、経口剤と注射剤があり、ともに VCM 感性のメチシリン耐性黄色ブドウ球菌（MRSA）感染症を適応とするが、クロストリジウム・ディフィシルによる感染性腸炎に適応があるのは経口剤のみである。一方、VCM はほぼ消化管吸収されないため、TDM の対象となるのは、注射剤による MRSA 等の感染症治療となっている。

4 ○ 哺乳類ラパマイシン標的タンパク質（mTOR）阻害薬であるエベロリムスは、低用量では臓器移植における拒絶反応の抑制、高用量では結節性硬化症や根治切除不能の腎細胞がん等の治療を適応とする。経口剤として使用され、吸収に対する食事の影響が大きいため、トラフ濃度を確認しながら用量を増減する必要がある。ただし、特定薬剤治療管理料の対象となるのは、臓器移植における免疫抑制及び結節性硬化症の治療のみとなっている。

5 × ダプトマイシン（DAP）は、DAP 感性の MRSA による感染症に適応を有する環状リポペプチド系抗生物質である。DAP の投与量は、体重あたりの用量として設定されており、TDM は必要ないとされている。

Ans. 2、4

■Point■

複数の適応のうち一部だけが特定薬剤治療管理料の対象となる薬剤

薬物	剤形	適応	特定薬剤治療管理料
メトトレキサート	錠剤、カプセル剤（2 mg）	関節リウマチ等	対象外
	錠剤、点滴静注用	白血病、リンパ腫等	対象
バンコマイシン塩酸塩	散	MRSA あるいはクロストリジウム・ディフィシルによる感染性腸炎等	対象外
	点滴静注用	MRSA、MRCNS、PRSP、MRSA、または MRCNS 感染が疑われる発熱性好中球減少症	対象
エベロリムス	錠剤（0.25 mg、0.5 mg、0.75 mg）	心移植、腎移植、肝移植における拒絶反応の抑制	対象
	錠剤（2.5 mg、5 mg）	根治切除不能または転移性の腎細胞がん、神経内分泌腫瘍、手術不能または再発乳がん、結節性硬化症	結節性硬化症のみ対象

問 327　院内医療チームとそのチームにおける薬剤師の役割の組合せのうち、最も適切なのはどれか。1 つ選べ。

	チーム	薬剤師の役割
1	医療安全	手術手技に関するインシデントレポートの評価
2	感染制御	血液培養検体採取方法の指導
3	糖尿病	運動療法の指導と血糖値モニタリング
4	がん化学療法	副作用モニタリングとその対応策立案
5	臓器移植医療	脳死患者家族に対する臓器提供の説明と同意取得

■Approach■　代表的な医療チームにおける薬剤師の役割に関する問題

■Explanation■

1　×　チーム医療とは、医師、薬剤師などの医療従事者が、互いの専門性を尊重し、チームとして医療にあたることで、医療チームの能力を引き出し、患者により良い医療を提供する取り組みである。手術手技に関する評価は、薬剤師の専門性に基づく役割ではない。

2　×　感染制御チームにおける薬剤師の主な役割には、抗菌薬や消毒薬の適正使用の支援がある。血液培養検体には、静脈あるいは動脈血が使用されるが、その採取方法の指導は薬剤師の専門性に基づく役割ではない。

3　×　糖尿病チームにおける薬剤師の主な役割には、糖尿病治療薬に関する薬剤管理指導がある。運動療法の指導は理学療法士、血糖値モニタリングは看護師や検査技師が主に担う役割である。

4　○　がん化学療法における副作用モニタリングとその対応策の立案は、がん化学療法チームにおける薬剤師の主な役割である。

5　×　臓器移植医療チームにおける薬剤師の主な役割には、免疫抑制薬の治療薬物モニタリングなどがある。脳死患者家族に対する臓器提供の説明と同意の取得は、移植コーディネーターが担う役割である。

Ans.　4

生物・化学・

衛生

薬理

薬剤

病態・薬物

治療

法規・制度・

倫理

実務

■Point■

　移植コーディネーターは、臓器提供者（ドナー）と臓器提供を受ける者（レシピエント）の間の調整業務を行う。移植コーディネーターは、臓器提供情報が入った際に、提供元の病院での調整やドナーの家族への説明などを行うドナーコーディネーターと、レシピエントに最適な臓器や組織を医師とともに選択し運搬するレシピエントコーディネーターに大別される。また、移植コーディネーターになるには、医師、看護師、薬剤師などの資格を取得している、もしくは4年制の大学を卒業している必要がある。

問328　電解質輸液の特徴に関する記述のうち、正しいのはどれか。2つ選べ。
1　生理食塩液と5％ブドウ糖注射液の1：1の混合液は開始液（1号液）に分類される。
2　脱水補給液（2号液）はK⁺を含み、細胞内液と細胞外液の両方に水補給できる。
3　維持液（3号液）は、Na⁺、Cl⁻、K⁺、Lactate⁻を含む等張電解質液である。
4　術後回復液（4号液）は電解質濃度が低く、細胞内への水補給が期待できない。
5　リンゲル液は、Na⁺、Cl⁻、Ca²⁺、K⁺を含む低張電解質液である。

■Approach■　低張性電解質輸液の特徴に関する問題

■Explanation■

1　○　1号液は、Kを含まない低張性電解質輸液であり、病態不明時の水・電解質（ナトリウム）の補給に適している。

2　○　2号液は、総電解質濃度が正常血清の約1/2〜1/3である低張性電解質輸液である。ナトリウム、クロール、L-乳酸イオンを含むほか、細胞内主要電解質であるカリウムとリン酸イオンを含み、脱水症および手術前後の水分・電解質の補給・補正に適している。

3　×　3号液は総電解質濃度が正常血清の約1/3に設定された低張性電解質輸液である。ナトリウム、カリウム、クロール及びL-乳酸イオンを含み、経口摂取不能または不十分な場合の水分・電解質の補給・維持に適している。

4　×　4号液は、総電解質濃度が正常血清の約1/5である低張性電解質輸液である。電解質濃度が低く、細胞内への水補給効果が大きい輸液である。

5　×　リンゲル液は、ナトリウム、クロールの他にカリウム、カルシウムを含む等張性電解質輸液であり、その組成は生理食塩液に比べ細胞外液に近い。

Ans.　1、2

■Point■

　細胞外液補充液は、配合される電解質による浸透圧が血漿と等張であることから、等張性電解質輸液と呼ばれる。これに対して、低張性電解質輸液は、配合される電解質のみでは低張であり、ブドウ糖などの糖質を配合することにより、血漿浸透圧と同等の浸透圧に調整されている。低張性電解質輸液は、配合されている糖質が細胞内で代謝されて水となり、また電解質濃度が低張であるため、体液の全区分に水を補給する効果がある。

問329　特にリスクの高い薬物とその注意点又は特徴の組合せのうち、正しいのはどれか。<u>2つ</u>選べ。

	薬物	注意点又は特徴
1	トファシチニブ	関節リウマチ、心臓移植後の免疫抑制療法に使用される
2	カペシタビン	手足症候群対策としての保湿指導が必要である
3	メトホルミン	1型糖尿病に対する第一選択薬である
4	アルテプラーゼ	虚血性の心血管障害の発症9時間後の使用でも有効である
5	オキサリプラチン	末梢神経障害の予防のために寒冷刺激を避ける

▌Approach▌　代表的な治療薬の薬学的管理に関する問題

▌Explanation▌

1　×　トファシチニブは、既存治療で効果不十分な関節リウマチ、中等症から重症の潰瘍性大腸炎の寛解導入および維持療法に適応を有するヤヌスキナーゼ（JAK）阻害剤である。心移植後の拒絶反応の抑制には適応がない。

2　○　カペシタビンの重大な副作用の1つに手足症候群がある。手足症候群への対処法のうち、局所療法として保湿が有効とされる。

3　×　メトホルミンは、2型糖尿病を適応とするビグアナイド系経口血糖降下剤である。

4　×　アルテプラーゼは、虚血性脳血管障害急性期に伴う機能障害の改善と急性心筋梗塞における冠動脈血栓の溶解を適応とする血栓溶解剤である。急性心筋梗塞における冠動脈血栓に使用する場合は、発症後6時間以内に投与する。

5　○　オキサリプラチンの重大な副作用の1つに末梢神経症状がある。末梢神経症状は、特に低温または冷たいものへの曝露により誘発または悪化するため、冷たい飲み物や氷の使用を避け、低温時には皮膚を露出しないよう指導する。

Ans.　2、5

▌Point▌

　オキサリプラチンは、白金錯体系抗悪性腫瘍剤である。オキサリプラチンによる治療を実施すると、手、足や口唇周囲部の感覚異常又は知覚不全といった末梢神経症状が、投与直後からほぼ全例にあらわれる。末梢神経症状の悪化や回復遅延が認められると、手、足等がしびれて文字を書きにくい、ボタンをかけにくい、歩きにくい等の感覚性機能障害があらわれることがある。感覚性機能障害があらわれた場合には、減量、休薬、中止等の適切な処置を行う必要がある。

問330 32歳男性。双極性障害の患者。調剤薬の交付時には、いつも妻が横に付き添っている状況
であった。今回、衝動コントロールが効かない状態になることがあり、次回の予約診察日より前
に受診し、以下の処方が追加された。服薬指導の内容として最も適切なのはどれか。1つ選べ。
（処方）

　　ジプレキサ®ザイディス®錠⁽注⁾2.5 mg　　　1回1錠
　　　　　　　　　　　　　　　　　　　　　　不穏時　5回分（5錠）

　　（注：オランザピン口腔内崩壊錠）

1　口腔粘膜からの吸収による効果が期待できる。
2　予めブリスターシートから取り出して保管する。
3　口腔内の速溶により吐き出し防止が期待できる。
4　服用時は空腹を避ける。
5　緊急に服用する場合はブリスターシートの上から押し出してもよい。

■ Approach ■　使用上の説明がとくに必要な製剤に関する問題
■ Explanation ■

1　×　ジプレキサ®ザイディス®錠は、口腔内崩壊錠に分類される製剤である。口腔内で速やか
　　に崩壊することから唾液のみでも服用可能だが、口腔粘膜からの吸収により効果の発現を
　　期待する製剤ではないため、崩壊後は唾液又は水で飲み込む必要がある。
2　×　吸湿性であるため、使用直前にブリスターシートから取り出し、直ちに服用する。
3　○　記述の通り。
4　×　オランザピンの吸収に対する食事の影響は認められない。
5　×　ブリスターシートから取り出す際には、裏面のシートを剥がした後、ゆっくりと指の腹
　　で押し出す。錠剤と比較してやわらかいため、シートを剥がさずに押し出そうとすると割
　　れることがある。

Ans.　3

■ Point ■

　　ジプレキサ®ザイディス®錠は口腔内崩壊錠に分類される製剤であり、口腔内で唾液のみでも
数秒で崩壊するため、水なしで服用可能である。ザイディス®とは、口腔内崩壊錠の製剤技術の
名前であり、一般的な口腔内崩壊錠とは製造方法が異なる。薬物を溶解あるいは分散させた液を
press through pack（PTP）シートのポケットに充填した後、乾燥させ、シールを施して製造され
る。ザイディス®錠により製剤化された錠剤は、通常の錠剤に比べてやわらかいため、ブリスター
シートを剥がさずに押し出そうとすると割れることがある。欠けや割れが生じた場合は、全量を
服用するように指導する。

生物・化学・物理

衛生

薬理

薬剤

病態・薬物 治療

法規・制度・倫理

実務

問 331 フルオロウラシル（5-FU）のバイアル製剤（1,000 mg、20 mL）から、5-FU を 600 mg 採取する際、薬液採取の手技として適切なのはどれか。**2 つ選べ。**

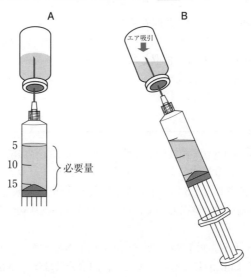

1　50 mL のルアーロックタイプのシリンジを準備する。
2　バイアルに注射針を刺す前に、予めシリンジ内に 10 mL 程度のエアを入れておく。
3　バイアルに注射針を刺し、シリンジに入れておいたエアを注入する。
4　5-FU の必要量は、図Ａのようにシリンジ内の目盛りで計量する。
5　バイアルからシリンジを抜く場合には、図Ｂのようにバイアル内のエアを吸引してから抜き取る。

▌Approach▐　注射剤調製における基本的操作に関する問題

▌Explanation▐

1　×　フルオロウラシル（5-FU）などの抗悪性腫瘍薬の調製には、ルアーロックタイプのシリンジを使用する。5-FU 注射液の採取液量は、20 mL × 600 mg/1,000 mg ＝ 12 mL であるから、採取液量に合わせて 20 mL のルアーロックシリンジが適している。

2　○　バイアルに注射針を穿刺して 5-FU 注射液を吸引しようとすると、バイアル内が陰圧となり吸引しにくくなる。予めシリンジ内に採取液量程度のエアを入れておき、バイアルに注射針を穿刺後、エアをバイアル内に少量（無理なく注入できる程度）注入しその分の 5-FU 注射液を吸引する操作を繰り返して、必要量の 5-FU 注射液を採取する。

3　×　シリンジに入れておいたエアは、少量ずつバイアル内に注入し、その分 5-FU 注射液をシリンジ内に吸引する操作を繰り返す。この操作を行わずに、シリンジに入れておいたエアを一度に注入すると、バイアル内が陽圧となり 5-FU 注射液が漏れだす危険がある。

4　×　図Ａの方法では、5-FU 注射液を通常の方法で注射（ワンプッシュ）した場合に、注射針内に 5-FU 注射液が残るため、必要量の 5-FU 注射液（12 mL）が注入されなくなる。

5　○　予めシリンジ内に 10 mL 程度のエアを入れておき、5-FU 注射液（12 mL）を吸引したときのバイアル内はやや陰圧である。さらに、図Ｂのようにバイアル内のエアを吸引することによりバイアル内がより陰圧となるため、注射針を抜去する際にバイアル内の 5-FU 注射液やそのエアロゾルを含むエアの漏れを防ぐことができる。

Ans.　2、5

■Point■

　20 mL（容量）のシリンジで 12 mL の薬液を秤取する場合、注射針を付けたシリンジに薬液を吸引し、エアを除いて薬液を注射針の先まで満たした状態で、シリンジ押し子のガスケットを外筒の 12 mL の目盛りに合わせる。秤取した薬液を静脈内等に注射する、あるいは輸液等の希釈液に混合する場合は、注射針を静脈あるいは輸液のゴム栓に穿刺し、シリンジの押し子のガスケットを外筒の目盛りゼロまで押し切って薬液を注入する。その際、シリンジの先端及び注射針内には薬液が残るが、12 mL の薬液が注入される。秤取した薬液を輸液等の希釈液に混合する場合に、薬液注入後に希釈液をシリンジに吸引し、再度注入するなど（フラッシュ）の操作を行うと、注射針に残った薬液も注入されることになるので、注意する。

問 332　63 歳男性。体重 60 kg。症候性の急性低ナトリウム血症（血清ナトリウム濃度 108 mEq/L）のため、医師より 3 ％高張食塩水により一定時間内に血清ナトリウム濃度を 120 mEq/L まで上昇させる必要があると判断された。3 ％高張食塩水の必要量（mL）に最も近い値はどれか。1 つ選べ。なお、ナトリウムの必要量の計算において、以下の関係式が成り立つとする。

　式：

　Na 必要量（mEq）＝（目標血清 Na 濃度−現在の血清 Na 濃度）×体内水分量（L）

　ここで、濃度の単位は mEq/L である。また、体内水分量は体重の 60％、3 ％高張食塩水のナトリウム濃度は 0.513 mEq/mL とする。

1　400
2　550
3　700
4　850
5　1,050
6　1,150

■Approach■　体液管理（水・電解質の補給・補正）に関する問題

■Explanation■

　症候性の急性低ナトリウム（Na）血症に対する Na 補給は、通常、次の式に従い Na 欠乏量を算出して、相当量の塩化ナトリウム注射液の投与により行う。ただし、本問では、健常時の Na 濃度の代わりに目標血清 Na 濃度を用いている。

　式：Na 欠乏量(mEq)＝体重(kg)×0.6×［（健常時の Na 濃度(mEq/L)）−（現在の Na 濃度(mEq/L)）］

　本患者の Na 欠乏量は、60 kg × 0.6 ×（120 mEq/L − 108 mEq/L）＝ 432 mEq であることから、補給に必要な 3 ％高張食塩水は、432 mEq/L ÷ 0.513 mEq/mL ＝ 842 mL である。

Ans.　4

■Point■

　ナトリウム欠乏量は、臨床症状、体重減少、ナトリウム摂取量と排泄量の差あるいは検査データから求める方法がある。ただし、これらの方法で求めた欠乏量の全量を一気に投与すると浸透圧性脱髄症候群（osmotic demyelination syndrome：ODS）を発症するリスクがあるため、補正のスピードには十分気をつける。

　また、本問で使用されている 3 ％高張食塩水は、国内では市販されていないため、10％食塩注などを使用して用時調製する必要がある。

問 333 フェンタニルクエン酸塩注射液を投与開始から 10 分後、担当医が別の患者に誤って投与されていることに気づき、すぐに投与を中止した。その後、麻薬管理者がこの麻薬の誤投与に対して行う届出に関する記述のうち、正しいのはどれか。1 つ選べ。

1 麻薬廃棄届を届け出る。
2 所有麻薬届を届け出る。
3 麻薬事故届を届け出る。
4 調剤済麻薬廃棄届を届け出る。
5 届出は必要ない。

▌Approach▐ 麻薬事故届に関する問題

▌Explanation▐

1 × 麻薬廃棄届は、麻薬処方箋により調剤された麻薬以外の麻薬を廃棄する場合に必要となる届出である。

2 × 所有麻薬届は、麻薬診療施設、麻薬研究施設、麻薬小売業、麻薬卸売業を廃止した場合に必要となる、現に所有する麻薬の品名、数量の届出である。

3 ○ 麻薬事故届は、麻薬取扱者が管理している麻薬に、滅失、盗取、所在不明、その他の事故が生じた場合に必要となる届出である。

4 × 調剤済麻薬廃棄届は、麻薬処方箋により調剤した麻薬を、施用中止等により廃棄した場合に必要となる届出である。

5 × 選択肢 3 の解説参照。

Ans. 3

▌Point▐

麻薬事故届は、麻薬及び向精神薬取締法第 35 条第 1 項に規定されている。ここでいう麻薬事故とは、意図しない不測の事態により、存在していた麻薬がなくなることを指し、滅失、盗取、所在不明、その他の事故に分類される。麻薬事故における滅失とは、破損、流失等であり、例えば調剤中に麻薬を床に落として飛散し回収不能になる場合などが該当する。その他の事故としては、誤って調剤された麻薬を患者に服用させた場合などが該当する。

生物・物理・化学・

衛生

薬理

薬剤

治療・病態・薬物

倫理・法規・制度・

実務

問 334　72 歳男性。体重 60 kg、身長 165 cm。薬局に処方箋を持参した。患者から力が入りにくくなったとの訴えがあったため、対応した薬剤師は血液検査のデータを確認した。

　　検査値：赤血球数 350 × 10^4/μL、Hb 13.5 g/dL、白血球数 4,200/μL、
　　　　　　血小板数 15 × 10^4/μL、HbA1c 5.6%（NGSP 値）、Scr 1.4 mg/dL、
　　　　　　eGFR 42.6 mL/min/1.73 m^2、ALT 42 IU/L、AST 30 IU/L、
　　　　　　ALP 100 IU/L、T−Bil 0.5 mg/dL

（処方 1）
　　酸化マグネシウム錠 500 mg　　　　　1 回 2 錠（1 日 6 錠）
　　　　　　　　　　　　　　　　　　　1 日 3 回　朝昼夕食後　14 日分

（処方 2）
　　ファモチジン塩酸塩 10 mg　　　　　 1 回 1 錠（1 日 2 錠）
　　プレガバリンカプセル 150 mg　　　　1 回 1 カプセル（1 日 2 カプセル）
　　　　　　　　　　　　　　　　　　　1 日 2 回　朝夕食後　14 日分

（処方 3）
　　シタグリプチンリン酸塩錠 25 mg　　 1 回 1 錠（1 日 1 錠）
　　バルサルタン錠 40 mg　　　　　　　 1 回 1 錠（1 日 1 錠）
　　　　　　　　　　　　　　　　　　　1 日 1 回　朝食後　14 日分

　　疑義照会すべき内容として適切なのはどれか。2 つ選べ。
1　血清マグネシウム値の確認
2　ファモチジン塩酸塩錠の減量
3　プレガバリンカプセルの減量
4　シタグリプチンリン酸塩錠の減量
5　バルサルタン錠の減量

■Approach■　腎機能低下時の薬学的管理に関する問題
■Explanation■

1　○　酸化マグネシウムの用量は、通常制酸剤としては 1 日 1.0 g まで、緩下剤としても 1 日 2 g までであるが、患者には 1 日 3.0 g が処方されている。また、患者は eGFR = 42.6 mL/min/1.73 m^2 と腎機能低下がみられることから、マグネシウムの排泄が低下している可能性がある。患者は力が入りにくいと訴えており、高マグネシウム血症に伴う筋力低下が疑われるため、血清中マグネシウム濃度を確認すべきである。

2　×　ファモチジンは、主として腎臓から未変化体として排泄される H_2 受容体拮抗薬である。腎機能に応じた用量調節が必要な薬物であり、クレアチニンクリアランス（Ccr）値が、30 〜 60 mL/min の場合の投与法は、1 回 10 mg 1 日 2 回とされている。患者の eGFR は 42.6 mL/min/1.73 m^2 であるから、疑義照会の必要はない。

3　○　プレガバリンは、未変化体が主として尿中に排泄される疼痛治療薬である。腎機能障害患者に投与する場合は、Ccr 値を参考として投与量及び投与間隔を調節する必要があり、Ccr 値が 30 〜 60 mL/min の 1 日投与量は 75 〜 300 mg とされている。患者の eGFR は 42.6 mL/min/1.73 m^2 であり、プレガバリンが 1 日 300 mg 処方されているため、疑義照会して減量について確認すべきである。

4　×　シタグリプチンは、主に腎臓で排泄される選択的 DPP-4 阻害剤である。腎機能障害のある患者では、Ccr 値を参考として用量調節する必要があり、Ccr 値が 30 〜 50 mL/min の場

合は 1 日 1 回 25 mg 投与とされている。患者の eGFR は 42.6 mL/min/1.73 m^2 であるから、疑義照会の必要はない。

5　×　バルサルタンは、主に糞中に排泄されるアンジオテンシンⅡ受容体拮抗剤である。重篤な腎機能障害（血清クレアチニン値が 3.0 mg/dL 以上）の場合にのみ減量を検討する必要があるため、本患者は疑義照会の対象とならない。

Ans.　1、3

■Point■

　腎機能が低下すると、電解質では K$^+$ 排泄低下による高カリウム血症、H$^+$ 排泄低下による代謝性アシドーシス、および P 排泄低下による高リン血症があらわれる可能性がある。また、腎障害によりビタミン D の働きが低下すると Ca^{2+} の消化管吸収が低下し、低カルシウム血症があらわれやすくなる。その他、緩下剤の酸化マグネシウムは、内服後に成分の Mg^{2+} は大部分が糞中に排泄されるが、一部が消化管吸収されたのち尿中に排泄される。eGFR が 30 mL/min 以下に低下すると Mg^{2+} の排泄が障害されるとの報告があり、酸化マグネシウムを長期間服用中の患者、とくに高齢者では注意が必要である。

問 335　調剤については人が関与する限りミスを避けることができない。その原因を分析し、対策を講じることで、発生を減らさなければならない。調剤ミスを防止するための取組について、誤っているのはどれか。1 つ選べ。
1　医薬品は、薬効順に配置し、他規格や類似名称の薬剤は棚位置を離す。
2　間違いを起こしやすい薬剤については、名称類似薬剤を後発医薬品に変更するなどして、できるだけ薬局内に置かないようにする。
3　医薬品に表示されているバーコードを利用して、医薬品の取り違えを防止する。
4　薬品棚の医薬品名の表示については、色・目印・線等の使用を避ける。
5　散剤を装置びんに充填する時には、二人の薬剤師が装置びんのラベルと包装容器のラベルを照合し、確認後に充填する。

■Approach■　調剤ミスの防止対策に関する問題
■Explanation■
1　○　医薬品の配置は、安全管理上重要である。医薬品を薬効順に配置して同効薬を近くに集めることにより、仮に医薬品の取り違えを起こしても、重大な事故につながりにくくなる。複数規格のある医薬品を採用している場合は、それらを離して配置することにより取り違えのリスクを減らすことができる。また、名称が似た医薬品を近くに配置すると、取り違えを起こしやすくなるので、それらを離して配置することで調剤ミスを減らすことができる。
2　○　記述の通り。選択肢 1 の解説参照。
3　○　医療用医薬品はバーコード（商品コード）の表示が義務付けられている。調剤ミスを防止するため、医薬品バーコードを利用した調剤過誤防止システムが医療現場で利用されている。
4　×　調剤ミスの中でも医薬品の取り違えは、起こりやすいミスである。取り違えを防ぐためには、医薬品名の表示に色や目印を使用等の工夫をして、注意喚起すべきである。
5　○　散剤が装置びんに充填されたあとでは、正しく充填されたかを確認することが難しくなるため、散剤の装置びんへの充填には特に注意を要する。複数の薬剤師がいる場合には、二人の薬剤師で確認すべきである。

Ans.　4

■Point■

　医薬品を薬効順に薬品棚に配置すると、医薬品名の50音順による配置と比べ類似の医薬品名が隣り合わせになる可能性が低くなるため、取り違えのリスクを減らすことが期待される。ただし、医薬品を薬効順に配置すると、新人薬剤師などでは、医薬品の場所を探すのに時がかかるなど欠点もあるため、実際には医療現場の実情にあった医薬品の配置方法が採用される。また、医薬品バーコードを利用した調剤過誤防止システムを利用すると、医薬品の取違えによる調剤ミスを減らすことが大いに期待されるが、万全ではないことに留意すべきである。

問336　成人になって気管支ぜん息を再発した患者に対して、フルチカゾンプロピオン酸エステルドライパウダーインヘラーによる治療が、1年前に開始された。医師による診察前の薬剤師外来で、「ぜん息症状のコントロールはできているが、しゃがれ声がだんだんひどくなってきた。」と相談を受けた。吸入後のうがいはしっかりとできていることから、副作用軽減のために、医師に処方変更を提案することになった。提案する薬剤として最も適切なのはどれか。1つ選べ。
1　プレドニゾロン錠
2　プロカテロール塩酸塩水和物錠
3　ツロブテロール経皮吸収型テープ
4　チオトロピウム臭化物水和物吸入用カプセル
5　フルチカゾンプロピオン酸エステルエアゾール吸入用

■Approach■　気管支ぜん息患者に対する薬学的管理に関する問題
■Explanation■

1　×　患者は、吸入ステロイド薬（inhaled corticosteroid：ICS）のフルチカゾンプロピオン酸エステルドライパウダーインヘラー（dry powder inhaler：DPI）の副作用により、しゃがれ声（嗄声）が出現している可能性が高いため、治療薬の変更が求められる。一方、このDPI製剤により気管支ぜん息の症状がコントロールされ、嗄声以外の副作用を認めていないことから、患者は軽症間欠型気管支ぜん息と推測され、同効のICSへの変更を検討すべきである。プレドニゾロン錠は、経口ステロイド薬であり、重症持続型気管支ぜん息に対する治療ステップ4で使用される治療薬であり、本患者に提案する薬剤には適さない。

2　×　選択肢1の解説参照。プロカテロール塩酸塩水和物錠は、アドレナリンβ₂受容体刺激薬である。気管支ぜん息治療の治療ステップ2以上においては、ICSと併用して使用することを原則とするため、本患者に提案する薬剤には適さない。

3　×　選択肢1の解説参照。ツロブテロール経皮吸収型テープは、アドレナリンβ₂受容体刺激薬である。持続的な気管支拡張作用を有し、気管支ぜん息治療において1日1回貼付で臨床効果を発揮するが、ICSと併用して使用することを原則とするため、本患者に提案する薬剤には適さない。

4　×　チオトロピウム臭化物水和物吸入用カプセルは、長時間作用抗コリン薬（LAMA）の吸入主薬である。LAMAは、治療ステップ2以上において、ICSと併用して使用することを原則とするため、本患者に提案する薬剤には適さない。

5　○　フルチカゾンプロピオン酸エステルエアゾール吸入用は、フルチカゾンプロピオン酸エステルドライパウダーインヘラーと同じ主薬を含有する加圧式定量噴霧式吸入器（pressurized metered dose inhaler：pMDI）を用いた気管支ぜん息治療剤である。pMDI製剤は、DPI製剤と比べ噴霧される薬剤の粒子径が小さく口内や喉頭部への薬剤の付着が少なく、嗄声の

発現を抑制できる可能性があるため、本患者に提案する薬剤に適している。

Ans. 5

■Point■

　吸入ステロイド薬（inhaled corticosteroid：ICS）による副作用のうち、口腔及び咽喉頭症状は発現率が比較的高い副作用である。なかでも嗄声は、発現頻度が高いといわれている。ICS の薬理作用及びうがいによる嗄声の防止効果などから、嗄声の原因をステロイド筋症とする報告がある。ICS の pMDI 製剤は、DPI 製剤と比べ噴霧される薬剤の粒子径が小さく口内や喉頭部への薬剤の付着が少ないとの報告がある。したがって、DPI 製剤を pMDI 製剤に変更することで、嗄声の発現を低下させることが期待される。加えて、pMDI 製剤吸入時にスペーサー（吸入補助具）を使用すると、口腔や喉頭部への薬剤の付着をさらに減らすことができる。

問 337　眼瞼痙れんの診断により A 型ボツリヌス毒素製剤の治療が開始となった。そこで、使用経験のある薬剤師が未経験の薬剤師に、その薬剤調製時の注意事項について指導することになった。本剤の取扱いについて、適切なのはどれか。2つ選べ。
1　溶解前は常温に保存する。
2　保存剤を含んでいないが、溶解後 3 日以降も使用できる。
3　溶解後の保存は冷凍を避ける。
4　残った薬液は、次亜塩素酸ナトリウム溶液を加えて失活させる。
5　溶解時に激しく攪拌し、泡立てると効果が増強するので避ける。

■Approach■　代表的な注射剤の保存及び調製方法に関する問題
■Explanation■
　1　×　A 型ボツリヌス毒素製剤は、A 型ボツリヌス菌によって生産される A 型ボツリヌス毒素を成分とする生物由来製品である。A 型ボツリヌス毒素は、神経筋伝達阻害による筋弛緩作用を有する。A 型ボツリヌス毒素製剤は、添加剤に人血清アルブミンを含む乾燥注射剤であり、5 ℃以下で保存することとされている。常温に保存した場合、成分含量の低下が認められている。
　2　×　選択肢 1 の解説参照。A 型ボツリヌス毒素製剤の成分は、化学的に不安定なタンパク質で、保存剤は添加されていない。また、液体の状態では化学的にさらに不安定となるため、溶解調製後は速やかに使用する。
　3　○　選択肢 1 の解説参照。A 型ボツリヌス毒素製剤は、溶解調製後に凍結させた場合の安定性は確立されていない。
　4　○　A 型ボツリヌス毒素製剤の使用後は、タンパク質である A 型ボツリヌス毒素を変性させて、その薬効を確実に失活させるために、残った薬液には 0.5％次亜塩素酸ナトリウム溶液を加える。
　5　×　選択肢 1 の解説参照。A 型ボツリヌス毒素製剤は、化学的に不安定なタンパク質なので、溶解調製時に泡立たせたり、激しく攪拌すると変性するおそれがある。

Ans. 3、4

■Point■

　A 型ボツリヌス毒素製剤は、A 型ボツリヌス毒素を有効成分とする筋弛緩剤である。A 型ボツリヌス毒素製剤による処置後、残った薬液は 0.5％次亜塩素酸ナトリウム溶液を加えて失活させた後、密閉可能な廃棄袋又は箱に廃棄する。また、薬液の触れた器具等は同様に 0.5％次亜塩素酸ナトリウム溶液を加えて A 型ボツリヌス毒素を失活させた後、密閉可能な廃棄袋又は箱に廃棄する。また、注射液が皮膚に付着した場合は、0.5％次亜塩素酸ナトリウム溶液で洗い、水で洗い流し、眼に入った場合は、水で洗い流すなどの対応が必要である。

> **問 338** 75歳男性。PS 1、HER2 陰性、切除不能進行・再発胃がんに対して一次治療としてカペシタビン＋シスプラチン併用療法を施行するも無効であった。二次治療としてイリノテカン単独の化学療法を行うことになった。外来化学療法を受ける患者に対する薬剤師の対応として適切なのはどれか。<u>2つ選べ</u>。
> 1 本剤単独療法の期待される効果について説明を行った。
> 2 薬物の溶解液に高濃度のエタノールが含まれているので車の運転は控えることを指導した。
> 3 UDP−グルクロン酸転移酵素の遺伝子多型により腎機能障害の発現に違いがあることを説明した。
> 4 本剤単独療法では遅発性副作用のみ報告されているため、副作用の詳細について化学療法施行後に説明した。
> 5 本剤単独療法の重篤な副作用は下痢と骨髄抑制の報告が多いことを説明した。

■Approach■ 代表的な抗悪性腫瘍薬に対する薬学的管理に関する問題
■Explanation■

1 ○ 外来がん化学療法の薬学的管理において、患者指導は薬剤師に求められる重要な業務である。薬物療法に期待される効果の説明は、患者指導の内容に含まれる。
2 × イリノテカン点滴静注は、添加剤にエタノールを含まない注射液で、用時生理食塩液、ブドウ糖液等に混和して投与する薬剤である（Point 参照）。
3 × イリノテカンの活性代謝物（SN-38）の主な代謝酵素である UDP−グルクロン酸転移酵素（UGT）の2つの遺伝子多型（*UGT1A1*6*、*UGT1A1*28*）について、いずれかをホモ接合体又はいずれもヘテロ接合体としてもつ患者では、UGT1A1 のグルクロン酸抱合能が低下し、SN−38 の代謝が遅延して、特に好中球減少の発現の可能性が高くなる。
4 × イリノテカン点滴静注には、重篤な過敏症や下痢といった早発型の副作用がある。副作用については、その初期症状や対処方法を化学療法施行前に説明すべきである。
5 ○ 記述の通り。

Ans. 1、5

■Point■
　イリノテカン点滴静注は、添加剤にエタノールを含まない。溶剤にエタノールを含有する抗悪性腫瘍剤として、パクリタキセル注射液がある。パクリタキセル注射液による治療では、エタノールの影響により眠気やめまいなどが起こることがあるので、注射のあとは自動車の運転や危険を伴う機械の操作は避けるように指導する必要がある。また、アルコールに過敏な患者では、中枢神経系への影響が強くあらわれるおそれがあるので、パクリタキセル注射液による治療が適切か総合的な判断が必要となる。

問 339　78 歳男性。てんかん発作の予防のために以下の処方による治療を受けていた。

（処方）

デパケンR 錠[注1] 200 mg　　1 回 2 錠（1 日 4 錠）
　　　　　　　　　　　　1 日 2 回　朝夕食後　14 日分

　最近、嚥下能が低下してきたことから、デパケンシロップ[注2] 5 ％を 1 日 3 回服用する処方へ変更することになった。

　　（注 1：バルプロ酸ナトリウム 200 mg を含有する徐放性製剤　　）
　　（注 2：バルプロ酸ナトリウム 5 ％を含有するシロップ剤　　　　）

　シロップ剤の 1 回量を、賦形剤を加えて最小の整数 mL にする場合、14 日分の賦形剤の量（mL）として最も適切なのはどれか。1 つ選べ。なお、製剤間でバイオアベイラビリティは同等であるとする。

1　9.4
2　1.4
3　28
4　112
5　224
6　252

▌Approach▌　シロップ剤の計量調剤における秤取量計算に関する問題

▌Explanation▌

　処方より、バルプロ酸ナトリウムの 1 日量は、200 mg × 4 錠 = 800 mg である。デパケンシロップは、5 ％のシロップ剤なので、デパケンシロップの 1 日量は、800 mg ÷ 50 mg/mL = 16 mL。これを 3 回服用して 1 回服用量を整数にするには、1 日 2 mL の賦形剤が必要である。したがって、14 日分の賦形剤は、2 mL × 14 日分 = 28 mL となる。

Ans.　3

▌Point▌

　バルプロ酸ナトリウム徐放錠の服用（1 日 2 回投与）により、症状が安定している場合には、剤形を変更すべきではないが、やむを得ずバルプロ酸ナトリウム錠、細粒、あるいはシロップに変更する場合には、バルプロ酸の血中濃度の日内変動を考慮して、1 日投与量は変更せずに服用回数を 1 回増やす方法（1 日 3 回投与）が適している。ただし、投与回数を増やすとコンプライアンスの低下が懸念される場合には、投与回数を増やさずに剤形を変更することも検討すべきである。いずれの場合にも、必要に応じて治療薬物モニタリングを行う。

問340 52歳男性。急性腎不全で入院しており、重症のため高カロリー輸液療法を実施することになった。ブドウ糖含有率50%の基本液1,000 mL、脂肪乳剤（ダイズ油20%）200 mL、10%総合アミノ酸輸液500 mL、高カロリー輸液用微量元素製剤2 mL、総合ビタミン製剤5 mLを投与する場合の非タンパク質性カロリー（kcal）/窒素（g）比（NPC/N比）はいくらか。1つ選べ。

　ただし、アミノ酸の窒素含有率を16%、脂肪乳剤200 mLのエネルギーは400 kcalとする。

1　175
2　200
3　300
4　325
5　400

■ Approach ■　中心静脈栄養輸液による栄養管理に関する問題

■ Explanation ■

　本患者向け高カロリー輸液に含まれる非タンパク質性カロリーは、基本液中のブドウ糖と脂肪乳剤中のダイズ油である。ブドウ糖のエネルギーは、基本液1,000 mLに5%含まれているので、1,000 mL × 0.5 g/mL × 4 kcal/g = 2,000 kcalであり、脂肪乳剤200 mLは、400 kcalと設定されているので、非タンパク質性カロリーは2,400 kcalである。この高カロリー輸液に含まれる窒素は、総合アミノ酸輸液500 mL中に含まれる10%のアミノ酸由来となるので、500 mL × 0.1 g/mL × 0.16 = 8 gである。よって、NPC/N比 = 2,400 ÷ 8 = 300となる。なお、微量元素製剤及びビタミン製剤は、カロリー計算に含める必要はない。

Ans.　3

■ Point ■

　タンパク質は、糖質や脂質から十分なエネルギーが投与されないと、体タンパク合成に利用されなくなる。そこで、栄養輸液の処方の指標としてNPC/N比が用いられる。NPC/N比は、通常は150程度に設定するが、侵襲が大きい時にはさらに低い値で設定する。一方、腎不全患者の場合には、タンパク質の異化亢進を改善するため、非タンパク質性カロリーを増やし、NPC/N比を300以上に設定する。

問 341　73 歳男性。身長 168 cm、体重 51 kg。食欲不振、不眠、軟便の訴えがあった。本日患者宅を訪問し、フィジカルアセスメントを実施した。四肢は温かく、明らかな口腔内の乾燥や脱水の症状はなかった。呼吸回数は 20 回 / 分、血圧は 120/75 mmHg、脈拍は 110 回 / 分であった。現在の処方及び血液検査結果は以下のとおりであった。医師への提案として、最も適切なのはどれか。1 つ選べ。

（処方）

テオフィリン徐放錠 200 mg　　　1 回 1 錠（1 日 2 錠）

　　　　　　　　　　　　　　　1 日 2 回　朝食後・就寝前　30 日分

シムビコートタービュヘイラー 60 吸入用^(注)　1 本

　　　　　　　　　　　　　　　1 日 1 吸入（1 日 2 回）　朝就寝前　吸入

注：ブデソニド及びホルモテロールフマル酸塩水和物を含有する吸入粉末剤。1 吸入で、ブデソニドとして 160 μg、ホルモテロールフマル酸塩水和物として 4.5 μg を吸入できる

（血液検査結果）

BUN 17.2 mg/dL、血清クレアチニン値 0.82 mg/dL、AST 24 IU/L、ALT 15 IU/L、総ビリルビン 1.07 mg/dL、血清アルブミン 3.1 g/dL、コリンエステラーゼ（ChE）240 U/L

1　シムビコートタービュヘイラーを 1 回 1 吸入から 2 吸入に変更
2　5 ％ブドウ糖注射液の投与
3　テオフィリンの休薬と血中濃度測定
4　生理食塩液の投与
5　プロプラノロール塩酸塩 10 mg の投与

■Approach■　代表的な医薬品の副作用の初期症状に関する問題

■Explanation■

1　×　シムビコートタービュヘイラーは、吸入ステロイド薬と長時間作用アドレナリン β_2 受容体刺激薬の配合剤であり、患者には通常の維持量が処方されている。気管支ぜん息の悪化を示唆する症状、検査データを認めないことから、増量の提案は適切でない。
2　×　5 ％ブドウ糖注射液の適応は、脱水時の水補給や非経口的に水・エネルギー補給が必要な場合であり、本患者に対する投与の必要性は認められない。
3　○　テオフィリンは血中濃度が高値になると、消化器症状、不眠、頻脈などがあらわれる。脈拍が 110 回 / 分とやや多く、食欲不振と不眠がみられることから、テオフィリンの副作用を疑って血中濃度を確認すべきである。また、血中濃度の測定結果が出るまでの間、休薬も検討する。
4　×　生理食塩液の適応は、細胞外液欠乏、ナトリウムあるいはクロール欠乏であり、患者にはこれらを示唆する症状、検査データを認めないため、適切な提案ではない。
5　×　プロプラノロール塩酸塩錠は、アドレナリン β 受容体遮断薬である。頻脈の治療には有効であるが、気管支ぜん息患者には禁忌である。

Ans.　3

■Point■

テオフィリンの用法・用量は、通常、成人 1 回 200 mg を、1 日 2 回、朝及び就寝前に経口投与であり、本患者の処方は通常の用法・用量となっている。テオフィリンは、過量投与でなくて

も血中濃度が高くなり、副作用を発現することがあるので、治療薬物モニタリングにより血中濃度を測定し、投与量を調整する必要がある。とくに高齢者は、非高齢者と比べテオフィリン最高血中濃度の上昇及び AUC の増加を認めるとの報告があるので慎重に投与する。

問342 30歳男性。眼に違和感があり近医を受診したところ、麦粒腫と診断され、下記処方箋を持って来局した。

（処方）

オフロキサシン眼軟膏0.3%　　3.5 g

　　　　　　　　　　　1回適量　　1日3回　朝昼夕　　　　下眼瞼に塗布

薬剤師が患者に説明する眼軟膏の使用方法として、最も適切なのはどれか。1つ選べ。

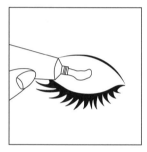

1　眼を閉じて、まぶたの外側に均等に塗布する。

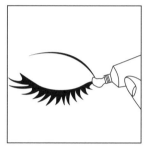

2　眼を閉じて、目元に塗布する。

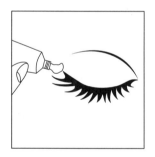

3　眼を閉じて、目尻に塗布する。

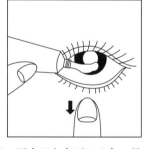

4　下まぶたを下にひき、目の中央に塗布する。

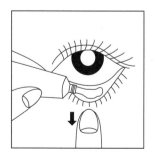

5　下まぶたを下にひき、まぶたの内側に塗布する。

■**Approach**■　眼軟膏剤の使用方法に関する問題

▌Explanation▌

　　結膜は、強膜（白目）を覆う眼球結膜と眼瞼（まぶた）の内側を覆う眼瞼結膜からなる。眼軟膏剤は、結膜嚢に適用する無菌に製した軟膏剤である。通常、まぶたを軽く下に引いて、眼軟膏をまぶたの内側に必要量押し出して、まぶたを閉じる。まばたきをせずにまぶたを閉じたまま、軟膏が溶けて結膜嚢全体に広がるまでしばらく待つ。眼の中央部分は、角膜に覆われているため、選択肢4の使用方法は適切ではない。

Ans. 5

▌Point▌

　　麦粒腫とは、眼瞼にある脂腺や汗腺に細菌が感染して起こる急性の化膿性炎症である。眼瞼の一部が赤く腫れ、まばたきをしたり指で押したりすると痛みがある。数日で皮下にうみがあらわれ、うみが出ると治ることが多いが、重症化することもある。原因菌の多くは黄色ブドウ球菌であり、治療には主に抗菌点眼薬や抗菌眼軟膏が用いられる。症状が重い場合は抗生物質の内服で、それでも無理な場合は小切開を行う。

物理・化学

生物

衛生

薬理

薬剤

病態・薬物
治療

法規・制度・
倫理

実務

335

問343 35歳女性。仕事が忙しく、差し込むような胃痛が時々起こるため、近隣の薬局を訪れ薬剤師にお薬手帳を見せて相談した。薬剤師が手帳を確認したところ、半年前からフェキソフェナジン塩酸塩・塩酸プソイドエフェドリン配合錠（朝夕空腹時服用）、エソメプラゾールカプセル 20 mg（夕食後服用）が処方され、女性はこれらの薬剤を指示どおりに服用していた。薬剤師は、薬局に常備している一般用医薬品の中からこの女性に提供する医薬品を選択した。この薬剤師が選択した最も適切な一般用医薬品の成分はどれか。1 つ選べ。

1	ファモチジン
2	サリチルアミド、アセトアミノフェン、無水カフェイン、プロメタジンメチレンジサリチル酸塩
3	ロキソプロフェンナトリウム水和物、酸化マグネシウム
4	ブチルスコポラミン臭化物
5	乾燥水酸化アルミニウムゲル、水酸化マグネシウム、合成ヒドロタルサイト、ウイキョウ末、ウコン末

▌Approach▌ 代表的な一般用医薬品の効能・効果に関する問題

▌Explanation▌

1 ×　ファモチジンは、ヒスタミン H_2 受容体拮抗剤であり、キリキリとした胃酸過多による胃痛に効果が期待される。一方、患者の訴えにある差し込むような胃痛は、胃の痙攣が原因の場合が多く、ファモチジンの効果は期待できない。加えて、患者には、同効薬のプロトンポンプ阻害剤であるエソメプラゾールカプセルが処方されており、ファモチジンの追加は適切でない。

2 ×　解熱鎮痛成分のサリチルアミドとアセトアミノフェン、抗ヒスタミン成分のプロメタジンメチレンジサリチル酸塩、及び鎮痛補助の無水カフェインが配合された、かぜ症状に効果を発揮する非ピリン系のかぜ薬であり、胃の痙攣が原因の胃痛には効果が期待できない。

3 ×　鎮痛成分のロキソプロフェンナトリウム水和物に胃保護成分の酸化マグネシウムを配合した鎮痛薬であるが、ロキソプロフェンは、胃の痙攣が原因の胃痛には効果が期待できない。

4 ○　ブチルスコポラミン臭化物は、抗コリン薬であり胃腸の異常な緊張を和らげる効果がある。胃痛、腹痛やさしこみなどの痛みに効果が期待でき、この患者に適している。

5 ×　制酸効果のある乾燥水酸化アルミニウムゲル、水酸化マグネシウム、合成ヒドロタルサイト、及び健胃効果のあるウイキョウ末、ウコン末の配合により、胃酸過多、食欲不振などに効果を発揮する胃腸薬であるが、胃の痙攣が原因の胃痛には効果が期待できない。

Ans.　4

▌Point▌

胃痛に関する訴えには、「シクシクする」、「キリキリする」、「ズキズキする」、「キューっとする」などがあり、胃痛の原因を類推する手がかりとなる。一般的に空腹時などに「シクシクする」、「キリキリする」ことが多いのは、胃酸過多で胃粘膜に炎症が起きている状態であり、同様に「ズキズキする」ような胃及び心窩部の痛みは、胃潰瘍でよくみられる状態である。また、「キューっとする」差し込むような痛みは、胃の平滑筋が痙攣を起こしている状態と考えられる。

問344　55歳男性。近医で高血圧と診断され、処方箋を持って薬局を訪れた。

（処方）

アムロジピン5 mg　　　　　1回1錠（1日1錠）

　　　　　　　　　　　　　1日1回　朝食後　28日分

この男性に服薬指導を行ったところ、「この薬は飲み始めてからどれくらいで効いてくるのか」と質問された。薬剤師は添付文書を参照し、次に示す薬物動態パラメータを得た。

用量（mg）	T_{max}（h）	C_{max}（ng/mL）	AUC_{0-72}（ng・h/mL）	$t_{1/2}$（h）
5	5.5	2.8	84.8	35.4

この薬物が安定な効果を表すまでに必要なおおよその日数として、最も近い値はどれか。1つ選べ。なお、アムロジピンは血中濃度が定常状態になった時点から安定な効果を表すものとする。

1　1

2　7

3　14

4　28

5　35

▌Approach▌　薬物動態パラメータに基づく薬学的管理に関する問題

▌Explanation▌

　アムロジピン錠を処方どおり、一定の投与量、投与間隔で服用した場合、アムロジピン血中濃度は、4半減期までに定常状態（Cpss）の93.75％に達する。さらに、Cpssに到達するのに要する時間は約8半減期とされるが、臨床的には、3〜4半減期程度の時間が経てば、ほぼ定常状態にあると考えて問題はない。

　本問の場合、アムロジピン錠5 mgの半減期は35.4時間なので、

35.4 h × 4 ÷ 24 h/day = 5.9 day となり、最も近い日数は7日である。

Ans.　2

▌Point▌

　薬物は、一定間隔で投与された量（A）が、同じ一定間隔で消失する量（B）と等しくなるまで体内に蓄積していく。AとBが等しくなった時、薬物血中濃度は定常状態（Cpss）に達する。薬物血中濃度がCpssに到達する時間は、血中濃度半減期（$t_{1/2}$）によって決まる。Cpssの50％に到達するには1半減期、75％には2半減期、87.5％には3半減期、93.75％には4半減期かかるとされる。実際の臨床現場では、定常状態到達時間は、3〜4半減期後とみなされる。

物理・化学・生物

衛生

薬理

薬剤

病態・薬物

法規・制度・倫理

実務

> **問 345**　医療従事者の院内感染対策に関する記述のうち、適切なのはどれか。**2つ選べ。**
> 1　標準予防策（スタンダードプリコーション）は、院内感染予防の基本的な方策として入院患者に適用される。
> 2　手袋を適切にはずした後は必ずしも手指消毒は必要ない。
> 3　季節性インフルエンザに罹患した患者に接する場合、N95マスクを着用する必要がある。
> 4　結核患者の病室に入る場合、サージカルマスクを着用する。
> 5　病院職員が季節性インフルエンザに罹患した場合、数日間は就業を制限する。

▌Approach▌　院内感染対策の知識に関する問題

▌Explanation▌

1　○　スタンダードプリコーションは、感染症の有無にかかわらず、すべての患者に対して実施する感染予防策である。

2　×　手袋を付けての作業中に気付かずに汚染を受ける、あるいは手袋を外す際に手指が汚染される可能性があるため、手袋を外した後は、必ず手指消毒を行う。

3　×　N95マスクは、5 μm以下の飛沫核に付着した病原体を捕集することができるので、結核、麻疹、水痘などによる空気感染を予防することが可能である。一方、季節性インフルエンザウイルスの大きさは0.1 μm程度であるが、咳やくしゃみに含まれるインフルエンザウイルスは、水分に覆われ5 μm以上の飛沫として放出されるため、季節性インフルエンザにおける感染予防には、5 μm以上の飛沫が補足可能な不織布製のマスク（サージカルマスク）が有効であり、N95マスクが必要とはいえない。

4　×　選択肢3の解説参照。結核患者の病室に入る場合、N95マスクを着用する。

5　○　一般的に、インフルエンザ発症前日から発症後3〜7日間は鼻やのどからウイルスを排出するといわれているため、この間は、外出を控える必要がある。学校保健安全法では「発症した後5日を経過し、かつ、解熱した後2日を経過するまで」をインフルエンザによる出席停止期間としている（Point参照）。

Ans.　1、5

▌Point▌

　学校保健安全法では、季節性インフルエンザによる出席停止期間を定めているが、病院職員を含め成人が季節性インフルエンザに感染した場合の勤務停止等の基準を定めた法律はない。しかし、季節性インフルエンザは感染力が強く、感染者を出勤・外出させることは、感染を拡大することに繋がるため控えることが常識とされている。特に医療現場には、基礎疾患を有する患者や免疫力の低下した患者などがいて、季節性インフルエンザに感染すると重症化し、時には死亡する場合もあるため、季節性インフルエンザ感染者の就業を制限することが望ましい。

106回 薬剤師国家試験問題 解答・解説

2021 年 6 月 1 日発行

編　者　薬学教育センター
発行者　安田喜根
発行所　評言社
　　　　〒101−0052 東京都千代田区神田小川町 2−3−13 M&Cビル3F
　　　　電話　03（5280）2550（代）
　　　　https://www.hyogensha.co.jp
印　刷　株式会社シナノパブリッシングプレス
ⓒ Yakugaku kyoiku center　2021 Printed in Japan